Rauchen, Alkoholmißbrauch, ungesunde Ernährung, zu wenig Bewegung, Umweltverschmutzung und chemische Gifte gefährden unsere Gesundheit oder sogar unser Leben. Doch wie steht es mit den psychischen Giften, die sich in Beziehungen entwickeln – in der Familie, am Arbeitsplatz, in Freundschaften, im Liebesleben? Welchen Einfluß haben negative Kontakte auf unsere Gesundheit? Die Psychologin Harriet Braiker schafft mit ihrem Buch ein Bewußtsein für die weitreichenden Auswirkungen zwischenmenschlicher Probleme auf die Krankheitsanfälligkeit. Redewendungen wie »Es bricht mir das Herz«, »Mein Chef macht mir Magengeschwüre« oder »Diese Beziehung bringt mich noch mal um« bekommen plötzlich eine ganz andere Bedeutung.
Braiker schildert anhand von Fallbeispielen aus ihrer Praxis ausführlich, wie diese psychischen Gifte entstehen und welche Folgen sie für uns haben: von häufigen Erkältungen, Kopfschmerzen und Magenkrämpfen bis hin zu Herz- und Kreislaufkrankheiten. Offensichtlich spielt es keine Rolle, ob es sich um Beziehungen zwischen Liebes- und Ehepartnern handelt oder zwischen Chefs und Untergebenen, Eltern und Kindern – niemand ist gegen diese Gifte immun.
Aufbauend auf den grundlegenden Erkenntnissen der Psychosomatik, führt Harriet Braiker wirksame »Gegengifte« auf und vermittelt verschiedene »Techniken zur Entgiftung toxischer Beziehungen«. Sie regt zum Umdenken an und gibt Tips zum Aufbau positiver Beziehungen, die heilsam und stärkend sind.

Harriet Braiker ist klinische Psychologin in Los Angeles. Sie hält Seminare, berät bei Gesundheitsfragen und schreibt für Frauenzeitschriften. Dr. Braiker lebt mit ihrem Mann und ihrer Tochter in Kalifornien.

Harriet Braiker

Giftige Beziehungen

Wenn andere uns krank machen

Aus dem Amerikanischen
von Susanne Aeckerle

Fischer
Taschenbuch
Verlag

Veröffentlicht im Fischer Taschenbuch Verlag GmbH,
Frankfurt am Main, Dezember 1995

Deutschsprachige Erstpublikation 1993
im Wolfgang Krüger Verlag, Frankfurt am Main

Die Originalausgabe erschien unter dem Titel:
»Lethal Lovers and Poisonous People – How to
Protect Your Health from Relationships that Make You Sick«
im Verlag Simon & Schuster, New York

Satz: Wagner GmbH, Nördlingen
Druck und Bindung: Clausen & Bosse, Leck
Printed in Germany
ISBN 3-596-12947-8

Gedruckt auf chlor- und säurefreiem Papier

Für Amanda,
die bereit war, ihre Mutter mit diesem Buch zu teilen und mich eine wundersame neue Art der Liebe lehrte.

Und für Amandas Vater,
der mir zeigte, wie sehr ich an ihn glauben kann.

Inhalt

Vorwort

Ich habe dieses Buch geschrieben, um aufzuzeigen, wie bestimmte Beziehungen im Leben eines Menschen mit der Zeit zu ernsthaften körperlichen und seelischen Schäden führen können.
Unsere gesundheitsbewußte Gesellschaft scheint regelrecht besessen davon, Möglichkeiten zur Verlängerung des Lebens und zur Krankheitsabwehr zu finden. Daher sind wir alle genauestens informiert und mitverantwortlich für die Risiken des Rauchens, hoher Cholesterinzufuhr, Fettleibigkeit, zuwenig Bewegung, ungeschützten Geschlechtsverkehrs und anderer gesundheitsgefährdender Angewohnheiten. Darüber hinaus achten wir immer wachsamer auf die Gefahren unsichtbarer Viren und chemischer Gifte, die sowohl unsere Umwelt bedrohen als auch unseren häuslichen Lebensbereich.
Doch eine andere, ebenso große, wenn nicht sogar größere Gesundheitsbedrohung blieb bisher weitgehend unbeachtet: Die Bedrohung durch psychische Gifte, die sich in schlechten Beziehungen entwickeln. Diese Gifte können die Fähigkeit des Körpers angreifen, sich vor Krankheiten zu schützen, und ernsthafte, manchmal sogar tödliche Schäden anrichten, denn wie die medizinische Forschung gezeigt hat, spielen unsere Ansichten, Gefühle, Stimmungen, Überzeugungen und Verhaltensweisen eine Schlüsselrolle bei der Funktion oder Dysfunktion unseres Körpers.
Dieses Buch soll dazu beitragen, ein neues Bewußtsein für die heimtückischen und weitreichenden Auswirkungen

zwischenmenschlicher Probleme auf die Krankheitsanfälligkeit zu schaffen. Aussprüche, die wir bisher als reine Redewendungen abgetan haben, bekommen plötzlich ein ganz anderes Gewicht und können mehr als nur ein Körnchen Wahrheit enthalten.

»Er bricht mir das Herz«, »Mein Chef verursacht mir Magengeschwüre«, »Sie macht mich verrückt« oder »Diese Beziehung bringt mich noch um« sind möglicherweise unheilverkündende Voraussagen von erschreckender Realität. Und der Schritt von einem »gebrochenen Herzen« zu einem Herzanfall ist nicht weit, wie sich im Verlaufe des Buches zeigen wird.

In welcher Form sich psychische Gifte negativ auf die Gesundheit auswirken können, wird an aktuellen Fallstudien aus meiner Praxis als klinische Psychologin dargestellt. Diese Fälle sind nur eine kleine, repräsentative Auswahl aus der großen Anzahl von Patienten, die auf Grund der Auswirkungen giftiger Beziehungen in Behandlung waren. Natürlich wurden die Namen und näheren Umstände aller Beteiligten geändert, um ihre Privatsphäre zu schützen. Ich bin meinen Patienten zu tiefem Dank verpflichtet, daß sie sich mir anvertrauten und mir erlaubten, ihre Beziehungen zu entgiften und ihnen damit gleichzeitig zu helfen, ihre Gesundheit wiederzuerlangen.

Negative Gefühle sind selten die *alleinige* Krankeitsursache, und Schuldgefühle, die dadurch entstehen, daß man sich fälschlicherweise selbst die »Schuld« an der Krankheit gibt, führen leicht zu weiteren Komplikationen des Problems. Da aber nicht von der Hand zu weisen ist, daß giftige Beziehungen die Gesundheit in gefährlichem Maße angreifen können, möchte ich hier vor allem Hoffnung vermitteln und Anleitungen geben – Gegengifte zu den psychischen Giften aufzeigen, die sich in solchen Beziehungen entwikkeln. Meine Entgiftungstechniken entsprechen denen, die ich klinisch mit großem Erfolg angewandt habe.

Ich möchte keinesfalls den Eindruck erwecken, daß die in diesem Buch dargestellten Methoden ein Ersatz für eine professionelle Psychotherapie sind. Im Gegenteil, sollten Sie sowohl über die Mittel als auch über die Motivation für eine Therapie verfügen, würde ich stets dazu raten, die Hilfe qualifizierter Therapeuten in Anspruch zu nehmen. Die hier aufgeführten Methoden zur Beziehungsentgiftung können dann als sinnvoller Zusatz zur individuellen Behandlung dienen.

Leiden Sie aber an einer unglücklichen Beziehung, müssen Sie trotzdem wissen, was *Sie selbst* tun können, um sich zu helfen. Ertragen Sie Ihr Unglücklichsein, ohne etwas dagegen zu unternehmen, werden Sie früher oder später mit Sicherheit professionelle Hilfe brauchen. Nur werden Sie diese wahrscheinlich bei einem Mediziner statt einem Psychologen suchen, um sich gegen eine körperliche Krankheit behandeln zu lassen, die durch negative Gefühle entstanden ist.

»Giftige Beziehungen« ist darauf ausgerichtet, verschiedenste Problemkreise aufzuzeigen, mögliche Folgen darzustellen und – das Wichtigste – Schritt für Schritt durch einen immer wieder mit Erfolg erprobten Entgiftungsprozeß zu führen.

Dieses Buch soll zum Umdenken über Gesundheitsrisiken beitragen, die durch fortgesetzte gefährliche negative Emotionen in Beziehungen entstehen. Doch ich möchte damit auch auf positive Entwicklungen aufmerksam machen: Gesunde Beziehungen erzeugen positive Emotionen, die sich als Schutz für die Gesundheit erweisen und Krankheiten überwinden helfen. Die gesundheitsfördernden Gefühle, die sich in einer solchen Verbindung entwickeln – Liebe, Vertrauen, Hoffnung, Optimismus, Lebenswille, Glaube, Zielstrebigkeit, Entschlußkraft, Lachen und Fröhlichkeit –, tragen zu einer Verlängerung des Lebens und zu höherer Lebensqualität bei.

Sollten Sie also feststellen, daß Sie sich auf einen destruktiven Partner eingelassen haben oder sich in einer anderen Art giftiger Beziehung befinden, fassen Sie Mut. Die Erkenntnis und die hier aufgeführten Gegenmaßnahmen könnten Ihr Leben retten.

Teil 1

Das Problem

1
Warnung: Diese Beziehung könnte Ihre Gesundheit gefährden

Zum dritten Mal in ihrer zehnjährigen Ehe hat Linda das Gefühl, daß Peter sie betrügt. Bis heute vormittag hätte sie ihren Verdacht allerdings nicht anders als mit »weiblicher Intuition« begründen können. Was war ihr als erstes aufgefallen? Die subtile, aber trotzdem wahrnehmbare Veränderung seines Ganges, seiner Haltung – selbstsicherer, fast gockelhaft? Oder hatten die in letzter Zeit häufigen, ungewöhnlich späten Konferenzen im Büro ihren Argwohn ausgelöst? Es könnte sogar sein offenbar wiedererwachtes sexuelles Interesse an ihr gewesen sein, worin sie jetzt nur eine Vertuschung seiner Untreue und Entlastung seiner Schuldgefühle sieht.

Als sie nun langsam die monatliche American Express-Abrechnung in Peters Schreibtischschublade zurücklegt, verwandelt sich ihre Niedergeschlagenheit in Wut. Sie hat den Beweis gefunden: Hotel- und Restaurantrechnungen, per Kreditkarte bezahlt, datiert auf genau die Tage, an denen Peter abends angeblich länger arbeiten mußte. Jedes Mal hat Peter, schwarz auf weiß, eine deutliche Spur hinterlassen.

Während ihr die Tränen in die Augen schießen, durchlaufen Lindas Gefühle die ganze übliche Skala: Von Selbstvorwürfen (sie hat in letzter Zeit zugenommen und fühlt sich weniger anziehend) bis Wut, von Trauer bis Zorn. »Männer sind solche Schweine«, murmelt sie, »aber was soll ich nur machen?«

Sie überlegt kurz, ob sie Peter mit dem Beweis seiner Untreue konfrontieren soll, entscheidet sich aber dagegen, weil

sie befürchtet, ihre Beziehung dadurch nur noch mehr zu komplizieren und die äußerliche Geborgenheit ihrer beiden kleinen Kinder aufs Spiel zu setzen. Linda kann sich eine Scheidung von Peter nicht vorstellen. Sie liebt ihn noch immer, trotz ihrer Verletztheit und Wut. Außerdem kommt auf Grund ihrer strengen katholischen Erziehung eine Scheidung nicht in Frage. Also beschließt sie, es »auszusitzen«, bis Peter seiner neuen Freundin überdrüssig wird, wie schon die beiden Male zuvor. Obwohl sie sich durch diese Entscheidung hilflos und deprimiert fühlt, argumentiert – oder rationalisiert – sie, daß sie keine andere Wahl hat. Sie redet sich ein, sie müsse ihre Verletztheit und Wut runterschlukken, um ihre Ehe zu retten und die Kinder zu schützen.
Mit einem traurigen, resignierten Seufzer schaut Linda auf die Uhr. Sie hat heute morgen einen Termin beim Arzt, um ihren Magen untersuchen zu lassen. Mit ihren 40 Jahren erfreut sich Linda nicht gerade bester Gesundheit. Allein in diesem Jahr mußte sie über zehnmal ihren Hausarzt aufsuchen, weil sie unter ständig wiederkehrenden Grippeanfällen, Erkältungen und anderen Virusinfektionen litt. Nun haben sich besorgniserregende Symptome gezeigt, die darauf hindeuten, daß sie unter einer weit schlimmeren Krankheit leiden könnte.
Linda fragt sich, warum ihre Widerstandskraft gegen Ansteckungen so gering ist. Schließlich bekommt sie, wie sie auch ihrem Arzt gesagt hat, genug Schlaf, nimmt täglich Vitamine, hat ausreichende Bewegung und führt ein vernünftiges, gesundes Leben. Der Arzt, der auch ein persönlicher Freund ist, geht nicht so weit, sie auf mögliche Eheprobleme anzusprechen.
Doch Lindas Eheprobleme haben eine Menge mit ihrer Anfälligkeit für Viruserkrankungen und sogar ihrer Empfänglichkeit für etwas so Schwerwiegendes wie Krebs zu tun.
Lindas Ehemann ist ein sogenannter »destruktiver Partner«.

Und Lindas Reaktionen auf Peters Untreue – unterdrückte Wut, Unwertgefühl, Hilflosigkeit und Depressionen – sind gefährliche Vorboten für Krankheiten. Kurz gesagt, Lindas Beziehung – oder ihre Reaktion darauf – schadet ihrer Gesundheit.

Der 52jährige Dan zahlt einen hohen Preis für sein sechsstelliges Jahreseinkommen und die materiellen Bequemlichkeiten, die ihm dadurch geboten werden. Da er keinen höheren Schulabschluß hat, zählt sich Dan zu den wenigen Glücklichen, die durch schieres »Durchhaltevermögen«, persönliche Loyalität und fast unglaubliche Langmütigkeit eine berufliche Position von beachtlichem Status erreicht haben.
Dan ist geschäftsführender Vizepräsident einer Gesellschaft, deren Gründer Hank, ein absoluter Selfmademan, über einen hervorragenden Geschäftssinn verfügt. Der Gesellschaft gehört eine Kette kleiner Lebensmittelläden, die sich in fünfundzwanzig Jahren aus einem einzigen Tante-Emma-Laden zu einer Multimillionen-Dollar-Angelegenheit entwickelt haben. Doch für Dan wird Hanks geschäftliche Genialität von seiner zunehmend schwierigen Persönlichkeit überschattet. Trotz seiner finanziellen Erfolge scheint es Hank völlig an gesundem Menschenverstand zu fehlen, wenn es um die Trennung zwischen seinem Geschäft und seinen persönlichen und familären Problemen geht.
Dan fungiert als Hanks rechte Hand und Vertrauter. Eine Rolle, die weit über die Grenzen jeglicher geschäftlichen Beziehung hinausgeht. Hanks sechs erwachsene Kinder (aus drei gescheiterten Ehen) sind in seiner Firma angestellt – in unterschiedlichen Positionen, von der Sekretärin bis zum Abteilungsleiter –, trotz mangelnder Qualifikationen und Fähigkeiten. Hinzu kommt, daß Hanks Kinder starke Persönlichkeitsprobleme haben: Die beiden ältesten Söhne sind drogen- und alkoholabhängig; die jüngste Tochter ist

beim Veruntreuen von Geschäftsgeldern erwischt worden und hat ihrem Vater Bargeld gestohlen; ein anderer Sohn ist homosexuell, aber deprimiert und verwirrt über seine Veranlagung; und vier der späteren Erben (einschließlich der beiden Süchtigen) leben in stürmischen, ständig kriselnden Ehen. Mit Hanks Brut hat man also alle Hände voll zu tun. Doch es sind Dans Hände, die ständig dafür herhalten müssen. Dauernd wird er von Hank auch nachts per Telefon aufgescheucht, um für einen der wieder mal verhafteten Söhne die Kaution zu stellen, den Ehestreit einer der Töchter zu schlichten oder ein fahruntüchtiges Familienmitglied nach Hause zu chauffieren. Und nicht genug damit – Dan wickelt zusätzlich auch noch die Korrespondenz und die Unterhaltszahlungen für zwei der geschiedenen Frauen seines Chefs ab. Kurz gesagt, Dan steckt bis über beide Ohren in Hanks persönlichen Problemen.
Hank hat ein explosives Temperament, und Dan läßt sich von Hank als Objekt seiner Aggressionen und Frustrationen benutzen. Hinter seinem Rücken wird er von anderen Mitgliedern der Geschäftsleitung als »hochbezahlter Prügelknabe« bezeichnet.
Ständig wird Dan von Hank für nebensächliche, wenn nicht gar völlig unwichtige Dinge zur Rede gestellt und mit Angriffen auf seine Intelligenz und Kompetenz überschüttet. Dan versucht sich einzureden, daß Hanks Tiraden unbegründet und seine persönlichen Beschimpfungen ungerechtfertigt sind. Trotzdem ist Dans Selbstwertgefühl nach jedem neuen Ausbruch von Hank auf dem Tiefpunkt, und er ist tagelang deprimiert. Sackt sein Selbstwertgefühl ab, greift Dan zum Alkohol, um den Schmerz zu betäuben. Und so ist Dan zu einem schweren Trinker, wenn nicht sogar zum Alkoholiker geworden.
Dan kann nicht frei über seine Zeit verfügen; er ist vierundzwanzig Stunden am Tag abrufbereit, selbst an den Wochenenden. Hank ruft täglich unzählige Male an, zu jeder

Uhrzeit, mit den unterschiedlichsten Problemen, von geschäftlichen Fragen (»Wo sind die Unterlagen für die Steuerrückzahlung vom vergangenen Jahr?«) bis zur neuesten Familienkrise (»Bob ist schon wieder nicht nach Hause gekommen. Seine Frau glaubt, er säuft irgendwo oder schnupft Kokain, und ich will, daß du ihn suchst und nach Hause bringst«).

In den vergangenen Monaten haben Hanks familiäre Probleme zugenommen, während seine Fähigkeit, sie zu bewältigen, abgenommen hat. Dadurch sind Dans Kopfschmerzen noch stärker geworden – im übertragenen wie auch im tatsächlichen Sinne. Dan weiß nie, in welcher Laune Hank sein wird oder wann Hank ihn für die nächste Krisensitzung in sein Büro zitiert. Das kann mitten in der Nacht sein, am Sonntagnachmittag oder am Samstagabend, wenn Dan und seine Frau gerade Gäste haben.

Trotz dieser unerträglichen Situation glaubt Dan, daß er keine von Hanks Forderungen zurückweisen kann, auch wenn der Job eine schwere Belastung für sein physisches und emotionales Wohlbefinden und für sein Familienleben ist. Durch Hanks Verhalten und seine unsinnigen Forderungen ständig unter Druck, läßt Dan seine Frustration an seiner Frau und seinem Sohn aus. Dan leidet unter starken Verspannungen und migräneartigen Kopfschmerzen und weiß, daß ihm zu Hause die Nerven beim kleinsten Anlaß durchgehen. Er ist der festen Überzeugung, daß man Hanks Kindern jegliche Verantwortung und Autorität innerhalb der Firma entziehen sollte. Aber er fürchtet sich vor Hanks unberechenbaren Wutausbrüchen und spürt, daß jeder Vorschlag in dieser Richtung auf ihn zurückfallen und ihn seinen Job kosten könnte.

Dan glaubt, und das aus gutem Grund, daß seine beruflichen Alternativen äußerst gering sind. Seine Position in der Firma hat er sich durch dreißig Jahre an Hanks Seite verdient, er hat sich hochgearbeitet vom kleinen Verkäufer in

Hanks erstem Laden bis zum stellvertretenden Vizepräsidenten. Doch Dan fühlt sich in seiner Stellung ständig unsicher. Zu oft hat er miterleben müssen, daß höhere und bislang geschätzte Angestellte aus keinem ersichtlichen Grund gefeuert wurden, nur weil Hank wieder mal einen seiner Wutanfälle hatte. Er bezweifelt, daß er in einer anderen Firma eine gleichwertige Position mit entsprechendem Status und Gehalt bekommen würde, besonders bei seiner mangelhaften Schul- und Berufsausbildung, und dazu noch in seinem Alter.

Daher sieht Dan für sich keine andere Möglichkeit, als weiterhin Hanks Zornausbrüche, seine launischen Forderungen und manipulative Ausbeutung zu ertragen. Er weiß, daß seine Beziehung zu Hank der Hauptgrund seiner emotionalen Probleme ist – seiner Nervosität, Angst, Frustration und Wut. Dan erkennt allerdings nicht, wie sehr die Beziehung auch seine körperliche Gesundheit bedroht. Als er sich um drei Uhr nachts aufmacht, um wieder mal einen von Hanks Söhnen zu suchen, murmelt er vor sich hin: »Der Kerl wird noch mal mein Tod sein.« Er ahnt gar nicht, wie recht er damit haben könnte.

Louise und Robert haben sich auf ein weiteres ernsthaftes Gespräch über ihre Beziehung geeinigt. Während der vierzehn Monate ihres Zusammenseins haben sie sich schon dreimal getrennt, jedesmal aus dem gleichen Grund. Robert scheint unfähig, die Art von Bindung einzugehen, die Louise in einer Beziehung braucht.

Die 29jährige Louise spürt bereits das Ticken ihrer biologischen Uhr. Mit Anfang Zwanzig war sie kurz verheiratet; jetzt, nach sieben Jahren des Alleinlebens, würde sie sehr gern wieder heiraten. Als Louise auf der Party eines Freundes Robert, einen 35jährigen Junggesellen, kennenlernte, war sie begeistert. Er schien genau der Richtige zu sein. Und zunächst verhielt er sich auch so.

Louise und Robert legten ein ungewöhnlich schnelles Tempo vor. Schon bei ihrem dritten Rendezvous sprachen sie über Heirat und Kinder. Robert erzählte ihr, daß er sich bisher nie richtig auf eine Beziehung eingelassen hätte, nun aber dazu bereit sei und gern eine Familie gründen würde. Sie verglichen ihr jeweiliges Herkommen, ihre religiösen und politischen Ansichten und ihre Zukunftsträume. Alles schien zu passen. Und sie verstanden sich wunderbar im Bett. Louise glaubte, nun endlich all ihre Träume verwirklichen zu können.

Doch dann, nach nur drei Monaten, fing Robert an, sich zurückzuziehen. Er sagte Verabredungen ab, fand Entschuldigungen, um nicht mit ihr ins Bett gehen zu müssen, und wurde zunehmend liebloser. Als Louise ihn darauf ansprach, erklärte Robert, ihn würde die enge Bindung beängstigen und er bräuchte »Zeit und Raum für mich, um das alles durchzudenken«.

Innerlich war Louise von Panik erfüllt. Aber nach außen blieb sie vernünftig und ruhig und stimmte einer mehrwöchigen Trennung zu, um Roberts Forderung nachzukommen. Sie versprach, auf ihn zu warten und sich in der Zwischenzeit mit niemand anderem einzulassen.

Als Robert sie zwei Wochen später anrief, sagte er ihr, daß er sie liebe und ihm wirklich an der Beziehung gelegen sei. Er bat sie um Verständnis für seine Ängste und um ihre Hilfe, um damit fertig zu werden. Louise war einverstanden.

Zwei Monate später wiederholte sich das Ganze: Robert wurde abweisend, vermied jeden sexuellen Kontakt, hielt ihre Verabredungen nicht ein und forderte schließlich »mehr Raum«. Diesmal ging Louise die Situation anders an. Statt Robert zu trösten und verständnisvoll zu sein, wurde sie wütend, kalt und zog sich von ihm zurück. Sie teilte ihm mit, falls er nicht bald zu einer endgültigen Entscheidung käme, würde sie wieder mit anderen Männern ausgehen.

Diesmal kam Robert nach nur zehn Tagen zurück. Und er schien stärker in sie verliebt als je zuvor. Er war zärtlich und leidenschaftlich im Bett, aufmerksam und liebevoll in der Öffentlichkeit. Er entschuldigte sich und versprach, sich nicht wieder von seinen Ängsten überwältigen zu lassen. Er könne es nicht ertragen, sie zu verlieren, und wäre ganz gewiß »in ein paar Monaten bereit, über Heirat zu sprechen«.

Louise war sehr geduldig. Sie wartete acht Monate, ohne ihn auf das Thema Ehe anzusprechen. Dann, kurz vor ihrem 30. Geburtstag, verlangte sie eine Entscheidung. Diesmal kam Robert gleich mit einer ganzen Reihe von Gründen, warum er sich fürchte, sie zu heiraten. Er fühle sich unter Druck gesetzt, sagte er, und er wolle sich nicht »von einer Frau kontrollieren lassen«. Er mache sich Sorgen, ob ihre beiden Persönlichkeiten *wirklich* zueinander paßten. Er frage sich, ob er überhaupt zu der Art Ehemann tauge, den sie zu brauchen schien.

Sie redeten stundenlang. Und trennten sich dann erneut. Louise war außer sich vor Zorn. Sie warf Robert vor, ihre Zeit zu verschwenden. Sie sagte, sie sei sich ihrer Gefühle für ihn auch nicht mehr so »unbedingt sicher«, würde »Wischi-waschi-Männer« hassen, und wolle, daß der Vater ihrer Kinder »weiß, was er will.«

Als Robert sie nach einem Monat wieder anzurufen begann, konnte er nur ihren Anrufbeantworter erreichen. Louise schien fast jeden Abend auszugehen, und Robert wurde eifersüchtig. Er schickte ihr Blumen, hinterließ witzige kleine Nachrichten, zeigte sich von seiner charmantesten Seite. Schließlich wurde Louise weich.

Nun wartet sie auf Robert, der sie zu einem romantischen Essen und dem unvermeidlichen Gespräch über die Beziehung abholen will. Langsam wird das alles ein bißchen ermüdend, denkt sie. Obwohl es ihr mächtigen Auftrieb gegeben hat, daß Robert zu ihr zurückkam, ist ihre Selbstachtung immer noch verletzt. Warum kann er sich nicht entscheiden, sie zu heiraten? Stimmt irgendwas nicht mit ihr, was er ihr verschweigt? Warum sollte sie ihm diesmal glauben, daß er es wirklich ernst meint? Vielleicht wird er sie trotzdem wegen einer anderen Frau verlassen. Allein der Gedanke daran verursacht ihr Magenkrämpfe. In letzter Zeit quälen sie diese Schmerzen fast ständig. Dazu hat sie plötzlich merkwürdige Ausschläge und reagiert allergisch auf alles mögliche. Sie greift nach ihren Magentabletten, kommt aber gar nicht auf die Idee, daß ihre Beziehung der Auslöser ihrer körperlichen Beschwerden sein könnte.

Woran erkennt man destruktive Partner ...

Wir alle erkennen ohne weiteres die Gefährlichkeit eines Ehepartners oder Lebensgefährten, der körperliche Gewalt anwendet. Aber in diesem Buch geht es um Beziehungen, in denen das Wohlbefinden eines oder beider Partner nicht durch sichtbare körperliche Gewalt bedroht ist. Statt dessen liegt die Gefahr im Entstehen unsichtbarer negativer Emotionen, die im Laufe der Zeit das physische Wohlbefinden angreifen und die emotionale Gesundheit zerstören. Partner – egal ob männlich oder weiblich –, deren Verhalten toxische Gefühle im anderen auslösen, können, wie sich zeigen wird, letztlich vergleichbar destruktiv sein wie diejenigen, die mit körperlicher oder sogar Waffengewalt vorgehen.

Enge Beziehungen bieten wichtige Informationen über die Persönlichkeit des Menschen, mit dem wir uns einlassen. Gleichzeitig dienen diese Beziehungen auch als psychische Spiegel, die uns zeigen, wer *wir* sind. Die Formen des Umgangs miteinander haben direkte Auswirkungen auf unser Selbstwertgefühl und formen das geistige Bild, das wir von uns haben – das heißt, unser Selbstbild. Unser Selbstverständnis wird in hohem Maße durch unsere engsten zwi-

schenmenschlichen Beziehungen geformt – zuerst durch die zu unseren Eltern, als Erwachsene dann durch unsere Liebesbeziehungen und andere wichtige Bindungen.
Da wir soviel Zeit und so viele unserer Hoffnungen und Träume in unsere engsten Beziehungen einbringen, wird unser Weltbild durch das Funktionieren oder Scheitern einer solchen Beziehung stark beeinflußt. Was wir für die Menschen im allgemeinen und im besonderen empfinden, wird durch die in Liebesbeziehungen gemachten Erfahrungen mitbestimmt. Ob wir positive, optimistische Erwartungen an das Leben haben oder es nur negativ, enttäuscht und zynisch betrachten, wird zum Großteil durch unsere positiven oder negativen – bestätigenden oder desillusionierenden – Erfahrungen in Liebesbeziehungen festgelegt.
Ein destruktiver Partner ist daher ein Mensch, dessen Verhalten in einer Liebesbeziehung beim anderen Gefühle von Depression, Hilflosigkeit, Kontrollverlust, Ängstlichkeit, Feindseligkeit, Frustration, Zynismus und Unfähigkeit auslöst. Dies sind einige der psychischen Gifte, die sich in Beziehungen entwickeln können.

... und andere giftige Beziehungen, die der Gesundheit schaden?

Während psychische Gifte in einer intimen Liebesbeziehung den besten Nährboden finden und am gefährlichsten werden, können sich auch andere wichtige Beziehungen äußerst negativ auf Ihre Gesundheit auswirken.
Da Sie möglicherweise genausoviel – und manchmal mehr – Zeit am Arbeitsplatz verbringen wie zu Hause, können die dort entstehenden Beziehungen durch die Entwicklung giftiger Emotionen Ihre Gesundheit ernsthaft gefährden. Generell gilt die Regel, je mehr »Macht« jemand am Arbeitsplatz über Sie hat, desto größer ist ihr oder sein Potential, Ihnen Schaden zuzufügen.

Wenn Ihr Abteilungsleiter oder Chef sich Ihnen gegenüber auf eine Weise verhält, die Sie ängstlich, wütend oder unsicher macht, hängt die psychische oder physische Auswirkung dieser Gefühle von dem Einfluß ab, den er oder sie auf Ihr Gehalt, mögliche Beförderungen oder Ihren Angestelltenstatus hat. Andererseits kann das Verhalten von Untergebenen oder gleichgestellten Kollegen zwar unangenehm und frustrierend sein, doch ist ihr Einfluß auf Ihr Schicksal am Arbeitsplatz meistens kleiner, und daher sind die Auswirkungen dieses Verhaltens auf Ihre Gesundheit weniger stark.

Beziehungen zu Eltern, Kindern und engen Freunden sind oft mit den Bindungen in einer Liebesbeziehung vergleichbar, was ihre Auswirkungen auf Selbstwertgefühl und Stimmungen angeht. Die Eltern waren der erste Spiegel, der das Selbstbild des Kindes reflektierte. Wer das Glück hatte, liebevolle, anerkennende, gefühlsbetonte Eltern zu haben, hat vermutlich ein stärkeres Selbstwertgefühl und größere Sicherheit entwickelt als Menschen, deren Eltern abweisend, kalt, unverträglich oder mißbilligend waren. Kinder von Alkoholikern leiden als Erwachsene zum Beispiel oft noch an den Wunden, die ihrem Selbstwertgefühl durch das Elternverhalten zugefügt wurden.

Im Folgenden wollen wir uns einigen Beispielen der physiologischen Mechanismen zuwenden, mit denen giftige Beziehungen und negative Emotionen Schaden anrichten.

2
Psychische Gifte

Nachdem sie eine Stunde lang diverse, reichlich schmerzhafte Untersuchungen ihres empfindlichen Magens über sich ergehen lassen mußte, zieht Linda sich wieder an und denkt dabei erneut an ihre Eheprobleme. Der Arzt hat ihr gesagt, daß er noch mit ihr sprechen möchte.
Sie setzt sich auf den Stuhl vor seinem Schreibtisch, wobei sie jeden Augenkontakt mit ihm vermeidet, weil sie befürchtet, er könne ihr den Kummer von den Augen ablesen.
»Linda«, beginnt er, »ich mache mir ernstlich Sorgen um Sie. Natürlich liegen mir noch keine Resultate vor. Da müssen wir die Laborwerte abwarten. Aber eines kann ich jetzt schon sagen: Es gefällt mir nicht, was ich hier sehe. Sie sind dieses Jahr häufiger krank als gesund gewesen, und, ehrlich gesagt, Sie wirken sehr deprimiert auf mich. Ich bin kein Psychologe, aber ich habe das Gefühl, daß Ihr emotionaler Zustand viel mit Ihrer verminderten Abwehrkraft zu tun hat. Wir sind alte Freunde, kann ich Ihnen irgendwie helfen? Wollen Sie sich nicht mal aussprechen?«
Linda spürt, wie ihr Tränen in die Augen schießen. Sie ist gerührt, schämt sich aber gleichzeitig, so leicht durchschaubar zu sein.
»Danke für Ihre Besorgnis, aber ich glaube, ich fühle mich nur so mies, weil es mir gesundheitlich nicht gutgeht, das ist alles.« Doch gleich darauf unterdrückt sie ein Schluchzen. »Nein, es ist mehr als das ... aber Sie können mir dabei nicht helfen. Niemand kann mir helfen. Ich muß mich nur

zusammennehmen. Ich habe das Gefühl, total die Kontrolle verloren zu haben.«

»Na, sehen Sie«, meint der Arzt. »Jetzt geben Sie wenigstens endlich zu, *daß* es ein Problem gibt. Ich weiß zwar nicht welches, und vielleicht geht es mich ja auch nichts an. Aber ich denke, es gibt einiges, was Sie tun könnten – was Sie tun *müssen* –, um wieder gesund zu werden.«

Während er nach seinem Rezeptblock greift, denkt Linda: *Gut. Wenigstens verschreibt er mir was, damit's mir besser geht.* »Werde ich davon richtig schlafen können?«

Die Antwort des Arztes trifft sie völlig unerwartet. »Nein, Linda. Ich schreibe Ihnen kein Rezept aus. Zumindest nicht für ein Medikament. Ich gebe Ihnen den Namen und die Telefonnummer einer Psychologin, die Sie bitte anrufen. Versprechen Sie mir, das Ihnen und mir zuliebe zu tun?«

Linda hat das Gefühl, in einen noch tieferen emotionalen Abgrund zu versinken. *Na toll*, denkt sie, *jetzt glaubt er, ich sei verrückt*. Aber sie antwortet brav: »Gut, ich werd's mir überlegen.«

Ungefähr zwei Wochen, nachdem mir Lindas Arzt telefonisch mitgeteilt hatte, daß er mich einer Patientin zu einem Vorgespräch und einer eventuellen Therapie empfohlen hatte, rief Linda an. Wir sprachen am Telefon von ihrer Abwehr gegenüber dem Gedanken, eine Psychologin aufzusuchen. Sie war der Ansicht, wie sie mir bei diesem ersten Gespräch erklärte, daß bei ihrem *Mann* »was nicht stimmt« und daß »nicht ich diejenige bin, die so was braucht ... sondern *er*.«

Doch als ich ihr vorschlug, wenigstens zu einer Sitzung zu kommen, damit wir darüber sprechen könnten, inwieweit *ihre* Gefühle gegenüber ihrem Mann zu *ihren* Gesundheitsproblemen beitrugen, sowohl zu den physischen als auch zu den emotionalen, stimmte sie widerstrebend zu. Nach dieser ersten Sitzung kam sie regelmäßig zu mir und lernte viel

über das Konzept des destruktiven Partners und was sie tun konnte – und auch tatsächlich tat –, um ihre Gesundheit zu schützen.
Die Geschichte, wie Linda meine Patientin wurde, ist typisch für meine Praxis. An ihr läßt sich ablesen, wie radikal sich das medizinische Denken über Krankheitsursachen und Heilungsmöglichkeiten in den letzten zwei Jahrzehnten verändert hat.

Was macht uns krank?
Die neuesten Erkenntnisse aus der Forschung über Krankheitsursachen heben immer wieder die Schlüsselrolle hervor, die unser *Verstand* – unsere Ansichten, Stimmungen, Emotionen, Überzeugungen und unser Verhalten – bei der Funktion oder Dysfunktion unseres *Körpers* spielt. Dieser Bereich der medizinischen Forschung wird Psychoneuroimmunologie (PNI) genannt. Kurz gesagt, wird dabei untersucht, in welchem Maße der Verstand die Biochemie des Gehirns und Körpers beeinflußt und wie umgekehrt die Biochemie des Körpers und Gehirns den Verstand beeinflußt.
Die PNI-Forschung hat zum Beispiel gezeigt, daß Menschen, die meinen, die Kontrolle über ihr Leben verloren zu haben, verstärkt das Streßhormon Kortisol produzieren, das die Abwehrfähigkeit des Immunsystems gegen Bakterien und Virusinfektionen, in schweren Fällen sogar gegen Krebs, deutlich reduziert. Chronische oder über einen längeren Zeitraum andauernde Angstgefühle und/oder Depressionen wirken sich erwiesenermaßen nachteilig auf das Immunsystem aus, da sie die Funktion der sogenannten »natürlichen Killerzellen« unterdrücken – Zellen, die aktiviert werden, um fremde, gefährliche Eindringlinge zu suchen und zu zerstören. Wird diese Funktion durch Depressionen geschwächt, wird der oder die Betroffene

zwangsläufig anfälliger für Krankheiten, wie Lindas Gesundheitsprobleme gezeigt haben. Eine weitere Schwächung des Immunsystems tritt ein, wenn Rückschläge oder Enttäuschungen als Katastrophe angesehen werden, für die es keine effektiven Lösungsmöglichkeiten zu geben scheint.[1]

Technisch gesehen, wird die körperliche Gesundheit eines Menschen nicht *direkt* durch die Handlungen eines anderen zerstört, außer durch offensichtliche, äußere Gewaltanwendung. Doch eines könnte sich im wahrsten Sinne als tödlich erweisen, aber mit Sicherheit Anfälligkeit für Krankheiten aller Art nach sich ziehen: Die *eigene negative Reaktion* auf das, was ein anderer Mensch sagt oder tut, oder darauf, wie *man selbst* die Beziehung *wahrnimmt*. Phänomene, die früher als rein psychisch galten – Denken, Fühlen oder Handeln –, stehen nach diesen Erkenntnissen in direktem Zusammenhang mit den aktuellen physischen Vorgängen im Körper. Bestimmte Denk- oder Verhaltensmuster, die starke psychische Gifte produzieren, können uns demnach vergiften.

Von Bakterien über Streß zu giftigen Emotionen

Während der gesamten Entwicklung der medizinischen Forschung – von den frühen Mikrobenjägern bis zu den heutigen Laserkanonenhelden – stellte eine Frage die Forscher lange Zeit vor ein Rätsel: Warum reagieren Menschen, die denselben Bakterien oder anderen identischen Gesundheitsrisiken ausgesetzt sind, darauf völlig verschieden? Mit anderen Worten: Warum werden manche Menschen krank und andere nicht?

Die Zusammenhänge waren offensichtlich viel komplexer, als sie sich in der frühen Forschung über Bakterien und Krankheitserreger dargestellt hatten. Schließlich entwickelte sich eine Mehrfach-Ursachen-Theorie, mit der sich

Krankheitsgründe sehr viel besser erklären lassen. Sie besagt, daß Krankheiten gleichzeitig mehrere Ursachen haben, wobei nicht nur Fremdeinwirkungen – Bakterien, Toxine und ähnliches – eine Rolle spielen, sondern auch Umwelt, Alter, genetische Prädisposition, Gesundheitsrisiken (wie zum Beispiel falsche Ernährung, zuwenig Bewegung, Rauchen und Alkoholkonsum) und emotionales Funktionieren, besonders unter hohem Streß.

Unter den Mehrfach-Ursachen bietet *Streß* die populärste Erklärung, warum manche Menschen einer Krankheit erliegen und andere nicht. »Gestreßt sein« oder »unter Streß stehen« sind zu gängigen Redewendungen in unseren Unterhaltungen miteinander und mit unseren Ärzten geworden.

Der kanadische Endokrinologe Dr. Hans Selye gilt als der erste, der das Phänomen Streß und dessen Verbindung zur Entstehung von Krankheiten beschrieb – besonders von *psychosomatischen* Erkrankungen. Dem Streß-Faktor wird seither größte Aufmerksamkeit gewidmet, da Forscher zwingende Beweise erbrachten, daß Streß – in Form einschneidender Ereignisse im Leben, unmäßiger Anforderungen, hypernervöser Persönlichkeitsstrukturen oder traumatischer Veränderungen – in wechselseitiger Beziehung mit einer ganzen Anzahl physischer und psychischer Krankheiten steht.

Negativer Streß macht uns mit Sicherheit anfälliger für bestimmte Arten physischer und psychischer Zusammenbrüche. Doch bestimmend für diesen Zusammenbruch ist nicht so sehr der negative Streß selbst, sondern (und das ist das Ausschlaggebende) unsere Einschätzung, ob sich der negative Streß im wesentlichen *unserer Kontrolle entzieht* und uns, im schlimmsten Falle, *überwältigt*.

Bestimmter Streß kann sich allerdings auch positiv auf die Gesundheit auswirken. Diese Art Streß läßt sich als Erfahrung beschreiben, die als herausfordernd, anregend, stimulierend und erfreulich empfunden wird. Positive streßvolle Erfahrungen, oder Ereignisse, die als positiv interpretiert werden, machen nicht krank. Im Gegenteil, sie fördern sogar in vieler Hinsicht die Gesundheit. Da Streß in seiner eigentlichen Bedeutung die Anpassung des Organismus an die Anforderungen des täglichen Lebens gewährleistet, ist ein völliges Fehlen von Streß – ob positiv oder negativ – nicht wünschenswert. Mit anderen Worten, ohne Streß wäre man, frei nach Hans Selye, tot.

Das Geheimnis psychischer Widerstandsfähigkeit

Die Forschung hat ebenfalls gezeigt, daß sich die gleiche streßvolle Erfahrung auf gewisse Menschen gesundheitsschädigend auswirken kann, während sie auf andere überhaupt keine oder sogar zuträgliche Auswirkungen hat. Eine bahnbrechende Untersuchung[2], durchgeführt an zweihundert Top-Managern einer großen Firma während einer streßreichen, mehrere Monate währenden Periode, ergab, daß etwa die Hälfte diagnostizierbare Krankheiten entwickelte, während der anderen Hälfte der Streß nichts auszumachen schien. Warum?

Im Gegensatz zu ihren krank gewordenen Kollegen zeigten die gesunderen Führungskräfte eine grundlegend andere Reaktion und Haltung gegenüber den streßreichen Anforderungen dieser Zeit, und zwar in dreierlei Hinsicht:

1. Sie betrachteten die streßreichen Veränderungen als *Herausforderung*.
2. Sie bewahrten sich ein Gefühl von *Kontrolle* und Optimismus über die auf sie zukommenden streßreichen Ereignisse.
3. Sie zeigten ein tiefes und andauerndes *Verantwortungsgefühl* gegenüber ihrer Arbeit und dem Leben im allgemeinen.

Spätere Studien mit anderen Gruppen, Männer wie Frauen,

kamen alle zu den gleichen Ergebnissen: Diejenigen, die sich guter Gesundheit erfreuten, hatten stärker das Gefühl, ihr Leben und streßreiche Umstände unter *Kontrolle* zu haben; sie empfanden größere *Verantwortung* für ihre Arbeit, ihre Familie und auch für sich selbst; und sie betrachteten streßreiche Veränderungen in ihrem Leben als *Herausforderungen*, an denen sie wachsen konnten.
Streß ist auch durchaus als Risikofaktor für viele Krankheiten anzusehen, doch der entscheidende Unterschied zwischen Eintreten und Nichteintreten einer Krankheit liegt in der *Reaktion* des einzelnen auf diesen Streß. Mit anderen Worten, die Anfälligkeit für die Widerstandskraft gegen Krankheiten geht vom Kopf, vom Verstand aus.

Die Verbindung zwischen Verstand und Körper

Erst seit jüngster Zeit verfügt die Forschung über genauere Kenntnisse der Funktion des psychischen Austausches. Davor bot die von manchen vorausgesetzte Verbindung zwischen Verstand und Körper Anlaß zu Spekulationen und Verwunderung, während die Skeptiker sie abstritten oder herunterspielten. Wie überzeugend die vorliegenden Beweise auch waren – Patienten, die durch eine positive Geisteshaltung ihren Krebs bezwungen hatten; andere, die ihre zunächst angespannte, niedergedrückte Einstellung durch eine entspannte, annehmende ersetzt hatten und dadurch die Symptome einer Herzerkrankung deutlich abschwächen konnten –, sie gründeten sich nur auf die Berichte einiger weniger Ärzte.
Während der letzten Jahre ist es Wissenschaftlern jedoch dank neuester Technologien gelungen, viele Geheimnisse um die uralte Frage der Verbindung zwischen Geist und Körper zu lösen. Der nun zweifelsfrei erbrachte Beweis zeigt, daß eine äußerst sensible Verbindung zwischen den im Gehirn entstehenden Gedanken, Gefühlen und Ansich-

ten und der Regulierung der größeren physischen Systeme des Körpers besteht. Diese Verbindung wird durch die Biochemie geschaffen. Das Gehirn setzt in verschiedensten Gemütsverfassungen unterschiedliche biochemische Botschaften frei, die zur Aktivierung und Regulierung oder zur Überaktivierung des Immunsystems, des kardiovaskulären und des endokrinen Systems führen. Dieser Mechanismus bietet also die Erklärung dafür, warum die Vorgänge im Kopf einen entscheidenden Einfluß auf die Gesundheit haben können.

Empfindet der Mensch zum Beispiel Wut und Feindseligkeit, oder ist er davon umgeben, werden große Mengen des Streßhormons Norephinephrin im Körper freigesetzt. Mit der Zeit entsteht durch chronische Feindseligkeit eine hormonelle Überproduktion, die zu gefährlichen Ablagerungen in den koronaren Arterien und Venen führen können. Übermäßiger Norephinephrinausstoß kann auch Bluthochdruck erzeugen. Der hohe Druck und die durch Ablagerungen entstehenden Blockierungen können wiederum zu Herzinfarkten, Schlaganfällen und Arteriosklerose führen.[3]

Eine positive Sicht der Dinge und Umgehensweise damit – vor allem ein Gefühl von Kontrolle – führt andererseits zum Abbau von Streßhormonen. Wer die Fähigkeit besitzt, seine psychische Widerstandskraft stabil zu halten, mit sich und seinem Leben zufrieden ist und sich aufrichtige, unterstützende persönliche Beziehungen schaffen kann, wird weniger leicht zu Krankheiten neigen. Durch freundlichen Umgang miteinander werden die natürlichen Heilungs- und Schutzfähigkeiten des Körpers aktiviert.

Ausschlaggebend ist also, daß die geistige Reaktion auf wichtige Situationen und Beziehungen im Leben – *im Zusammenspiel mit anderen Risikofaktoren* – den Streßwiderstand entscheidend beeinflussen. Haben wir erst einmal verstanden und akzeptiert, daß *unsere Reaktion* auf das Leben direkten Einfluß auf unsere psychische und physische

Gesundheit hat, werden wir auch erkennen können, wieviel Schaden aus ungesunden Interaktionen mit anderen Menschen entstehen kann.
Die komplexen biochemischen Vorgänge im Körper sind die Erklärung dafür, wie durch negative emotionale Reaktionen, hervorgerufen durch ungesunde Beziehungen, psychische Gifte entstehen, die zu körperlichen Krankheiten führen können. Eine schwierige, unglückliche Liebesbeziehung, eine belastende, erschöpfende, demoralisierende Ehe oder ein angespanntes Verhältnis zum Chef sind nicht nur Themen schnulziger Fernsehserien. Ist man selbst betroffen, wird es zu einer todernsten Angelegenheit.
Um die eigene Gesundheit zu schützen, müssen zunächst die Zeichen erkannt werden, an denen sich ablesen läßt, ob eine enge Beziehung vergiftet ist oder nicht.

3
Die sieben kritischen Stadien einer giftigen Beziehung

Intuitiv hatten Sie vielleicht seit langem den Verdacht, eine oder mehrere Ihrer Beziehungen seien »das reinste Gift« für Sie. Doch Sie haben vermutlich nicht erkannt, in welchem Ausmaß diese negativen Emotionen Ihre physische Gesundheit bedrohen. Daher ist es wichtig, mehr über die Gründe für toxische Emotionen und die sich daraus ergebenden Folgen zu erfahren. Ist Ihnen erst einmal klargeworden, worauf Sie achten müssen, werden Sie sehr viel schneller erkennen, ob Sie sich tatsächlich auf eine giftige Beziehung eingelassen haben.

Es gibt sieben kritische Stadien, die auf eine schleichende Vergiftung der Beziehung hinweisen. Jedes Stadium steht für ein Muster sich ständig wiederholender negativer Emotionen, die *in Reaktion auf den Partner oder die Beziehung* empfunden werden. Sie sind als kritisch anzusehen, weil jedes von ihnen zerstörerische und potentiell sogar tödliche Auswirkungen auf die physische und/oder psychische Gesundheit haben kann. Decken sich Ihre Gefühle mit einem oder mehreren der nachfolgend aufgeführten sieben kritischen Stadien, könnte Ihre Gesundheit – möglicherweise Ihr *Leben* – in Gefahr sein:

1. Hilflosigkeit
2. Angst
3. Feindseligkeit
4. Frustration
5. Zynismus
6. Verlust der Selbstachtung
7. Hoffnungslosigkeit

Die den sieben kritischen Stadien zugrunde liegenden negativen Emotionsmuster sind nicht auf Liebesbeziehungen beschränkt. Man findet sie ebenso in Arbeitsbeziehungen, Freundschaften und Familienverbindungen. Treten diese Stadien aber in einer Liebesbeziehung auf, ist ihr Zerstörungspotential auf Grund der besonderen Intimität und Verletzbarkeit wesentlich größer. Ein Lebensgefährte, der oder die ständig eines oder mehrere dieser kritischen Stadien provoziert – *absichtlich oder unabsichtlich* –, wird zur Gefahr, zum destruktiven Partner.
Diese Stadien sind emotionale »Sensoren«, die der Partner nur zu berühren braucht. Das heißt, bestimmte Aspekte im Verhalten, Empfinden und in der Einstellung des Partners werden beim anderen immer wieder negative Reaktionen hervorrufen, was im Gegenzug weitere Provokationen des Partners auslöst. Auf diese Weise bringt die Beziehung tatsächlich beide Partner dazu, ständig eine psychologisch gefährliche Kettenreaktion zu wiederholen, die sich mit der Zeit immer stärker verfestigt, immer giftiger wird und sich nur noch schwer verändern läßt.
In einer toxischen Beziehung bilden sich psychische Gifte durch über lange Zeit erlebte *chronische* Muster der sieben kritischen Stadien. Daher sind *gelegentliche* Wutausbrüche, *zeitweise* geführte Auseinandersetzungen, *vorübergehende* Depression und vermindertes Selbstwertgefühl oder *plötzliche* Angstgefühle nicht unbedingt als Hinweise auf eine vergiftete Beziehung anzusehen.
Sind Anzeichen für diese kritischen Stadien aber ständig präsent, vielleicht sogar chronisch, und sind die emotionalen Reaktionen relativ stark, dann ist die Beziehung in der Tat vergiftet.
Darüber hinaus ist es unwahrscheinlich, daß man nur unter einem der sieben Stadien zu leiden hat, denn die emotionalen Auswirkungen einer bestimmten Gefühlsreaktion können andere negative Reaktionsmuster auslösen. Da die

Stadien auf diese Weise miteinander verbunden sind, entsteht in einer hochgradig giftigen Beziehung meist ein bösartiger Kreislauf von Negativität, in dem man sich hoffnungslos gefangen fühlt.

Das erste kritische Stadium: Hilflosigkeit

Mit Hilflosigkeit bezeichnet man einen Zustand emotionalen Abtrudelns, der eintritt, wenn etwas nicht mehr bewältigt werden kann.
Beim Abtrudeln entsteht das überwältigende Gefühl, die Kontrolle verloren zu haben. In diesem Fall die Kontrolle über sich selbst und die Probleme in der Beziehung. Dieser Kontrollverlust wirkt sich auch auf Bereiche des Lebens außerhalb der Beziehung aus. Das kann unter Umständen so weit gehen, daß man nicht mehr in der Lage ist, bestimmte, für die eigene Gesundheit wichtige Gewohnheiten zu kontrollieren, wie Essen, Trinken, Rauchen oder ausreichende sportliche Bestätigung. Oder man neigt plötzlich zu übertriebenen emotionalen Reaktionen, wie Weinkrämpfen und Wutausbrüchen, oder hat Schwierigkeiten, sich zu konzentrieren.
Das Abtrudeln wirft den betroffenen Menschen völlig aus der Bahn und macht es ihm unmöglich, die eigenen Probleme zu bewältigen. Es entsteht der Eindruck, in einer schlimmen Situation gefangen zu sein, aus der es kaum noch einen Ausweg gibt.
Man fühlt sich hilflos und unfähig, selbst etwas daran zu ändern. Möglicherweise wird man versuchen, sich den überwältigenden Problemen durch Schlaf zu entziehen, den Schmerz durch übermäßigen Drogen- oder Alkoholkonsum zu betäuben, oder Abwehr- und Ausweichstrategien zu entwickeln, um das Gefühl auszuschalten, in den eigenen Problemen zu ertrinken.
Natürlich erzeugen diese untauglichen und selbstzerstöreri-

schen Bewältigungsversuche nur Enttäuschung, vielleicht sogar Selbstverachtung. Die eigene Zukunft wird nur noch als düster wahrgenommen, die Einstellung zum Leben generell wird bitter. Die Kombination dieser Gefühle führt zur Depression.

Hilflosigkeit kann ebenfalls die einer Beziehung zugrunde liegende Machtstruktur widerspiegeln. Hat Ihr Partner uneingeschränkte Kontrolle über Sie und die Beziehung, übt er ständig und scharf Kritik oder stellt Ihre Kompetenz in Frage, wird sich Ihr Gefühl von Unzulänglichkeit und Hilflosigkeit noch verstärken.

Ein emotionales Abtrudeln kann weitreichende und potentiell enorm schädliche Auswirkungen auf das Immunsystem und auf Herz und Kreislauf haben. Andauernde Gefühle von Hilflosigkeit führen zu einem erhöhten Ausstoß des Streßhormons Kortisol, das die Fähigkeit des Immunsystems herabsetzt, Bakterien, Viren und Umweltgifte abzuwehren und bösartige Zellen aufzuspüren, die sich in Krebsgeschwüre verwandeln können. Ein Gefühl von Überwältigung und Kontrollverlust kann sich als besonders schwerwiegendes Risiko erweisen, wenn bereits eine Veranlagung für Autoimmunschwächekrankheiten wie Diabetes und rheumatische Arthritis besteht.

Die Kontrolle über Eß- und Trinkgewohnheiten, Rauchen, Drogenkonsum oder sportliche Betätigung zu verlieren, wirkt sich nicht nur negativ auf die Gesundheit aus, sondern verschlimmert auch das Gefühl von Hilflosigkeit.

Schließlich kann chronische Hilflosigkeit eine besorgniserregende biochemische Unausgewogenheit auslösen, da sie den für das Gehirn wichtigen Nachschub der chemischen Substanz *Dopamin* herabsetzt, was Depressionssymptome erzeugt.

Das zweite kritische Stadium: Angst

Angstzustände entstehen durch negative emotionale Reaktionen wie Unsicherheit, Furcht und Ungewißheit und äußern sich als Nervosität und Anspannung. Sie zeigen sich häufig dann, wenn man weder das Verhalten noch die Gefühle des Partners oder die Richtung der Beziehung vorhersehen oder richtig einschätzen kann.

Angst wird durch Verlustgefühle gesteigert und durch die Unsicherheit in der Beziehung verstärkt. Fehlt es einer Beziehung an der zur Bewältigung von Unsicherheiten nötigen Ermutigung, Stabilität und Verbundenheit, treten toxische Angstzustände auf. Wenn zum Beispiel in einer Liebesbeziehung einer der Partner sich nicht binden will oder kann – während der andere sich eine feste Bindung wünscht –, kann die Angst überwältigend werden. Ohne die Vorhersehbarkeit, die durch Bindung gewährleistet ist, fühlt man sich extrem verletztlich, entblößt und ängstlich. Ist die Angst zu groß, entsteht das Gefühl des Kontrollverlusts.

Manche Menschen verwechseln Vorhersehbarkeit und Stabilität mit Langeweile. In Beziehungen schaffen sie Dramen, Chaos, Krisen und andere Unsicherheiten, um sich selbst zu stimulieren und das Interesse nicht zu verlieren. Sollte Ihr Partner zu diesen Menschen gehören, bedeutet das für Sie hohe Dosen an Streß, Angst, Unsicherheit und Anspannung. Überdies findet Ihre Furcht, verlassen oder abgelehnt zu werden, ständig neue Nahrung. Ein solcher Partner wird sich nicht nur verheerend auf Ihre Gesundheit und Ihren Seelenfrieden auswirken, sondern auch auf die Dauerhaftigkeit der Beziehung.

Chronische Angstzustände können der Gesundheit auf verschiedene Weise schaden. Fortwährende Angst setzt die Funktion der natürlichen Killerzellen des Immunsystems herab, welche Bakterien und Virusinfektionen bekämpfen. Anspannung und Nervosität führen oft zu Kopfschmerzen (inklusive Migräne), Muskelverspannungen, Magen- und

Darmbeschwerden, Verschlimmerung schmerzhafter arthritischer Veranlagung, Diabetes und anderer Autoimmunschwächekrankheiten, zu diversen Hautkrankheiten und vielen anderen Beschwerden.
Angstzustände selbst gelten als psychische Störung und sind der Depression nahe verwandt. Anhaltende Furcht, verursacht durch eine unberechenbare, instabile oder launische Beziehung, löst Hilflosigkeit und Kontrollverlust aus und kann zu manifesten Depressionen führen.
Starke Angstgefühle können die davon Betroffenen zu gesundheitsschädigendem Fehlverhalten verleiten: Alkoholmißbrauch, übermäßiger Konsum von Beruhigungsmitteln oder anderen Drogen, um sich selbst zu betäuben. Drogen- und/oder Alkoholmißbrauch schafft weitere Probleme, die dann wiederum zur Ursache von Kontrollverlust und Depression werden.
Schließlich stehen Angstzustände im direkten Zusammenhang mit Eßstörungen und Gewichtsproblemen. Das Bedürfnis nach Süßigkeiten und anderen stark kohlehydrathaltigen Nahrungsmitteln wird bekanntermaßen durch Angstgefühle ausgelöst. Die daraus resultierende Gewichtszunahme und das unvermeidliche Stimmungstief nach einem »Zucker-Hoch« verursachen weitere Depressionen und noch stärkere Ängste.

Das dritte kritische Stadium: Feindseligkeit

Feindseligkeit zeigt sich gewöhnlich als Aggression, Ärger, Wut und Gereiztheit. Ein Partner oder eine Beziehung, auf den oder die man ständig mit Feindseligkeit reagiert, ist schlecht für die Gesundheit. Ist man ständig in Kampfbereitschaft, steuert man möglicherweise direkt auf einen Herzanfall zu.
Offene Feindseligkeit äußert sich durch erhobene Stimme, beleidigende, wütende Worte, Anklagen oder Schuldzuwei-

sungen für einen »Fehler«, den der Partner gemacht hat, oder anders gesagt, durch offenes Zeigen einer kritischen und aggressiven Haltung dem Partner gegenüber, im Extremfall mit körperlicher Gewaltanwendung.

Doch nicht nur offen gezeigte Feindseligkeit hat schädliche physische und psychische Auswirkungen. Versteckte Ablehnung, Rachepläne und heimliche negative Phantasien über den Partner sind Beispiele für verdeckte Feindseligkeit. Sie kann auch verinnerlicht werden – Schuldgefühle und Depressionen, die man fälschlich gegen sich selbst richtet. In verdeckter Form tritt Feindseligkeit meist dann auf, wenn man sich vom Partner eingeschüchtert fühlt oder sich vor ihm fürchtet.

Auch auf Frustration, Ausbeutung, Manipulation, Eifersucht, Betrug und Erniedrigung wird üblicherweise mit Feindseligkeit reagiert, und sie ist meist das Ergebnis, wenn eines der anderen kritischen Stadien provoziert wird.

Feindseligkeit ist ein bösartiges Gefühl, das sich verheerend auf die eigene physische und psychische Gesundheit, wie auch auf die des Partners, auswirken kann. Von allen wissenschaftlich untersuchten Emotionen ist über die Verbindung zwischen Feindseligkeit und deren Auswirkungen am meisten bekannt. Nach fast zwei Jahrzehnten hat die Forschung eindeutig erwiesen, daß Feindseligkeit bei aggressiven Menschen in engstem Zusammenhang mit Herz- und Kreislauferkrankungen steht.[4] Der Mechanismus, durch den der hohe Tribut eingefordert wird, ist eine innere, primitive Streßreaktion, die man als »Kampf- oder Fluchthaltung« bezeichnet.

Wird diese Reaktion durch chronische Feindseligkeit überaktiviert, beschädigt das verstärkt ausgestoßene Streßhormon die Innenwände der Koronararterien, greift auf chemischem Wege den Herzmuskel an, führt zu Bluthochdruck und wirkt sich störend auf Blutplättchen und rote Blutkörperchen aus. Über längere Zeiträume anhaltende Feindse-

ligkeit führt schließlich zu einem erhöhten Risiko für Herzanfälle und andere Herz- und Kreislauferkrankungen. Darüber hinaus kann die ständige Stimulierung der stark wirkenden Kampf- oder Fluchtreaktion einen massiven Krampf der Koronararterie auslösen, was zu einem schweren – und möglicherweise tödlichen – Herzinfarkt führt.
Verdeckte Feindseligkeit, vor allem chronisch unterdrückte Wut, ist ebenfalls schädigend. Mit der Zeit wird die aufgestaute Wut überschäumen und explodieren. Mehr noch, je länger negative Emotionen – besonders Wut – unterdrückt werden, desto höher ist das Risiko eines Zusammenbruchs jenes wichtigen Teils des Immunsystems, das bösartige Zellen aussondert. Ein solcher Zusammenbruch erhöht das Krebsrisiko.[5] Die Forschung hat ebenfalls gezeigt, daß ein Unterdrücken von Emotionen zu gefährlich hohen Cholesterinwerten führen kann und die Gefahr von Aidserkrankungen sowie einer Reihe weiterer infektiöser und ansteckender Krankheiten erhöht.

Das vierte kritische Stadium: Frustration

Frustration tritt ein, wenn die Befriedigung oder Erfüllung wichtiger psychischer und physischer Bedürfnisse verhindert wird. Je länger wichtige emotionale Bedürfnisse unbefriedigt bleiben, desto stärker werden sie sich bemerkbar machen und desto giftiger wird die Frustration.
Andauernde Frustration wichtiger Bedürfnisse wird unweigerlich Gefühle von Ärger und Unwillen hervorrufen und schließlich zu offenen Wutausbrüchen führen. Trotz der Bemühungen, seinen Zorn zu kontrollieren, zu leugnen oder zu rationalisieren, wird er letztlich doch aufbrechen, falls der Partner (oder die Beziehung) nicht fähig ist, die eigenen Bedürfnisse nach Zuwendung, Sexualität, Aufmerksamkeit, Anerkennung, Zustimmung, Bestätigung, Lob oder andere emotionale Forderungen zu befriedigen. Schlechte Kommu-

nikation kann ein Hauptgrund für Frustration – und daraus resultierende Feindseligkeit – in Beziehungen sein. Wenn die Kommunikation zusammenbricht, wird die Fähigkeit, Probleme zu besprechen und zu lösen, in Mitleidenschaft gezogen. Das kann dazu führen, daß die Beziehung geprägt ist von sich ständig wiederholenden Konflikten über die gleichen Probleme. Dadurch entstehen weitere Gefühle von Hilflosigkeit und Sinnlosigkeit. Feindseligkeit löst wiederum Frustration aus. Ein gefährlicher Kreislauf beginnt.

Selbst wenn die Feindseligkeit, zusammen mit anderen unausgesprochenen negativen Emotionen, unterdrückt wird, kommt es zur Frustration. Ohne die Möglichkeit, offen ausgesprochen zu werden, kann die innerlich angestaute Frustration und Wut zu Symptomen von Depression, Angstzuständen und zahllosen physischen Beschwerden führen.

Das fünfte kritische Stadium: Zynismus

Eifersucht, Mißtrauen, Verdächtigungen und Verachtung sind charakteristische Merkmale zynischen Verhaltens.

Zynismus ist häufig das Ergebnis desillusionierender und enttäuschender Liebeserfahrungen. Dabei spielt es keine Rolle, ob es sich um romantische, platonische oder verwandtschaftliche Liebe handelt. Wird man von einem Freund oder einer Freundin hintergangen, mißbraucht der Partner in einer Liebesbeziehung das ihm oder ihr entgegengebrachte Vertrauen, untergräbt das die Bereitschaft, sich auf andere Menschen einzulassen und daran zu glauben, daß sie einem wohlwollend oder auch nur freundlich gesonnen sind. Folglich wird man deprimiert und pessimistisch dem Leben, der Liebe und anderen Menschen gegenüber. Diese stark verallgemeinernde Reaktion kann ganz bewußt als Schutzmechanismus entwickelt werden. Man kann zum Beispiel glauben, daß man sich durch Mißtrauen wirkungsvoll gegen weitere Enttäuschungen und Verletzungen schützt. Doch traurigerweise tragen diese Entfremdung und Abwehrhaltung gegenüber engen, vertrauensvollen Beziehungen nur noch mehr zum eigenen Schmerz bei.

Zynismus kann nur »Self-fulfilling prophecy« (sich selbst erfüllenden Prophezeiung) werden. Entweder wird man sich von Partnern mit mangelnder Integrität angezogen fühlen, weil sich ihr Verhalten mit den eigenen negativen Überzeugungen deckt, oder man bringt den Partner durch negative Erwartungen tatsächlich dazu, sich unaufrichtig und unzuverlässig zu verhalten. Wenn man dauernd darauf wartet, vom Partner belogen, betrogen oder enttäuscht zu werden, kommt er oder sie in die undankbare Position, seine oder ihre Unschuld für eine nur vermutete Schuld beweisen zu müssen. Erwartet man vom anderen nur das Schlimmste, könnte er oder sie schließlich aufhören, das Gegenteil zu beweisen und das eigene Verhalten den zynischen Erwartungen anpassen – und damit die schlimmsten Befürchtungen bestätigen.

Bewahrt man sich diese zynischen Gefühle und Erwartungen, bereitet man damit unter Umständen den Boden für einen eigenen, selbstzerstörerischen Präventivschlag vor. Das heißt, man nimmt selbst das beim Partner befürchtete oder vermutete Verhalten an, *bevor* er oder sie es tut. Glaubt man also zum Beispiel, daß man vom Partner letztlich doch verlassen werden wird, beendet man möglicherweise selbst die Beziehung, obwohl es keine wirklichen Beweise für die eigenen Befürchtungen gibt. Oder falls man erwartet, vom Partner eines Tages betrogen zu werden, wird man vielleicht selbst fremdgehen, aus einem fehlgeleiteten Impuls heraus, das eigene Selbstwertgefühl zu schützen. Diese Präventivmaßnahmen erhöhen aber wiederum nur den Vergiftungsgrad der Beziehung und vertiefen die bereits vorhandenen zynischen Überzeugungen.

Zynismus löst Depression aus, Angst und Verlust des Selbstwertgefühls, und während Zynismus und Negativität mit Sicherheit seelisch krank machen, können sie auch die körperliche Gesundheit in hohem Maße beeinträchtigen. Negatives Denken unterstützt negative Stimmungen. Die sich aus dem Zynismus ergebende chronische Depression spiegelt sich in der Schwächung des Immunsystems wider, was zur Anfälligkeit für Infektionskrankheiten führt wie auch zu erhöhtem Krebsrisiko.

Zynismus, Feindseligkeit und Mißtrauen bilden den toxischen Kern der herzinfarktgefährdeten Persönlichkeit. Dieses Trio giftiger Emotionen verhärtet das Herz nicht nur im übertragenen Sinne, sondern setzt tatsächlich einen biochemischen Prozeß in Gang, der die Arterien durch Bluthochdruck und verstärkte Ablagerungen verhärtet.

Das sechste kritische Stadium: Verlust der Selbstachtung

Dieses Stadium umfaßt Gefühle von vermindertem Selbstwert, Unzulänglichkeit, negativem Selbstbild, reduziertem Selbstvertrauen und schwindendem Selbstrespekt mit der dazugehörigen Depression. Gibt man sich selbst gegenüber zu, daß man eine Beziehung, in der man sich mißachtet und entwürdigt fühlt, willentlich fortsetzt, oder es nicht fertigbringt, sich aus ihr zu lösen, verliert man unweigerlich seine Selbstachtung. Beeinträchtigtes Selbstwertgefühl kann sowohl Ursache als auch Resultat einer ungesunden Beziehung sein. Ist die Selbstachtung aufgrund schlechter Familienverhältnisse oder anderer Früherfahrungen beschädigt worden, wird man sich als Erwachsener möglicherweise – wenn auch unbewußt – eine ebenso ungünstige Beziehung oder einen entsprechenden Partner suchen, um eine Bestätigung des negativen Selbstbildes zu erhalten. Ebenso leidet die Selbstachtung, wenn man sich in einer Beziehung entwürdigt, ungeliebt, unwert und mißhandelt fühlt.

Verschiedene Faktoren tragen zum Verlust des Selbstwertgefühls bei. Als erstes wird die Erkenntnis, sich auf eine ungesunde Beziehung eingelassen zu haben, das Vertrauen in die eigene Urteilskraft herabsetzen. Hat man den Fehler erkannt, wird man ihn vielleicht durch das Bemühen, den Partner zu ändern oder die Beziehung zu »kitten«, rückgängig zu machen oder zu korrigieren versuchen. In dem Maße, in dem sich diese Bemühungen als wenig oder gar nicht erfolgreich erweisen, wird die Selbstachtung weiter sinken. Doch man sucht die Schuld bei sich selbst, da man glaubt, den ursprünglichen Fehler noch vergrößert zu haben, weil die Bemühungen zur Verbesserung der Beziehung unzureichend waren.

Die Selbstachtung wird weiter geschwächt, je länger man eine entwürdigende Beziehung fortsetzt. Um das eigene Engagement zu entschuldigen, macht man sich eine gefährliche Schlußfolgerung zu eigen: Jeder bekommt das, was er verdient; man selbst wird auf eine Art behandelt, die einen unglücklich macht; folglich *verdient* man es, unglücklich zu sein.

Diese falsche und selbstschädigende Annahme führt dazu, daß man die negative Beziehung akzeptiert, weil man weder eine bessere verdient hat noch erwarten kann. Was wiederum die Hilflosigkeit verstärkt und die Selbstachtung noch weiter schwinden läßt. Mit dem zunehmenden Verlust des Selbstvertrauens geht auch die Motivation verloren, die eigene Situation zu verbessern oder den Mut aufzubringen, die Beziehung zu beenden.

Ein besonders heimtückischer und verwirrender Selbstachtungsverlust tritt ein, wenn man das Objekt der ambivalenten Haltung einer anderen Person ist. Wenn der Partner sich nicht klar entscheidet, erhält die Selbstachtung unweigerlich die psychische Botschaft, man sei, aus welchem Grund auch immer, einfach nicht gut genug.

Der Verlust der Selbstachtung steht in enger Verbindung mit

allen anderen kritischen Stadien und birgt daher die gleichen Risiken für die physische Gesundheit. Und er ist emotional schädlich, da eine solide, positive Selbstachtung zu den Grundvoraussetzungen guter geistiger Gesundheit zählt.

Das siebte kritische Stadium: Hoffnungslosigkeit

Hoffnungslosigkeit setzt sich aus Verzweiflung, Gefühlen von Sinnlosigkeit und Niedergeschlagenheit zusammen und ist vielleicht das fatalste aller kritischen Stadien. Die betäubende Depression, die von diesen Gefühlen ausgeht, lähmt die Motivation, beeinträchtigt das Denken und verdüstert so den gesamten Blick auf das Leben und die Zukunft.

Dieser Gemütszustand führt zu der Überzeugung, die Beziehung und/oder die eigene Lebenssituation sei total verfahren, und es sei daher ausgeschlossen, daß man sich je wieder besser fühlt. Diese gefährliche Haltung, die man als den »Sich-selbst-aufgeben-Komplex« bezeichnet, hat sich als das konkreteste psychische Frühsymptom einer ganzen Anzahl schwerer, oft tödlicher Krankheiten herausgestellt. Und natürlich erhöht sich die Selbstmordgefahr, wenn Depression in Hoffnungslosigkeit umschlägt.

Wie entsteht durch den »Sich-selbst-aufgeben-Komplex« erhöhte Krankheitsanfälligkeit, und/oder wie werden bereits vorhandene Krankheiten durch diesen Komplex noch verschlimmert? Der Mechanismus wird durch die Auswirkungen von Depression und Verzweiflung auf die biochemischen Vorgänge im Gehirn in Gang gesetzt. Leiden Menschen unter Depressionen, wird die Produktion von *Katecholamin* stark vermindert. Diese zu den wichtigsten »chemischen Boten« des Gehirns gehörende Substanz reguliert bestimmte Körperfunktionen. Das Immunsystem spürt den Abfall der Substanz und vermindert seinerseits die Aktivität. Aufgrund der verminderten Immunaktivität neigen depressive Menschen zu höherer Krankheitsanfälligkeit. Ist der an einer Depression leidende Mensch bereits krank, versagt das Immunsystem bei der Bekämpfung der eingedrungenen Krankheitserreger.

Hat man mehrfach vergeblich versucht, mit dem Partner zu reden, die Beziehung oder die eigenen negativen Gefühle zu verändern, kann sich ein überwältigendes Gefühl von Sinnlosigkeit breitmachen. Den Eindruck, daß die Lage absolut – oder doch nahezu – hoffnungslos ist und es keinen sichtbaren Ausweg aus der Misere gibt, hat man allerdings überwiegend dem Streß durch die eigenen negativen Gefühle zu verdanken.

Dieser Streß engt das Denken derart ein, daß man sich nur noch wenige Alternativen vorstellen kann, wenn überhaupt. In der eigenen, düsteren Weltsicht scheint keine der vorstellbaren Möglichkeiten wünschenswert. Bewegungs- und Handlungsunfähigkeit entstehen. Man fühlt sich nicht deshalb hoffnungslos, weil es keine Lösungen gibt; man entwickelt vielmehr die *Sichtweise*, es gäbe keine Lösungen, *weil* man sich gestreßt, hoffnungslos und deprimiert fühlt.

Sich aufzugeben und sich den Gefühlen von Niedergeschlagenheit und Hoffnungslosigkeit zu überlassen, ist die gefährlichste Entscheidung, die man treffen kann – aber es *ist* eine Entscheidung. Der Entschluß sich aufzugeben, wird auf chemischem Wege vom Gehirn durch den ganzen Körper verbreitet. Wenn das Immun- und das kardiovaskuläre System ständig diese Botschaft empfangen, geben sie ihre lebenserhaltenden Funktionen langsam auf.

4 Tanz auf dem Vulkan

Louise und Robert führen gemeinsam einen gefährlichen Tanz um das Thema Bindung auf. Geht Louise einen Schritt nach vorn, macht Robert zwei zurück. Doch geht Louise zwei Schritte zurück, drängt Robert vorwärts. Es sieht so aus, als wäre Louise für Robert interessanter, wenn sie sich auch noch mit anderen Männern trifft; ist sie nur für ihn da, fängt Robert an, sich zu langweilen, wird nervös und zieht sich zurück.

Dieser Tanz ist aus mehreren Gründen gefährlich. Zunächst einmal bringt er sie beide nicht gerade schnell an ein Ziel. Während sie um das heiße Eisen Bindung herumtanzen, steht ihre Beziehung still. Louises biologische Uhr tickt immer lauter, doch Roberts Anhänglichkeit an sein Junggesellenleben zeigt nicht den geringsten Sprung. Noch gefährlicher aber ist die Tatsache, daß ihr Tanz süchtig machen kann.

Weder Louise noch Robert macht es glücklich, getrennt zu sein, zumindest nicht für lange. Läuft die Beziehung gut, funktioniert auch die Sexualität hervorragend. Sie haben Spaß zusammen und fühlen sich wohl. Beiden ist es nicht gelungen, während der Trennungszeiten einen anderen Partner zu finden, der ihr Interesse in gleicher Weise gefesselt hätte.

Trotzdem löst diese Nähe und Intimität unweigerlich Roberts Ambivalenz aus, worauf er sich gezwungen sieht, sich von Louise zurückzuziehen. Obwohl seine Ambivalenz Louise provoziert, sich mit anderen Männern zu treffen, haßt er es, wenn sie das tut. Robert wird deprimiert und fühlt sich einsam ohne sie. Er verlangt nach Louise wie ein Süchtiger nach seinem Schuß. Wenn der Trennungsschmerz nahezu unerträglich wird, redet Robert sich ein, seine Depression sei ein deutlicher Beweis seiner tiefen Liebe zu Louise, und er macht sich wieder daran, sie zurückzugewinnen. Gelingt es ihm, ist er euphorisch ... für eine gewisse Zeit.

Die Trennungen von Robert sind für Louise ebenso schmerzhaft. Zuerst bestärken die Wut und Verletztheit, die sie auf Grund von Roberts Ambivalenz empfindet, ihren Vorsatz, sich nun auch mit anderen Männern zu treffen. Doch trotz all dieser Anstrengungen hängt ihr Herz an Robert. Auch sie verlangt nach ihm, wenn sie getrennt sind. Aber sie hält sich zurück, weil sie aus Erfahrung weiß, daß ihr Entziehen und ihre Drohung, sich mit anderen Männern einzulassen, genau das richtige Mittel sind, ihn zurückzugewinnen. Und wenn Robert schließlich anruft und sie immer wieder seiner Liebe versichert, fühlt sie sich toll ... für eine gewisse Zeit.

Tanzstunde zu zweit

Es gibt Hunderttausende Paare wie Robert und Louise, die diesen gefährlichen Tanz auf die eine oder andere Weise aufführen. Alle Psychotherapeuten, die ich kenne, haben eine Reihe weiblicher Patienten, die sich, wie Louise, in diesem frustrierenden, endlosen, süchtig machenden Kreislauf von Trennung und Wiedervereinigung befinden und versuchen, Männern, die dazu offenbar nicht in der Lage sind, bindende Versprechen zu entlocken.

Der Fall von Robert und Louise veranschaulicht ein grundlegendes Element enger Beziehungen: Eine Beziehung ist eine Einheit von Aktion und Reaktion, in der die Partner sich gegenseitig auf bestimmte Verhaltensmuster, Denkvorgänge und Gefühle konditionieren.

In der Psychologie bedeutet der Begriff *Konditionierung*, daß Verhalten, Denken und Gefühle durch die Verbindung von Stimulus, Reaktion und Verstärkung gelernt wird. Einfach ausgedrückt ist ein Stimulus alles, was ein Partner tut und damit eine Reaktion im anderen auslöst. Die Reaktion des anderen wird wiederum zum Stimulus für den ersten Partner, erneut zu reagieren. So entsteht die Abfolge von Aktionen und Reaktionen.
Wenn sich Robert zum Beispiel emotional zurückzieht, ist sein Verhalten der Stimulus für Louise, wütend und verletzt zu reagieren und sich dann ebenfalls zurückzuziehen. Louises Reaktion wird wiederum zum neuen Stimulus für Robert und löst seine Depression aus. So ergibt sich ein endlos scheinender Verhaltenskreislauf, wobei jedes einzelne Verhalten sowohl Stimulus als auch Reaktion ist.
Der wichtigste Teil des Tanzes ist die *Bestärkung*. Ohne sie würde der Kreislauf durchbrochen. Eine Bestärkung ist alles, was unmittelbar nach der Reaktion erfolgt und die Wahrscheinlichkeit erhöht, die Reaktion erneut hervorzurufen.
Als Louise und Robert sich kennenlernten, wurde ihre Annäherung aneinander – Zeigen von Zuneigung, Selbstenthüllung, Bestätigung gegenseitigen Interesses – bestärkt. Wenn Robert Louise küßte, erwiderte sie seinen Kuß; Louises Erwiderung der Zuneigung bestärkte Roberts Kuß. Und ebenso, als Louise Robert sagte, er sei der umwerfendste Mann, dem sie je begegnet sei, lächelte er und streichelte ihre Wange; Louise wurde also für ihre Selbstoffenbarung durch Roberts Zeigen von Zuneigung bestärkt. Die Beziehung verlief daher zunächst in ausschließlich positiven Bahnen.
Als Robert sich dann emotional zurückzog, nahm die Beziehung die erste negative Wende. Zunächst reagierte Louise darauf mit der Verdrängung ihres Angstgefühls und versicherte Robert, er könne sich genug Zeit und Raum nehmen,

um seine Befürchtungen zu beschwichtigen. Sein Zurückziehen wurde so durch Louises Verständnis und ihre Geduld bestärkt.
Schließlich aber reagierte Louise auf Roberts emotionale Rückzieher mit Wut. Und das ist der Punkt, an dem sich das Gift in die Beziehung einzuschleichen beginnt: Roberts Verhalten wird durch Louises Wut sogar noch mehr bestärkt. Wenn sie sich im Zorn von ihm trennt, fällt Roberts Angst vor Bindung und Ehe *unmittelbar* von ihm ab. Da das Wegfallen eines negativen Gefühls ebenfalls eine Bestärkung ist, verstärken Louises wütende Aktionen zunächst Roberts emotionale Rückzugs-Reaktion. Doch beide verfallen während der Trennungszeit in Depressionen. Ihr Suchtverhalten wird dann, durch das Wegfallen des Trennungsschmerzes nach der Wiedervereinigung, weiter bestärkt.

Verstärkung und die »Weiße Tür«

Es gibt zwei Arten von Verstärkung (so der psychologische Fachausdruck): positive und negative.
Der allgemein gängige Begriff für positive Verstärkung ist *Belohnung*. Ein Tätscheln des Kopfes, eine Umarmung, ein »Braver Junge!« oder »Braves Mädchen!« sind Verstärkungen, mit denen die meisten von uns groß geworden sind. Später dann werden unsere Verhaltensmuster durch »erwachsenere« Verstärkungen geformt: Geld, Sex, Liebe, Anerkennung, Status und ähnliches mehr.
Aus dem Verhalten von Labortieren zieht die psychologische Forschung seit langem Analogien zum menschlichen Verhalten. Bei einem klassischen Experiment zur Veranschaulichung positiver und negativer Verstärkung wurde eine weiße Ratte in einen schwarzen Käfig mit weißer Tür gesperrt. Die Ratte entdeckte, daß sie ein Stück Käse bekam, wenn sie durch die weiße Tür lief. Bald sauste die Ratte sofort zu der weißen Tür und dem Käse, wenn sie in den Käfig

gesetzt wurde. Der Käse ist eine positive Verstärkung für ihr Benutzen der weißen Tür.

Louise und Robert gaben sich in ihrer ersten »Verliebtheitsphase« gegenseitig viel positive Verstärkung. Doch dann setzten sie – allerdings unbeabsichtigt – negative Verstärkung ein, als Roberts Ambivalenz begann. Negative Verstärkung ist *nicht* das gleiche wie Bestrafung.

Um negative Verstärkung zu veranschaulichen, wurde in dem gleichen Experiment eine zweite Ratte in den schwarzen Käfig gesetzt und mit Elektroschocks traktiert. Die Elektroschocks hörten erst auf, wenn die Ratte durch die weiße Tür lief. Zwar wartete da kein Käse auf sie, doch der Schmerz hörte auf. Das Ende des Schmerzes wird so zur erstrebenswerten Belohnung. Durch diese Form der negativen Verstärkung wurde die Ratte darauf konditioniert, unmittelbar durch die weiße Tür zu laufen.

Ein Lernprozeß durch negative Verstärkung wird »aversive Konditionierung« genannt. Louise und Robert durchlaufen mehrere Stadien negativer Verstärkung und aversiver Konditionierung. Wenn Louise anfängt, Robert zu einer festeren Bindung zu drängen, empfindet Robert ihr Verhalten als negativen Stimulus: Es löst Furcht und Beklemmung in ihm aus. Als Reaktion darauf zieht sich Robert emotional von Louise zurück. Das wiederum provoziert eine Auseinandersetzung, die mit Trennung endet. Roberts emotionaler Rückzug wird also verstärkt, weil er dadurch unmittelbar dem von Louise ausgeübten aversiven Druck und den unbehaglichen Gefühlen entfliehen kann, die ihre Forderungen in ihm hervorrufen.

Doch bald darauf erhöht sich der Einsatz. Innerhalb weniger Tage beginnt Robert, unter der Trennung von Louise zu leiden. Seine Beklemmung und Bindungsängste machen anderen, weit schlimmeren Gefühlen Platz: Depression, Einsamkeit und der Panik des Süchtigen, sie für immer verloren zu haben. Nach einigen schmerzvollen Wochen werden seine Eifersucht und Depression überwältigend. Nun wird der Druck wirklich unerträglich. Das Dosimeter des Elektroschockgeräts steht knapp vor dem roten Bereich: Robert muß schnellstens raus aus dem Käfig des Trennungsschmerzes. Also ruft er Louise an, versichert sie seiner Liebe und verspricht, einer Bindung nun nicht mehr auszuweichen. Und damit hat er seine »weiße Tür« gefunden, hinter der seine Trennungs- und Entzugsschmerzen aufhören.

Auf der anderen Seite wird Louises Verhalten negativ verstärkt, wenn der Schmerz, den Wut und angeknackste Selbstachtung ihr bereiten, plötzlich – wenn auch nur vorübergehend – aufhört, weil Robert ihr seine unsterbliche Liebe erklärt. Doch nachdem sich der Staub gelegt hat und die unmittelbare Krise vorbei ist, beginnt der gefährliche Tanz natürlich von neuem.

Die Geschichte von den beiden Tauben

Der Verstärkungsablauf oder das Verstärkungsschema, mit dem Verhalten geformt wird, ist genauso wichtig wie die Art der Verstärkung.

Auch dieser Punkt wird durch ein psychologisches Laborexperiment gut veranschaulicht. Die Versuchskandidaten waren diesmal zwei hungrige Tauben. Die erste Taube entdeckte irgendwann, daß sie jedesmal nach Drücken eines Hebels eine Futtergabe erhielt. Einmal drücken, ein Korn. Das nennt man *fortwährende* Verstärkung.

Eine zweite Taube entdeckte zunächst das gleiche. Doch dann wurden die Regeln verändert. Statt 100prozentiger fortwährender Verstärkung erhielt die Taube das Futter nun nur gelegentlich. Manchmal bekam sie ein Korn, manchmal nicht. (Dies ist auch unter dem Begriff »Spielerplan« bekannt und läßt sich bei menschlichen »Tauben« an Spielautomaten gut beobachten.)

Um das Suchtverhalten zu testen, wurde plötzlich *beiden* Tauben *jegliches* Futter vorenthalten. Taube Nummer 1 hörte nach kurzer Zeit auf, den Hebel zu betätigen, und zeigte keine Anzeichen von Suchtverhalten. Doch Taube Nummer 2 betätigte den Hebel *weiterhin*, bis sie umfiel – in der ständigen Hoffnung, nach dem gewohnten intermittierenden Ablauf doch noch irgendwann mal ein Korn zu bekommen. Das ist konditioniertes Suchtverhalten.

Die Lektion der beiden Tauben ist überaus wichtig, denn sie erklärt, warum menschliche »Tauben« an einer Beziehung festhalten, von der sie schon längst nichts mehr zu erwarten haben. Ist man der Beziehung »verfallen«, weil die Belohnungen unregelmäßig und dann noch wenig oder gar nicht vorhersehbar erfolgen, kann man sich unter Umständen in einer gefährlichen Abhängigkeit von dem Partner befinden.

Hat sich auf der Basis eines intermittierenden Verstärkungsablaufs einmal eine Beziehungs-»Gewohnheit« gebildet – wie die Gewohnheit von Taube 2, ständig den Hebel zu betätigen –, wird es außerordentlich schwierig, den richtigen Zeitpunkt zu erkennen, diese Gewohnheit aufzugeben und die Beziehung zu beenden. Statt dessen wird man sich vielleicht, wie Taube 2, weiterhin in sinnlosen oder überflüssigen Anstrengungen verausgaben, aus der Beziehung doch noch etwas herauszuholen, bis zu dem Punkt, an dem man psychische und physische Schäden davonträgt.

Am aufschlußreichsten an der Geschichte der beiden Tauben ist wohl die Erkenntnis, daß sich Suchtverhalten sogar bei Lebewesen konditionieren läßt, die nicht über eine Hirnrinde verfügen – jene hoch entwickelte und komplexe Schalt- und Verbindungsstation des menschlichen Gehirns, die uns erlaubt, solche Vorstellungen wie Hoffnung, Glaube, Liebe, Überzeugung und so weiter zu entwickeln und zu verstehen. Daher ist das bei den Tauben beobachtete Suchtverhalten ausschließlich konditioniert – Reflexhandlungen

auf Grund von Stimuli, mit denen zu irgendeinem Zeitpunkt Verstärkung in Verbindung gebracht wurde.
Das bedeutet, das zumindest einige der psychisch gefährlichen menschlichen Interaktionen nicht unbedingt auf rationales Denken oder auf »Verliebtheit« zurückzuführen sind. Im Gegenteil, es könnte reine Konditionierung sein. Doch zum Glück läßt sich *erlerntes* Verhalten auch wieder *verlernen*.

Gefährliches Tanzvergnügen

Jede Beziehung ist eine *Verbindung* von Interaktionen, bei der das Verhalten beider Partner jeweils als Stimulus und als Verstärkung des Verhaltens des anderen dient. Aus diesem Grund sind Partner in der Lage, sich gegenseitig auf bestimmte Verhaltensweisen zu konditionieren. Die Art, in der diese Konditionierung erfolgt – welche Verstärkungen für welches spezielle Verhalten benutzt werden –, variiert von Paar zu Paar, von Beziehung zu Beziehung, und mag bewußt oder unbewußt ablaufen. Trotzdem werden ritualisierte Interaktionsmuster entwickelt – Gewohnheiten, wie man aufeinander reagiert und wie man bestimmte Reaktionen hervorruft.
Zum Beispiel wissen Menschen in engen Beziehungen genau, wie sie einander wütend machen oder aufbringen können; sie wissen, womit sie Frustration auslösen; sie können beim Partner bestimmte Verhaltensweisen identifizieren, die bei ihnen selbst Depression oder Pessimismus erzeugen; und sie können im allgemeinen Situationen beschreiben, die in ihnen (und/oder ihrem Partner) Gefühle von Hoffnungslosigkeit und Kontrollverlust hervorrufen.
Kurz gesagt, in einer Beziehung wissen beide Partner, wo die Schwachpunkte des anderen liegen, obwohl sie ihre Schläge nicht unbedingt bewußt austeilen müssen. Und beide wissen vermutlich auch, wie sie ihr ungesundes Ver-

halten abstellen könnten. Doch allzu oft kommt es trotzdem zu unsinnigem oder sogar selbstzerstörerischem Verhalten.

Die oben kurz dargestellten Beispiele aus der Verhaltenspsychologie mögen dazu beitragen, das eigene und das Verhalten des Partners in einer problematischen Beziehung unter neuen Gesichtspunkten zu betrachten. Kann man erst mal bewußt einige Schritte seines eigenen gefährlichen Tanzes beschreiben, hat man eine viel bessere Ausgangsposition, die Veränderung vergiftender Abläufe zu planen.

Das Grundprinzip zur Verhaltensänderung sieht folgendermaßen aus: Um gefährliches Verhalten zu ändern, muß die Verstärkung wegfallen; um gefährliches Verhalten durch ein gesunderes zu ersetzen, muß dieses benannt und fortwährend verstärkt werden.

Bevor wir uns den Heilungsmethoden näher zuwenden, müssen wir zunächst herausfinden, auf welche Weise sich psychische Gifte in einer Beziehung einnisten.

5
Das steinerne Herz

Linda steht im Schlafzimmer und schämt sich plötzlich für ihr absurdes Verhalten. Sie schnuppert doch tatsächlich an einem von Peters T-Shirts, will wissen, ob es nach Schweiß riecht, zum Beweis, daß er wirklich nach der Arbeit mit den Kollegen Basketball gespielt hat, wie er behauptet. Ihr Verdacht war entstanden, als er mit zweistündiger Verspätung nach Hause kam und bemerkenswert frisch und unverschwitzt wirkte, trotz seiner Geschichte von dem »anstrengenden, aber echt tollen Spiel«. In Wahrheit sucht sie nach einem Beweis dafür, daß er sie belogen hat.
Was mache ich hier eigentlich? fragt sich Linda ungläubig. Sie neigt eigentlich nicht übermäßig zu Eifersucht, trotz Peters Affären, und hat zuvor nie solche verstohlenen, in ihren Augen »unwürdigen« Nachforschungen angestellt.
Das ist ja schon krankhaft, denkt Linda. Ihr Verhalten ist ihr peinlich.
Linda mißtraut und verdächtigt nicht nur Peter in vieler Hinsicht, sondern zeigt auch merkliche Veränderungen ihrer Haltung anderen Menschen gegenüber, egal ob Männer oder Frauen. Gestern beim Lunch hat sie, statt ihrer Freundin zuzuhören, dauernd die anderen Frauen im Restaurant beobachtet und sich überlegt, welche wohl Affären mit verheirateten Männern haben. Und auf dem Nachhauseweg hat sie beim Halten an der Ampel Männer in anderen Autos inspiziert und sich gefragt, ob die wohl auch ihre Frauen betrügen.
Ich bin eine grauenhafte Zynikerin geworden, denkt Linda. *Ich kann mir nicht mehr vorstellen, daß es auch*

nur einen einzigen treuen Ehemann gibt. So war ich doch vorher nicht. Es ist einfach scheußlich, was diese ganze Sache mit mir macht.

Herzvergiftung durch Zynismus, Eifersucht, Mißtrauen und Negativität

Linda hat erkannt, wie sehr sich ihre Persönlichkeit zum Schlechten verändert, während sie versucht, das Ende von Peters Affären schweigend abzuwarten. Sie hat vermutlich nicht erkannt, wieviel Schaden sie ihrem Herzen und ihrem kardiovaskulären System in diesem Zusammenhang zufügen kann. Linda ist zerfressen von Zynismus, Negativität, Mißtrauen und Eifersucht – Emotionen, die bekanntermaßen Gift für das Herz sind. Kurz gesagt, Linda ist auf dem besten Wege, ein »steinernes Herz« zu bekommen.
Das Mißtrauen, die Eifersucht und der Zynismus zeigen sich auf verschiedene Art. Manchmal ist Linda in Peters Gegenwart schweigsam, abwesend und deprimiert. Sie reagiert uninteressiert und teilnahmslos auf seine sexuellen Annähungen, weil sie meint, sie seien nur auf seine Schuldgefühle zurückzuführen. Dann wieder macht sie beißende, verletzende Bemerkungen, die das emotionale Klima vergiften. Sie läßt ihn ihren Argwohn und ihr Mißtrauen deutlich spüren, will ganz genau wissen, wo er gewesen ist, und weidet sich daran, wie er »herumdruckst«, wie sie sagt. Doch ihre Wut äußert sich nur in Zynismus und Depression; nie spricht sie Peter direkt auf seine Untreue an.
Lindas Verhalten bietet Peter ironischerweise die perfekte Rationalisierungsmöglichkeit für seine Seitensprünge. Wenn Linda nicht mit ihm schlafen will, verteidigt sich Peter, »was bleibt einem Mann denn dann anderes übrig?« Außerdem, so argumentiert er, »wenn sie so verdammt deprimiert und *deprimierend* ist«, wäre es doch zumindest verständlich – wenn auch nicht gerade wünschenswert –,

daß er sich außerhalb der Ehe fröhlichere Gesellschaft sucht. Und da sie so »paranoid« und argwöhnisch jeden seiner Schritte beobachtet, kann er genausogut tatsächlich mit einer anderen Frau schlafen, da Linda es ihm sowieso vorwerfen würde, auch wenn er es nicht täte. Um seine Rationalisierungen zu untermauern und seine Untreue zu rechtfertigen, entwickelt Peter ein Gefühl selbstgerechter Abwehr und Feindseligkeit gegenüber seiner Frau. Ja, er ist sogar davon überzeugt, daß auch sie ihn betrügt.

Hin und wieder meldet sich sein Gewissen. Doch die meiste Zeit stellt er sich blind gegenüber der Tatsache, daß *seine* Untreue für Lindas Depression und Argwohn verantwortlich ist. Lindas Kälte und kaum verhüllte Feindseligkeit ihm gegenüber läßt Peter zynisch werden. Nach seinen verdrehten Moralvorstellungen wird Untreue plötzlich »verständlich«. Und er vertritt die zynische Ansicht, daß »richtige« Männer ihre Frauen sowieso früher oder später betrügen. Auf Grund seines eigenen Zynismus, seines Grolls und seiner Negativität ist auch Peter auf dem besten Wege, ein »steinernes Herz« zu bekommen.

Lindas Zynismus und Mißtrauen haben in Peter eine spiegelbildliche Reaktion hervorgerufen. Dieser Vorgang wird in der Psychologie als *Projektion* bezeichnet. Projektion ist ein Abwehrmechanismus, durch den sich das Individuum vor schmerzhafter Selbstkonfrontation schützt, indem es die eigenen Fehler oder Wünsche einem anderen Menschen zuschreibt. Die in einem selbst existierenden Gefühle werden auf andere *projiziert*.

Weitere Herzvergiftungen durch Dominanz und Kontrolle

Zusätzlich zu Zynismus und Negativität ist das Bedürfnis, andere Menschen zu beherrschen und alles zu kontrollieren, schädlich für Herz und Kreislauf. Darüber hinaus sind

auch die Opfer dieser Kontrolle gefährdet. Sich ständig manipuliert oder ausgebeutet zu fühlen, erzeugt giftige Emotionen wie Frustration und Feindseligkeit. Dan und sein herrischer Chef Hank sind ein gutes Beispiel dafür.
Hank hat auf Grund seiner Veranlagung das übermäßige Bedürfnis, andere Menschen zu beherrschen und stets Herr der Lage zu sein. Laut Dan ist Hanks Bedürfnis, andere zu kontrollieren und ständig seine dominante Position zu beweisen, im Laufe ihrer fünfundzwanzigjährigen Zusammenarbeit immer stärker geworden. Zum Teil läßt sich Hanks Bedürfnis, stets alle nach seiner Pfeife tanzen zu lassen, sicher aus der sprunghaften Ausweitung seines Geschäftes erklären und dem damit verbundenen Wissen, wieviel »auf dem Spiel« steht, wenn Entscheidungen über Geld, Angestellte oder die Darstellung in der Öffentlichkeit getroffen werden müssen. Und je mehr auf dem Spiel steht, desto stärker werden Hanks Beklemmungs- und Streßgefühle, die wiederum ein noch größeres Bedürfnis auslösen, Herr der Lage zu sein.
Mit der Zeit ist Hank zu einem »Kontrollfreak« geworden, wie Dan sich ausdrückt. Er erinnert sich an zahllose Situationen, in denen Hank seine Autorität mißbraucht und von Dan verlangt hat, abends oder am Wochenende zu Hause alles stehen- und liegenzulassen und sofort zu einer »Krisensitzung« im Büro zu erscheinen. In den meisten Fällen erwiesen sich diese sogenannten Notfälle als bloße Routineangelegenheiten, die genausogut bis zum nächsten Arbeitstag hätten warten können. Oder es war eine weitere Familienkrise, die Dan ausbügeln sollte, obwohl er nichts allein entscheiden kann, sondern für jeden Schritt Hanks Zustimmung braucht.
Hank nutzt jede Gelegenheit, Dans Autorität auf Gebieten zu untergraben, die einzig in Dans Aufgabenbereich gehören. Dan beschreibt zahllose entwürdigende Situationen, in denen seine Geschäftsstrategien oder von ihm delegierte

Aufgaben durch Hanks total entgegengesetzte Anweisungen sabotiert wurden. Bei solchen Gelegenheiten pflegte Hank den entsprechenden Mitarbeiter in sein Büro zu zitieren und willkürlich Dans Direktiven außer Kraft zu setzen. Da Hank meist vergaß, Dan von den neuen Anweisungen zu unterrichten, erfuhr er sie erst von seinen Untergebenen. Das rief in Dan nicht nur das beschämende Gefühl hervor, seine eigene Abteilung nicht richtig leiten zu können, sondern auch ein demütigendes Gefühl von Ohnmacht, da er sich fürchtete, Hank offen darauf anzusprechen.

Um psychisch die Oberhand zu behalten, zeigt Hank bemerkenswerte manipulative Fähigkeiten. Er erniedrigt Dan verbal, sowohl öffentlich bei Sitzungen der leitenden Angestellten und Vorstandssitzungen als auch privat. Da Hank darüber hinaus ein scharfer Beobachter ist und über einen beträchtlichen Intellekt verfügt, ist der Wahrheitsgehalt seiner Bemerkungen und Herabsetzungen immer gerade hoch genug, um Dan völlig zu entwaffnen, ihn sprachlos zu machen und seine Selbstachtung sinken zu lassen.

Trotz seiner passiven Haltung gegenüber der von Hank ausgeübten Kontrolle leidet Dan innerlich. Er haßt die Tatsache, daß sein aufwendiger Lebensstil (den Dans Frau nicht aufgeben möchte) von einem Einkommen abhängt, das er sich durch schweigendes Ertragen von Ausbeutung, Manipulation und dem von Hanks übermächtiger Persönlichkeit verursachten Streß verdienen muß.

Wie viele andere Unterdrückte benutzt Dan seine Familie, um seinerseits zum Unterdrücker zu werden. Er überträgt seine Feindseligkeit und Frustration und behandelt seine Frau und seinen Sohn genauso, wie Hank ihn behandelt – von übermäßigem Kontroll- und Dominanzverhalten bis zu ungerechtfertigter Kritik und Angriffen auf ihre Selbstachtung.

Ein Mensch wie Hank, der ständig alles unter Kontrolle haben muß und alle nach seiner Pfeife tanzen läßt, ist nicht der einzig Gefährdete. Das »Objekt« oder »Opfer« dieser Kontrolle – in diesem Fall Dan – ist eindeutig ebenso stark gefährdet. Der oder die Unterdrückte läuft nicht nur Gefahr, die übermäßige Kontrolle des Unterdrückers in anderen Situationen selbst auszuüben, sondern muß auch noch die Demütigungen psychischer Unterjochung ertragen. Es ist unerträglich, sich als Erwachsener von einem anderen Menschen das Recht aberkennen zu lassen, selbständig zu handeln und sogar eigene Fehler machen zu dürfen.

Wenn eine andere Person ständig versucht, Sie davon abzuhalten, wie ein unabhängiger Erwachsener zu handeln, entstehen intensive Gefühle von Ablehnung, Frustration und Feindseligkeit. Wenn diese andere Person Ihnen darüber hinaus jegliche Eigenverantwortlichkeit entzieht – oder sich übermäßig in Ihre Bereiche einmischt –, entsteht das Gefühl von Kontrollverlust. Ausgebeutet und manipuliert zu werden, führt schließlich zu dem Gefühl von Hilflosigkeit, wodurch die körperliche und geistige Gesundheit in Gefahr gerät.

Durch übermäßige Kontrolle verursachte Schäden

Nehmen wir zum Beispiel den Fall von Nancy und Sam. Vor dreizehn Jahren, als Nancy Mitte Dreißig war und sich gerade von ihrem ersten Mann scheiden ließ, lernte sie Sam kennen, einen erfolgreichen Anwalt für Wirtschaftsrecht. Sam schien jemand zu sein, der gern »alles in die Hand nimmt«, genau der Typ Mann, den sie jetzt brauchte und haben wollte. Sie war völlig ausgelaugt davon, alles in ihrem Leben selbst bestimmen zu müssen.

Das Zerbrechen ihrer Ehe hatte Nancy das Gefühl gegeben, allein, ängstlich und ausgebrannt zu sein. Als Sam ihr seine Hilfe anbot, war Nancy mehr als bereit, ihm zu erlauben, praktisch all ihre Entscheidungen zu treffen. Sam fand und mietete eine Wohnung für sie. Er sah sämtliche ihre Scheidung betreffenden Unterlagen und Schriftwechsel durch, beriet sie bei jedem Schritt, sehr zum Mißfallen ihres eigenen Anwalts. Sam veränderte sogar ihr Aussehen, kaufte ihr neue Kleider und teuren Schmuck, da er fand, sie habe nicht die der Gefährtin eines Mannes in *seiner* Position entsprechende Garderobe.

Als Sam und Nancy heirateten, war das Gleichgewicht der Kräfte total einseitig, und das blieb so während der ersten sieben Jahre ihrer Ehe. Nach und nach wurde Nancy, nun Anfang Vierzig, immer unzufriedener mit ihrem völligen Mangel an Verantwortung und Selbständigkeit. Sie versuchte sich einzureden, daß Sam als Alleinverdiener das Recht auf uneingeschränkte Kontrolle in ihrer Beziehung hatte (worin sie von Sam bestärkt wurde).

Doch Sam übte seine Kontrolle mit schwerer Hand aus. Er verlangte, daß Nancy ihm für jede Ausgabe, wie gering auch immer, Quittungen vorlegte. Als sie ein Kind bekamen, legte er fest, wie oft Nancy Hilfe im Haus brauchte, wieviel Zeit ihr ohne das Baby außer Haus »zustand«, wann und wohin Familienausflüge gemacht wurden und mit wem sie als Paar gesellschaftlichen Umgang pflegten.

Ursprünglich waren Nancy und Sam beide Anhänger der traditionellen Form der Ehe. Der Mann verdient das Geld und »hat die Hosen an«, trifft alle wichtigen Entscheidungen; die Frau ist Hausfrau und bereit, ihre Entscheidungen den seinen unterzuordnen. Doch Sams Bedürfnis, die Kontrolle über *alles* zu haben – über seine Frau, das Kind, die Haushaltshilfe und *sämtliche* Ausgaben –, übertrafen selbst die traditionellen Ehevorstellungen. Es galt als explizite Hausregel, daß Nancy *niemals* Sams Autorität in Frage stellte oder auch nur anderer Meinung war. Eine bedrükkende Situation!

Sam versuchte nicht nur, Kontrolle auszuüben, sondern kritisierte auch erbarmungslos. Hatte Nancy, was selten genug vorkam, einmal seine Anweisungen nicht exakt befolgt oder irgendeinen Fehler gemacht, warf er ihr vor, sie sei »unaufmerksam«, »gedankenlos« oder würde »ihre Pflichten vernachlässigen«.

Als Nancy zu mir in Behandlung kam, war sie depressiv. Nachdem sich während der Therapie die Kontrollstrukturen ihrer Ehe herausschälten, erklärte Nancy, sie habe gedacht, das sei die übliche Situation aller nicht berufstätigen Ehefrauen, und deswegen geglaubt, daß sie »nur gewisse Probleme hätte, die Dinge in den Griff zu kriegen«, eine Ansicht, die von Sam kräftig unterstützt wurde. Und als wir darüber sprachen, daß Sams übermäßiges Bedürfnis, sie (und alle anderen in seinem Leben) zu kontrollieren, nicht nur unangemessen, sondern auch schädlich für ihre und Sams Gesundheit war, kam Nancys aufgestaute Wut zum Vorschein. Sie erkannte, wieviel sie selbst zum jetzigen Stand der Dinge beigetragen hatte – durch ihre anfängliche Verstärkung, als Sam die gesamte Verantwortung für ihr Leben übernahm, und ihr späteres passives Hinnehmen des Status quo.

Nancys Entscheidung, eine Therapie zu beginnen (was in Wirklichkeit Sams Entscheidung war – er hatte mich sogar »gefunden« und ausgewählt), schien zunächst das Problem noch zu verschlimmern. Sam benutzte den Fakt, daß Nancy »depressiv genug war, eine Psychologin zu brauchen« und daher »geistig nicht gesund«, um seine Dominanzrolle noch zu festigen. Traurigerweise beugte sich Nancy Sams »überlegener Intelligenz und Urteilskraft« und meinte auch, sie sei zu gestört, um irgendeinen Teil ihres Lebens allein bewältigen zu können.

Ihrer Veranlagung und Herkunft nach war Nancy kaum durchsetzungsfähig, und sie litt unter mangelnder Selbstachtung. Zu Beginn der Therapie fühlte sie sich unfähig und absolut nicht bereit, Sam offen entgegenzutreten, um ihre Rechte als Erwachsene geltend zu machen. Woraufhin ihre

Frustration und ihr Groll noch zunahmen und sich ihre Depression verstärkte.

Nancy war wütend auf Sam, weil er sie psychisch auf die Stufe eines hilflosen Kindes herabgesetzt hatte. Da sie ihrer Wut nicht offen Ausdruck verleihen konnte oder wollte, agierte sie ihren Ärger in passiv-aggressiver Weise aus, was Sam in seiner sowieso schon übermäßig feindseligen Haltung weiter bestärkte. So entzog sie sich Sam sexuell völlig. Durch das Entziehen ihres Körpers übte sie das letzte bißchen Kontrolle aus, das ihr noch geblieben war. Sie verschwendete Unmengen von Geld, sogar weit über die tatsächlichen Verhältnisse des Paares hinaus, und begann, die Quittungen zu »verlieren« und zu »vergessen«, die Schecks einzutragen. Nancys Vorgehen, zusammen mit Sams sexueller Frustration, verstärkte seine Wut, wodurch der Kampf um Kontrolle und Dominanz in ihrer Beziehung noch verbissener wurde.

Am Fall von Nancy und Sam läßt sich deutlich ablesen, daß sich in einer giftigen Beziehung das Ausüben unrealistischer, übertriebener und ungerechtfertigter Kontrolle eines Partners über den anderen negativ auf beide Partner auswirkt. Zusätzlich zu ihrer klinischen Depression litt Nancy an Migräne, hohem Blutdruck und ständigen Erkältungen. Außerdem zeigten zwei Krebsabstriche innerhalb von achtzehn Monaten beunruhigende Ergebnisse, die einen ambulanten Eingriff erforderlich machten.

Sam war laut Aussage seines Arztes eine »lebende Zeitbombe«. Mit seinen überhöhten Cholesterinwerten, seinem Bluthochdruck und den 30 Pfund Übergewicht steuerte er, so sein Arzt, direkt auf einen Herzinfarkt zu. Natürlich erhöhte sich Sams Gefährdung noch durch seine überkontrollierende, feindselige Persönlichkeit.

Herzvergiftung durch Selbstverachtung und Selbsthaß

Gegen die eigene Person gerichtete Aggression und Selbsthaß gehören zu den gefährlichsten und lähmendsten Formen von Feindseligkeit. Sie können die gleichen Herz- und Kreislaufprobleme hervorrufen wie die gegen andere Menschen gerichtete Aggression. Da sie darüber hinaus auch noch die Selbstachtung angreifen, erzeugen sie Depressionen, Negativität und Pessimismus – die Vorboten eines Zusammenbruchs des Immunsystems.

In der Therapie lernte Nancy, daß ihr »steinernes Herz« die Folge ihrer intensiven, gegen sich selbst gerichteten Wut war. Tatsächlich entsteht Depression häufig aus verinnerlichter Wut. In diesem Sinne war Nancy die Gefangene einer ausdauernden Belagerung ihrer Selbstachtung.

Nancys Selbstachtung war insgesamt eher schwach, und das bereits, als sie Sam kennenlernte. Im großen und ganzen war das auch der Grund, warum sie ihrem eigenen Urteil nicht traute und bereitwillig jegliche Kontrolle abgab. Doch im Laufe der Jahre und unter dem Druck von Sams unablässiger Kritik und ungerechtfertigten Herabsetzungen ging Nancys Selbstachtung endgültig verloren.

Nach innen gerichtete Aggression wirkt sich häufig auch auf den Partner aus. In Nancys Fall waren ihre körperliche Verweigerung, ihre verschwenderischen Geldausgaben und das »Vergessen« der Quittungen passiv-aggressive Vergeltungsschläge gegen Sams übermäßige Kontrolle.

Und so schadet das »steinerne Herz«, das die Wut gegen sich selbst richtet, letztlich auch dem Partner.

6
Der Wutkreislauf

In einer Liebesbeziehung mit Wut fertigzuwerden, ist nicht einfach.
Einerseits weiß man, daß zwischen dem Unterdrücken von Wut und anderen negativen Gefühlen – manchmal auch Emotionsunterdrückung genannt – und Krebserkrankungen ein Zusammenhang besteht. Andererseits bedroht zu häufig hervorgerufene und ausagierte Wut – besonders in destruktiver Form – die Lebensfähigkeit der Beziehung und gefährdet die psychische und physische Gesundheit beider Partner.
Es ist kaum vorstellbar, daß zwei gesunde, selbständige Erwachsene, die in enger Beziehung zueinander stehen, *nicht* von Zeit zu Zeit wütend aufeinander werden. Nähe und wechselseitige Abhängigkeit führen unweigerlich dazu, daß man dem anderen gelegentlich auf die Zehen tritt.
Ein Paar, das jeden Konflikt vermeidet, zeigt einen beunruhigenden Mangel an Vertrauen, da einer oder beide Partner offenbar befürchten, die Beziehung könnte an offen zutage tretenden Aggressionen zerbrechen. Darüber hinaus laufen konfliktscheue Partner nicht nur Gefahr, ihre Gesundheit durch unterdrückte Emotionen zu gefährden, sondern nehmen sich auch die Möglichkeit, ihre Nähe zueinander zu festigen, da eine gelegentliche konstruktive Auseinandersetzung oftmals Dinge ans Tageslicht bringt, die für eine effektive Problembewältigung von großer Wichtigkeit sein können.

Hilfreiche und schädliche Auseinandersetzungsformen

Wenn Paare gelegentlich Streit bekommen und ihrer Wut Ausdruck verleihen – vorausgesetzt, es kommt dabei nicht zu körperlicher Gewalt –, muß das nicht heißen, daß ihre Beziehung in Gefahr ist. In der Tat unterscheidet sich eine gesunde, funktionierende Partnerschaft von einer ungesunden, dysfunktionalen nicht durch das Fehlen von Konflikten, sondern durch die *Art*, in der diese Konflikte ausgetragen werden. In einer funktionierenden Partnerschaft ist die Art der Auseinandersetzungen *konstruktiv* für den Fortbestand der Beziehung; in einer nicht funktionierenden Partnerschaft wird auf *destruktive* Weise gestritten und so alles Verbindende allmählich zerstört.

Bei einer *konstruktiven Auseinandersetzung* verstärkt sich der Informationsaustausch. Die grundlegende Stabilität, Haltbarkeit oder Liebe in einer Beziehung werden dabei nicht in Frage gestellt. Beide Partner zeigen die Bereitschaft, den Konflikt gemeinsam in Angriff zu nehmen und zu lösen, um einander besser zu verstehen und in Zukunft Konflikte über gleiche oder ähnliche Probleme zu vermeiden. Eine konstruktive Auseinandersetzung sollte offen, flexibel, freundlich und ohne Zwang verlaufen.

Im Gegensatz dazu wird bei einer *destruktiven Auseinandersetzung* der Informationsaustausch durch negative Kommunikationstaktiken wie »das große Schweigen« oder die »Ich will nicht darüber reden«-Haltung vermindert. Die Stabilität, Haltbarkeit und Liebe in der Beziehung wird in Frage gestellt und angezweifelt. Bei einem Ehestreit wird vielleicht eine Scheidung oder Trennung erwähnt, vorgeschlagen oder angedroht. Mindestens einer der Partner zeigt keine Bereitschaft, den Anlaß der Wut oder des Konflikts in Angriff zu nehmen, und beschneidet so alle Möglichkeiten einer Konfliktlösung. Als Folge davon wird es über die gleichen oder ähnliche Dinge immer wieder zum Streit kom-

men. Schließlich werden Drohungen, Zwang, verbale Angriffe und Beleidigungen eingesetzt und/oder tatsächlich körperliche Gewalt angewendet.
Um zu erfahren, ob man Konflikte konstruktiv oder destruktiv angeht, muß man sich nur fragen, ob ständig über die *gleichen* Dinge gestritten wird. Wenn ja, sind die Auseinandersetzungen vermutlich destruktiv, da es zu keiner Lösung gekommen ist. Kann man aber mit Bestimmtheit sagen, daß das *nicht* der Fall ist, geht man höchstwahrscheinlich konstruktiv mit seinen Konflikten um.
Destruktive Auseinandersetzungen erzeugen einen *Wutkreislauf* – einen Zyklus gegenseitiger Provokation und Reaktion, der irgendwann zu einer gewaltigen Explosion von Feindseligkeit führen kann. Verletzende verbale Angriffe stehen normalerweise in engem Zusammenhang mit Wutausbrüchen, die den Boden für weitere Aggressionen bereiten. In manchen Partnerschaften wird der fortgesetzte Zyklus destruktiver Auseinandersetzungen so strapaziös und belastend, daß es zu einer entweder einseitigen oder beidseitigen Konfliktvermeidung kommt. Was wiederum die Basis für Nähe und Intimität untergräbt, da konstruktive Kommunikation vermindert und Selbstoffenbarung blokkiert wird.
Gerät die Beziehung durch fortgesetzte – entweder offen gezeigte oder verdeckt erlebte – Feindseligkeit in Schwierigkeiten, wird es beiden Partnern schwerfallen, den Grund oder die Bewältigungsmöglichkeit des Problems objektiv zu betrachten. Feindseligkeit zerstört die Fähigkeit zu rationalem Denken oder Verhalten, da sie uns in die Defensive drängt. Hat man erst einmal seine psychische Rüstung angelegt, fällt es schwer, sich durch das Visier ein klares Bild zu verschaffen.
Die folgenden Beispiele für Gründe und Entstehen des Wutkreislaufs anderer Paare sollen dazu beitragen, eigene Probleme weniger defensiv zu betrachten.

»Werd' doch wenigstens wütend, damit ich weiß, daß dir noch was an mir liegt«

Bob ist stolz auf seine neuentdeckte Selbstdisziplin. Der 52jährige steht jeden Morgen um sechs Uhr auf, macht ein paar Liegestütze und Aufsetzübungen, bevor er sein cholesterinarmes, fettarmes, kalorienarmes Frühstück zu sich nimmt und dann seine acht Kilometer läuft. Jeden Tag um fünf verläßt er das Büro, um noch ein paar Stunden im Fitneßcenter zu verbringen. Am Wochenende erlaubt er sich, bis sieben zu schlafen, bevor er die gleiche Morgenroutine durchläuft und nachmittags mit Freunden mehrere Runden Tennis spielt. Das geht nun seit zehn Monaten so.

Von allen Seiten wird Bob gesagt, wie gut er aussieht, doch emotional fühlt er sich unwohl. Die meiste Zeit über hat er Angst. Noch öfter verspürt er eine tiefe Depression, die er sich kaum erklären kann. Am schlimmsten aber ist, daß sich sein Arzt, trotz all der Bemühungen um genügend Bewegung und gesunde Ernährung, immer noch Sorgen um Bobs »an der Grenze« liegende Cholesterinwerte und den hohen Blutdruck macht.

Bob ist sich allerdings nicht bewußt, daß seine Bemühungen um ein gesundes Leben in den letzten Monaten mehr zur Besessenheit als zum Vergnügen geworden sind und er sich fast ausschließlich mit sich selbst beschäftigt. Er hat sich emotional und sexuell von seiner Frau Fran zurückgezogen, mit der er seit fünfundzwanzig Jahren verheiratet ist. Bob versteht diesen Rückzug nicht so ganz, außer daß er nach all seiner sportlichen Betätigung kaum mehr Energie für sie aufbringen kann.

In Wahrheit macht sich Bob nicht allzuviel Gedanken um seine Ehe. Er glaubt, daß sein Sport und sein Diätprogramm wichtiger sind und daß Fran sich schon irgendwann »einkriegt« und Verständnis dafür haben wird.

Fran wiederum ist tief verstört und wütend über Bobs Verhalten. Bisher deutet nichts darauf hin, daß sie den »neuen

Bob« akzeptiert, und sie macht auch kein Geheimnis aus ihrem Unglücklichsein.
Eines Samstags kommt Bob von seinem Morgenlauf zurück und merkt, daß Fran vor Wut kocht. Sie gibt vor, die Küche zu putzen, knallt mit den Töpfen rum, schleudert das Wischtuch schließlich in den Ausguß und dreht sich zu Bob um.
»Jetzt hast du vermutlich noch nicht mal mehr genug Energie übrig, um mit mir zu reden. Was ist mit den Spaziergängen, die wir früher zusammen gemacht haben? Dabei konnten wir wenigstens miteinander reden. Und heute nachmittag verschwindest du wohl wieder zu deinem geheiligten Tennisspiel, was?«
»Also wirklich, Fran, ich habe keine Lust, mit dir darüber zu streiten. Du weißt, daß Joggen für mich besser ist als ein Spaziergang. Ich verstehe nicht, warum du so wütend auf mich bist, wo ich doch nur versuche, besser auf meine Gesundheit zu achten. Wenn du mich wirklich liebtest, würdest du mich unterstützen.«
Diese Art, sich zu verteidigen, macht Fran nur noch wütender. »Ich würde meinen, wenn *du mich* wirklich liebtest, würdest du zumindest *ein wenig* deiner kostbaren Zeit mit mir verbringen wollen. Mich vielleicht sogar manchmal berühren wollen ... oder ist Sex mit einer alten Frau für dich nicht mehr sportlich genug?«
»Ach Fran«, seufzt Bob und geht aus der Küche, »hör auf damit ... und laß mich in Ruhe.«
Fran setzt sich an den Küchentisch und weint. Sie macht sich Vorwürfe, weil sie schon wieder die Beherrschung verloren hat, aber sie fühlt sich einsam und frustriert. Nichts, was sie sagt oder tut, scheint bei ihm irgendeine Reaktion hervorzurufen. *Wenn er mich doch wenigstens anschreien oder richtig wütend auf mich würde, dann wüßte ich zumindest, daß ihm noch was an mir liegt*, denkt sie.
An diesem Abend gehen Bob und Fran zusammen mit einem anderen Paar aus. Wie üblich, zeigt sich Bob von seiner

charmantesten, lebhaftesten Seite, und Fran ist freundlich und aufgeschlossen. Doch kaum sitzen sie im Auto, um nach Hause zu fahren, kapselt Bob sich wieder ab.
»Warum redest du nicht mit mir, wenn wir allein sind?« fragt Fran anklagend. »Du redest mit allen anderen, aber mit mir zusammen schweigst du dich aus.«
»Was willst du eigentlich von mir?« knurrt Bob. »Ich gehe mit dir und deinen Freunden aus – Leute, die ich noch nicht einmal mag – und bemühe mich, freundlich zu sein. Und jetzt machst du mich dafür fertig. Wie man's macht, ist es falsch.« Der Rest der Fahrt verläuft schweigend.
Später sieht Fran im Bett fern und beobachtet dabei gleichzeitig Bob, der seine abendlichen 30 Minuten auf dem Hometrainer absolviert.
»Kein Wunder, daß wir nie mehr miteinander schlafen«, keift sie ihn an. »Du verbrauchst ja jedes kleinste bißchen Energie mit deinen dusseligen Turnübungen. Oder vielleicht holst du dir den Sex ja auch woanders.«
»Hör zu, Fran«, antwortet Bob, »ich laß mich mit dir auf keinen Streit ein, bei dem mein Blutdruck außer Kontrolle geraten könnte. Wenn du unbedingt streiten willst, dann streite mit dir selbst. Ich gehe schlafen.«
Mit jedem Tag bekommt der Wutkreislauf zwischen Fran und Bob neue Nahrung, wird mit den gleichen Argumenten gefüttert, der schwelenden Frustration und Feindseligkeit und der Unfähigkeit beider, ihre Reaktionen lange genug unter Kontrolle zu halten, um ihren Problemen auf den Grund zu gehen.
Als Bob und Fran schließlich zur Therapie kamen, standen sie kurz davor, sich zu trennen. Sie hielt die Zurückweisung und Isolation nicht länger aus, und er nicht die Kritik und die Feindseligkeit. Sie hatten gelernt, beim anderen genau den empfindlichsten Punkt zu treffen und das negative Verhalten des anderen zu verstärken.
Je mehr Bob seine Aufmerksamkeit und Energie auf seine

zwanghaften sportlichen Betätigungen und Gesundheitsbemühungen konzentrierte, desto weniger Zeit und Energie hatte er für Fran übrig. Natürlich wurden ihre Verletztheit und ihre Wut durch seinen Rückzug und seine Gesundheitsbesessenheit verstärkt. Infolgedessen wurden Frans verbale Angriffe noch schärfer und schließlich gemein. Sie sah keine andere Möglichkeit, mit dem überwältigenden Gefühl von Zurückweisung und Entfremdung fertig zu werden, denn schließlich liebte sie ihren Mann nach wie vor. Als Bob sich mehr und mehr von ihr zurückzog, wurde sie immer stärker von der Vorstellung besessen, die emotionale Verbindung zwischen ihnen wieder herstellen zu müssen, und wenn schon nicht durch Zuneigung, dann wenigstens durch Druck.

Doch Frans Feindseligkeit trug nur dazu bei, Bobs Vermeidungsverhalten zu bestärken. Er begründete es damit, daß seine Gesundheit leiden würde, wenn er sich »in einen Streit verwickeln« ließe. Und sein mangelndes sexuelles Interesse führte er auf ihre Aggressivität zurück, die ihm jegliche »Lust nehmen« würde.

Während der Therapie gelang es Bob und Fran schließlich, den destruktiven Kreislauf zu durchbrechen, der beinahe ihre lange, und bis vor kurzem glückliche Ehe zerstört hätte. Mit der Zeit verstand Bob, daß seine Gesundheitsbesessenheit nur eine defensive Form war, sich mit dem Tod auseinanderzusetzen. Bobs Vater und Großvater waren beide mit Mitte Fünfzig an Herzversagen gestorben; sein Vater sogar während des Geschlechtsverkehrs mit Bobs Mutter. Bobs vordringlichste Erinnerungen an die Ehe seiner Eltern waren die in höchster Lautstärke ausgetragenen Streitereien, ausgelöst durch die Provokationen seiner Mutter und den Jähzorn seines Vaters.

Durch Bobs Offenbarungen und Erkenntnisse war Fran in der Lage, in ihrer Abwehrhaltung ein wenig nachzulassen und sein Verhalten nicht nur auf sich zu beziehen.

»Das hatte also nichts damit zu tun, daß du dich von mir zurückziehen wolltest«, meinte sie während einer besonders wichtigen Sitzung nachdenklich. »Du hast versucht, nicht sterben zu müssen. Und ich war so verletzt und wütend, fühlte mich so alt, unattraktiv und nutzlos für dich, daß ich dir nicht gerade eine große Hilfe war.«

Bob gab zu, daß sein sexuelles Zurückweichen vor Fran mit der schmerzlichen Erinnerung an den Tod seines Vaters zusammenhing.

»Ich mußte erst erkennen, daß ich weder die Herzschwäche noch das Temperament meines Vaters habe. Ich muß keine Angst haben vor Sex ... das sagt selbst mein Arzt. Aber es fällt mir schwer, Fran. Ich brauche deine Hilfe und dein Verständnis, um über diese Ängste hinwegzukommen.«

Bob und Fran lernten neue Techniken zur besseren Konfliktbewältigung. Ich erklärte Bob, daß unterdrückte Wut seiner Gesundheit auf Dauer vermutlich mehr schadet als die möglichen Auswirkungen eines kurzen, aber offen ausagierten Wutanfalls. Durch das Erlernen der Regeln für konstruktive Auseinandersetzungen waren Bob und Fran in der Lage, sich zu einigen, wieviel Zeit sie gemeinsam und wieviel sie getrennt verbringen wollten.

Sie verstanden nun auch, wie sehr ihre drei Kinder dazu beigetragen hatten, die Wut jahrelang unter Kontrolle zu halten, denn beide vertraten die Ansicht, daß Kinder unter den Streitigkeiten ihrer Eltern nicht leiden sollten. Nachdem die Kinder erwachsen und aus dem Haus waren, hatten sich Bob und Fran seltsam entblößt gefühlt, verletzlich für die plötzlichen Explosionen aufgestauten Ärgers und unfähig, die zum Schutz der Kinder entwickelten Regeln auf sich selbst zu übertragen. Und so hatte Bob sich zurückgezogen und war jedem Streit ausgewichen, während Fran sichtbar vor Wut kochte und immer kritischer und feindseliger wurde.

Die Geschichte von Bob und Fran zeigt, daß selbst langwäh-

rende Beziehungen, die Jahre relativer Ruhe erlebt haben, von einer zyklischen Feindseligkeit erfaßt werden können. Und sie zeigt ebenfalls, in welchem Maße tiefverwurzelte persönliche Ängste – seine vor einem vorzeitigen Tod; ihre vor Alter, Unattraktivität und »Unsichtbarkeit« – ein Verhalten hervorrufen kann, das im Kontext der Beziehung völlig neue Bedeutungen annimmt.
Bobs und Frans Geschichte führt uns deutlich vor Augen, wie wichtig es ist, der Beziehung die gleiche Aufmerksamkeit zu schenken wie dem eigenen Cholesterinspiegel, Blutdruck und sportlichen Betätigungen, wenn man bei guter Gesundheit bleiben will.

»Und weißt du noch, als du damals gesagt hast ...?«

Diane und Richard waren seit zwei Jahren verheiratet, als Diane mich auf Anraten ihres Arztes aufsuchte. Die 32jährige Diane litt an rheumatischer Arthritis und hatte bereits zwei Knieoperationen hinter sich.
Auf Grund ihrer Krankheit war Diane volle Arbeitsunfähigkeit bescheinigt worden. Auch ihre Hausarbeit konnte sie kaum noch bewältigen, was ihr Gefühl, durch ihre physische Beeinträchtigung als Ehefrau versagt zu haben, noch verstärkte. Erschwerend kam hinzu, daß der Verlust ihres Einkommens Richard unter Druck setzte, denn nun mußte er nicht nur für die gesamten Ausgaben des Paares aufkommen, sondern auch für jenen Teil der hohen Arzt- und Medikamentenrechnungen, den die Versicherung nicht übernahm.
Zu Beginn unserer Sitzungen schlug ich Diane vor, sie solle sich ihre Rheumaanfälle als Phasen vorstellen, in denen ihr Immunsystem so stark überreagiert, daß es sich gegen sich selbst wendet und im wahrsten Sinne des Wortes ihre Gelenke angreift. Ich erklärte ihr, daß die Persönlichkeit der von dieser Krankheit betroffenenen Menschen oftmals

überreaktive emotionale Parallelen aufzeigt, wie sie bei Angstzuständen, starker Frustration, Streß und Wutausbrüchen zu finden sind.

Diane konnte sich mit dieser Vorstellung sofort identifizieren und begann, die emotionalen Spannungen in ihrer Ehe zu schildern. Fast augenblicklich wurde klar, daß sie auf einem gefährlich brodelnden Vulkan von Feindseligkeit und Aggression saß, der sich nicht nur gegen Richard, sondern auch gegen ihre Familie und Freunde richtete. Da ihr Zorn nur periodisch hervorbrach, wurde sie zusätzlich von Schuldgefühlen und Selbstverachtung geplagt, weil »ich zu Leuten, die ich liebe und die mich mögen, so häßlich bin«.

Auf Grund ihres hohen Schmerz- und Frustrationslevels konnte Dianes Wut durch tausend verschiedene Dinge, wichtige wie völlig unwichtige, ausgelöst werden, besonders aber durch alles, was Richard tat oder sagte und was sich auch nur entfernt nach Kritik anhörte.

Unglücklicherweise hatten sich Dianes explosive Wutausbrüche in der Vergangenheit oftmals an den hochdosierten Steroiden entzündet, die sie gegen ihre Arthritis nehmen mußte. Bei relativ hoher Dosierung können Steroide dramatische Stimmungsveränderungen hervorrufen, unter anderem übermäßige Reizbarkeit und extreme Erregung. Diane gab zu, daß sie Richard in dieser Verfassung Dinge gesagt hatte, die »unter der Gürtellinie lagen, grausam und schrecklich waren«. Sie befürchtete, daß er ihr diese Dinge nie vergessen und verzeihen würde.

Da eine Ehetherapie dringend erforderlich schien, nahm nun auch Richard an den Sitzungen teil. Dabei stellte sich heraus, daß sie sich beide in einem Wutkreislauf befanden, der schon vor langer Zeit begonnen hatte, noch vor Ausbruch von Dianes Krankheit, ja sogar schon vor ihrer Hochzeit. Von den fünf Jahren, die sie vor der Eheschließung bereits zusammen waren, hatte es während der letzten drei,

wie sie übereinstimmend feststellten, ständig Kabbeleien und einige massive Auseinandersetzungen gegeben.
Gründe für diese Streitigkeiten waren einerseits so relativ unwichtige Dinge wie Dianes permanentes Zuspätkommen oder die Entscheidung, wo man den Abend verbringen sollte, aber andererseits auch Grundsätzliches, wobei stets Eifersucht, Mißtrauen und der Vorwurf der Untreue ins Spiel kamen.
Offenbar hatte Richard Diane gebeten, ihn zu heiraten, um diese Streitereien zu beenden. Obwohl sie einwilligte, tat die Verlobung wenig dazu, den Zyklus ihrer stürmischen Auseinandersetzungen zu unterbrechen oder aus dem Kreislauf der stetig anwachsenden gegenseitigen Feindseligkeit auszubrechen.
Weder Diane noch Richard konnten Konflikte konstruktiv lösen. Keiner der strittigen Punkte wurde je zufriedenstellend geklärt, weder vor noch nach der Heirat. Beide hatten ein bemerkenswertes Gedächtnis und alle Streitpunkte gespeichert, nur um sie, manchmal Jahre später, in einem erneuten Streit wieder anzubringen. So wurden unweigerlich bei jeder Auseinandersetzung alte, ungelöste Probleme wieder aufgerollt. Eine Erwähnung des »alten Streits« löste, wie nicht anders zu erwarten, defensive, wütende Reaktionen aus, die es ihnen wiederum unmöglich machten, sich auf die jetzige Auseinandersetzung zu konzentrieren und zu einer Lösung zu kommen.
Zudem stand das Paar verständlicherweise unter starkem Streß, mit dem weder Diane noch Richard sehr gut umgehen konnten. Diane war zutiefst frustriert und wütend über die »Ungerechtigkeit« ihrer Krankheit, der Schmerzen, Arbeitsunfähigkeit und Verunstaltung, die sie erlitt. Richard hatte das Gefühl, nun »mit der Arthritis verheiratet zu sein, statt mit Diane«, und empfand sich gleichzeitig als unzulänglich, weil er nicht in der Lage war, die Krankheit zu kurieren. Während einiger ihrer durch die Steroide ausgelösten Wut-

ausbrüche warf Diane Richard sogar vor, der Grund für ihre Krankheit zu sein, denn »du machst mich so wütend, daß es mich krank gemacht hat«. Was wiederum bei Richard Ablehnung, Schuldgefühle und Depression hervorrief.
Glücklicherweise sprachen beide in der Therapie offen über ihre Probleme und waren hochmotiviert, ihre Beziehung zu verbessern. Und beide fühlten, daß sie die ständigen Auseinandersetzungen und die intensive Feindseligkeit nicht mehr ertragen konnten. Daher beschlossen sie nach ihrer ersten Therapiesitzung, »Streit um jeden Preis zu vermeiden«.
Doch ihr Beschluß war zu weit gefaßt, denn sie legten darin auch fest, daß »ein weiterer Streit« die Scheidung bedeutete. Das war natürlich ein völlig falscher Ansatz, und ich machte ihnen klar, wie unrealistisch und destruktiv eine solche Konfliktvermeidungsstrategie war.
Diane und Richard brauchten Streit nicht um jeden Preis zu vermeiden, sondern sie mußten lernen, sich in fairer, konstruktiver und effektiver Form auseinanderzusetzen. Mit der Zeit würde die Häufigkeit und Intensität ihrer Auseinandersetzungen nachlassen, weil alte Streitpunkte endlich gelöst waren.
Am meisten Probleme machte ihnen, *warum* sie ständig Streit bekamen und sich derart gemein beschimpften, da sie beide einräumten, einander nach wie vor zu lieben. In der Therapie lernten sie, daß ihre Leidenschaft füreinander ursprünglich in Sexualität, Beweise gegenseitiger Zuneigung und positive Gefühle umgeleitet worden war; doch mit der Zeit hatte sich die Leidenschaft in starke Feindseligkeit und Aggression verwandelt oder war dazu pervertiert.
Während einer besonders wichtigen Sitzung erklärte ich Diane und Richard die Funktion, die ihre Feindseligkeit in der Beziehung hatte. Sie schützte sie davor, sich dem anderen gegenüber verletzlich zu fühlen. »Wenn Sie bereits die Fäuste oben haben und zum ersten Schlag ansetzen, ist es unmöglich, die emotionale Deckung aufzugeben und sich

dem Partner verletzlich zu zeigen.« Das bestätigten beide. Sie räumten ein, die über die Jahre ausgeteilten Schläge wären so zermürbend gewesen, daß sie nun zuviel Angst hatten, dem anderen zu trauen und ihm ihre Verletzlichkeit zu zeigen. Sie erkannten, daß sie Wut fälschlich als Deckung benutzten.

Diane und Robert haben entscheidende Fortschritte gemacht. Sie haben bessere Formen der Konfliktbewältigung gelernt und größeres Verständnis füreinander entwickelt, wodurch schließlich einige der alten Streitpunkte beseitigt werden konnten. Beide versuchen bewußt, ihre emotionale Deckung aufzugeben und sich verletzlich zu zeigen, um damit ihre positiven Gefühle füreinander erneut anzufachen. Und da sie ihre Eheprobleme besser bewältigen, haben schließlich auch Dianes Rheumaanfälle nachgelassen.

Der Machtkampf

Verärgerung und Wut nehmen in einer vergifteten Beziehung oft die Form eines Machtkampfes an – die Beziehung besteht nur noch aus dem zwanghaften Drang beider Partner, sich gegenseitig zu beherrschen und zu kontrollieren.

In Liebesbeziehungen liegt dem oftmals eine Ambivalenz gegenüber dem anderen Geschlecht zugrunde, die aus übermäßigem Dominanzverhalten des gegengeschlechtlichen Elternteils herrühren kann. Daher fühlt sich ein Mann, der eine dominierend-liebevolle Mutter hatte, oft zu Frauen hingezogen, die er als ebenso stark wie die Mutter wahrnimmt. Gleichzeitig fürchtet er sich vor ihrer Kontrolle und hat Angst, sie könnte ihm seine Unabhängigkeit nehmen.

Das gleiche gilt für die Familiendynamik der Frau. Im allgemeinen wird sie einen liebevollen, aber dominierenden Vater gehabt haben. Sie hat wahrscheinlich miterlebt, daß die

Mutter die dominante Rolle des Vaters passiv hinnahm, wobei diese Unterordnung weder die Zustimmung noch den Respekt der Tochter fand.

Als Erwachsene fühlt sich eine solche Frau oft zu Männern hingezogen, die sich wie ihr Vater verhalten. Ja, sie wählt unbewußt möglicherweise sogar einen Mann, der, wie sie, gegen die Stärke des Partners ankämpfen muß, weil er befürchtet, sonst die Unabhängigkeit zu verlieren. Eine solche Frau empfindet einem dominanten Mann gegenüber also gleichzeitig Anziehung und Ablehnung. Sie verlangt nach seiner Stärke, befürchtet aber, eine passive, unterwürfige, abhängige Frau zu werden wie ihre Mutter.

Aus solchen Familienstrukturen kamen auch Ben und Christie. Als sie sich kennenlernten, fühlten sie sich magnetisch zueinander hingezogen. Als sie dann zusammen waren, durchlebten sie Perioden intensiver Anziehung, die sich mit Zeiten ebenso intensiver Ablehnung und Aggressivität abwechselten. Ben und Christie waren in einen Machtkampf verstrickt, der sehr schnell gesundheitsgefährdende Formen annahm.

Die 40jährige Christie sah in Ben ihre letzte Chance, Mutter zu werden. Ben, ein paar Jahre jünger, wollte ebenfalls Kinder. Hauptsächlich aus diesem Grund bat er sie schon bald nach ihrer ersten Begegnung, ihn zu heiraten. Noch immer bis über beide Ohren verliebt, stimmte Christie freudig zu. Hier war ihre Chance für Ehe und Mutterschaft, und das mit einem Mann, der »stark genug« war, sich intellektuell und charakterlich mit ihr zu messen. Doch als sie zusammenzogen, begannen die Probleme.

Zunächst fochten sie reine Gebietskämpfe aus. Sie konnten sich über nichts einigen: Wessen Möbel in welchem Raum stehen und wie die Möbel gestellt werden sollten, wer auf welcher Seite des Bettes schlafen und wer welche Seite des Badezimmerschrankes benutzen sollte. Schon diese ersten Streitigkeiten eskalierten schnell zu ernsthafteren Auseinandersetzungen über die generelle Kontrolle und Dominanz in der Beziehung.

Bald kreiste der Machtkampf um die zwei schwierigsten und explosivsten Dinge in einer Liebesbeziehung: Geld und Sexualität. Sie stritten darüber, wer für was bezahlen sollte, wie das Geld nach der Heirat verwaltet werden würde und ob derjenige, der mehr Geld verdiente (in diesem Fall Ben), mehr darüber zu sagen haben würde, wann und wie sie das Geld ausgaben. Wieder konnten sie sich auf nichts einigen und waren, wie schon bei den Gebietskämpfen, beide zu keinerlei Zugeständnissen bereit.

Der Streit weitete sich unvermeidlich bis ins Schlafzimmer aus. Sie stritten darüber, wann sie miteinander schlafen sollten, wie oft, in welcher Position, wer die Sache in Gang setzen sollte und welche Art Vorspiel die beste wäre. Obwohl sie sich nach diesen Auseinandersetzungen leidenschaftlich liebten, wurde auch ihre sexuelle Beziehung nach und nach zu einem weiteren Schauplatz ihrer Dominanzkämpfe.

Christie warf Ben vor, mit anderen Frauen zu flirten. Obwohl er das vehement abstritt, flirtete er auf der nächsten Party vor Christies Augen auf Teufel komm raus. Ben meinte, er sei über Christies Gewichtszunahme beunruhigt, woraufhin sie in seinem Beisein trotzig große Portionen Eis verzehrte. Als Reaktion darauf kündete Ben an, er würde nicht mehr mit ihr schlafen, bis sie zehn Pfund abgenommen hätte.

Beide wehrten sich gegen jeden Versuch, vom anderen dominiert zu werden, und das auf eine Weise, die der andere als Übergriff empfand. Obwohl beide hochintelligent waren, wußten sie wenig über die Ursachen ihrer Probleme.

Nun stellt sich allerdings die Frage, warum Ben und Christie trotz ihrer aufreibenden, erschöpfenden und enorm belastenden Beziehung zusammenblieben. Als Begründung führten sie an, die Beziehung sei »einfach phantastisch, solange wir miteinander auskommen«. Doch beide schienen nicht in der Lage zu sein, den Wutkreislauf zu durchbrechen. Sie waren äußerst geschickt darin, die Feindseligkeit des anderen zu provozieren, ohne daß sie den zwanghaften Drang dazu verstehen oder kontrollieren konnten. Trotz verschiedener bewußter Versuche waren sie unfähig, auch nur eine Woche ohne wenigstens eine größere Schlacht und mehrere kleine Scharmützel durchzustehen.

Sie führten eine typische Machtkampf-Beziehung. Beide waren so darauf aus, jeden Schritt des anderen zu beobachten, um selbst in Deckung bleiben zu können, daß sie gar nicht wahrnahmen, wie sehr sie selbst zu den Problemen beitrugen. Weder Christie noch Ben verstanden, daß ihre jeweiligen Abwehrreaktionen auf Kontrollversuche jeweils vom anderen als Angriff interpretiert wurden. Und so wurde dem destruktiven Machtkampf mit dem dazugehörigen Streß und permanenter Wachsamkeit ständig neue Nahrung zugeführt.

Da sie beide glaubten, ihre Unabhängigkeit sei in Gefahr, war es ihnen unmöglich, aus der Deckung zu kommen und sich zu entspannen. Auf Grund der Anspannung fiel ihr Sexleben schließlich fast ganz flach, und die Gereiztheit wurde immer größer. Christie zog sich eine Infektion nach der anderen zu, hatte Erkältungen, Grippe und schmerzhafte Ausschläge am Mund. Ben bekam Spannungskopfschmerzen, wurde kurzatmig und hatte Schmerzen in der Brust.

Als Christie zu mir in Behandlung kam, hatte sich das Paar bereits getrennt, und Ben hatte eine neue Freundin. Leider war der Streß, dem Christie in dieser qualvollen Beziehung ausgesetzt war, wohl auch schuld an einem erneuten Ausbruch ihrer Endometritis (Entzündung der Gebärmutterschleimhaut), einem Leiden, vor dem sie über zehn Jahre lang relative Ruhe gehabt hatte und das erhebliche Zweifel aufkommen läßt, ob sie überhaupt schwanger werden kann.

»All meine Beziehungen sind auf die gleiche Weise kaputtgegangen wie diese«, sagte Christie. »Ich habe soviel Angst davor, mich an einen dominanten Mann zu verlieren, daß ich völlig selbstzerstörerische Dinge tue, nur um mir meine Unabhängigkeit zu bewahren. Aber schwache Männer langweilen mich. Ich muß zugeben, daß die Beziehung mit Ben bisher die schwierigste war. Ich wollte wirklich, daß sie funktioniert, aber sie hat mich total zerrissen – physisch wie emotional.«

Ausbruch aus dem Wutkreislauf

Die beschriebenen Fälle sind ausgewählte Beispiele für die komplexen Wutkreisläufe, die aus falscher Handhabung feindseliger Gefühle entstehen. Natürlich sind diese Kreisläufe nicht nur auf Liebesbeziehungen beschränkt. Man findet sie ebenso in der Eltern-Kind-Beziehung wie am Arbeitsplatz.

Was kann man tun, um diesen destruktiven Kreislauf zu durchbrechen? Ein erster Ansatzpunkt ist das Wissen um die psychischen Faktoren, die dem Problem zugrunde liegen. Wie sich am Fall von Ben und Christie ablesen läßt, und ebenfalls an dem von Bob und Fran, ist Feindseligkeit oft auf die innere Psychodynamik (wie Familienhintergrund, individuelle Ängste und Konflikte) des einzelnen zurückzuführen. In anderen Fällen wiederum entsteht die aggressive Interaktion vor allem aus der negativen Konditionierung in der Beziehung selbst. So wie bei Diane und Richard.

Was auch immer der Grund sein mag, die Lösung liegt auf jeden Fall in der *Verhaltensänderung*. Aggressive Kettenreaktionen oder Aggressionskreisläufe funktionieren nur durch ständige Verstärkung. Diese Verstärkung wird zum Teil durch die Vorhersehbarkeit gewährleistet, die ein solcher Kreislauf mit sich bringt. Zu wissen, daß der Partner feindselig reagiert, wenn man ihn auf bestimmte Weise provoziert, ist seltsam beruhigend. Denn die aggressive Kettenreaktion, die man gar nicht bewußt zu genießen braucht, hat einen vorhersehbaren und daher großteils kontrollierbaren Ablauf, der in sich selbst zu einem vertrauten und beruhigenden Schema wird.

Ein derart tief verwurzeltes Schema zu durchbrechen, setzt zumindest bei einem der Partner die Bereitschaft zu einer unerwarteten Reaktion voraus. Wenn ich in der Therapie mit Paaren arbeite, die in einem Aggressionskreislauf gefangen sind, ermuntere ich sie, in aller Ruhe über ihre Gefühle zu sprechen, statt auf die übliche Art zu agieren. So lernte zum Beispiel Diane, Richard die mit ihrer Krankheit zusammenhängenden Gefühle von Frustration und Schmerz zu beschreiben, statt die Beherrschung zu verlieren und ihn wegen irgendwelcher Nichtigkeiten anzubrüllen. Richard wiederum wurde ermutigt, über seine Ohnmachtsgefühle zu sprechen, weil er nicht zur Besserung von Dianes Krankheit beitragen konnte, und über die daraus entstehenden Aggressionen.

Auf diese Weise lernten auch Fran und Bob, offen über ihre inneren Ängste zu sprechen und zu beschreiben, welche Gefühle das Verhalten des anderen in ihnen auslöste, statt sich gegenseitig nur reaktiv zu beschuldigen und zu bekämpfen.

Ruhiges Verbalisieren von Gefühlen, statt der gewohnten aggressiven Reaktion, ist aus zwei Gründen wirkungsvoll: Zum einen ist das Sprechen über Gefühle eine Verhaltensänderung, durch die der festgefahrene Kreislauf durchbrochen wird. Die nächste zum gewohnten Ablauf gehörende feindselige Reaktion wird dann höchstwahrscheinlich ausbleiben. Zweitens wird den Partnern durch ein ruhiges Gespräch ermöglicht, alternative Verhaltensformen zu den feindseligen Reaktionen zu entwickeln.

Aggressive Kettenreaktionen sind vor allem schlechte Beziehungsgewohnheiten. Offene Feindseligkeit und chronisch destruktive Konflikte sind zwar in hohem Maße toxisch, doch noch gefährlicher sind die schleichenden Gifte unausgesprochener Aggressionen und unterdrückter negativer Gefühle.

7
Verschlucktes Gift

Zum vierten Mal haben Louise und Robert sich getrennt. Wieder hatte Louise das Thema Ehe angeschnitten und war dabei, wie sie findet, mit sehr viel Takt und Fingerspitzengefühl vorgegangen. Trotzdem blockte Robert sofort ab. Wütend verlangte er wieder mehr »Raum für sich«.
»Du setzt mich ständig unter Druck«, protestierte er, »statt mir die Chance zu geben, selbst zu einer Entscheidung zu kommen.«
»Wenn ich darauf warte, bin ich noch mit Sechzig ledig«, bellte sie zurück.
Der Streit eskalierte, obwohl Louise versuchte, sich zurückzuhalten. Robert warf ihr vor, »in Panik« zu sein; Louise nannte ihn »einen Feigling«. Sie beschlossen, sich »endgültig zu trennen«, jeglichen Kontakt abzubrechen, bis sie in irgendeiner nebulösen Zukunft Freunde werden könnten.
Zwei Wochen nach der Trennung fühlt sich Louise einsam und deprimiert. Allein in ihrer Wohnung, macht sie sich dran, den Schmerz mit einer Zweipfundtüte Schokoladenplätzchen zu betäuben. In den letzten zehn Tagen hat sie fast fünf Pfund zugenommen, weil sie vor Frust über das Dilemma mit Robert ständig zu viel ißt. Louise ist vor allem frustriert, weil sie nicht in der Lage war, Robert genau zu erklären, warum seine Haltung sie so wütend macht.
Plötzlich greift sie zum Telefon und beginnt, seine Nummer zu wählen. Doch dann setzt die Selbstkontrolle ein, und sie ruft statt dessen ihre beste Freundin Margret an.
»Ich bin so verdammt wütend«, sprudelt sie los. »Ich will ihn eigentlich nur anrufen, um ihn endlich mal richtig anzu-

brüllen. Irgendwie sollte er für all die Zeit bezahlen müssen, die ich damit vergeudet habe, mich von ihm an der Nase herumführen zu lassen und zu glauben, daß wir schließlich doch noch heiraten werden. Und jetzt sind schon wieder sechs Monate auf meiner biologischen Uhr abgelaufen, ohne daß ich einer Schwangerschaft auch nur einen Schritt näher gekommen bin. Ich bin unglaublich deprimiert.«

»Schau mal, Louise«, beruhigt Margret sie, »wenn du Robert anrufst, nur um deine Wut loszuwerden, schneidest du dir ins eigene Fleisch. Ich bin nicht die einzige, die so denkt. Susan, Amy und Fanny meinen das auch. Wenn du ihn wiederhaben willst, solltest du dich statt dessen ganz kühl verhalten – als ob dir nicht sonderlich viel daran gelegen sei. Falls du ihm im Fitneßcenter begegnest, sei höflich, aber distanziert; ruf ihn keinesfalls an und versuch auch nicht, irgendwie anders mit ihm Kontakt aufzunehmen. Wenn er denkt, daß dir nichts mehr an ihm liegt, kommt er von allein zurückgerannt. Und wenn ihr dann wieder zusammen seid, sprich bloß nicht von Heirat. Wenn er sich über deine Gefühle nicht im klaren ist, wird er von sich aus darauf kommen.«

Da Louise weiß, daß ihre bisherigen Taktiken versagt haben, fügt sie sich dem Rat ihrer wohlmeinenden Freundinnen. Männlich-weibliche Strategieplanung verlangt, laut ihren Ratgeberinnen, daß Louise ihre Wut und ihre Bedürfnisse unterdrückt und sich als kühl, ruhig und gelassen darstellt. »Laß einen Mann nie wissen, daß er dich *derart* in der Hand hat«, wird sie gewarnt.

Also hält Louise sich zurück und überläßt Robert seinem »Raum für sich«. Das erfordert ihre gesamte Selbstbeherrschung und mehr Geduld, als sie je zu haben glaubte. Doch trotz aller Strategievorteile, die ihr daraus erwachsen könnten, fordert die Unfähigkeit, Robert gegenüber ihre Gefühle ausdrücken zu können, ihr psychisch und physisch einen hohen Preis ab.

Die Anspannung setzt Louise enorm zu; jeden Abend weint sie sich in den Schlaf, und im Büro ist sie so deprimiert und ängstlich, daß ihre Konzentration ernsthaft darunter leidet. Ihr Vorgesetzter hat sich bereits über ihre mangelnden Arbeitsleistungen beklagt.

Sie ist mit anderen Männern ausgegangen, aber ohne sonderliche Begeisterung. Mit einem von ihnen hat sie sogar nach dem zweiten Treffen geschlafen, nur um ihrer Einsamkeit zu entfliehen und von jemandem festgehalten zu werden. Doch der Mann hat sie nie wieder angerufen und damit ihre wachsenden Selbstzweifel noch verstärkt.

Schließlich, genau wie von ihren Ratgeberinnen vorausgesagt, ruft Robert an. Wie üblich, verzehrt er sich vor Eifersucht und sehnt sich nach einer Aussöhnung mit Louise. Obwohl sie insgeheim über seinen Anruf jubelt, bleibt Louise reserviert, äußert weder ihre Wut noch stellt sie Bedingungen, unter denen die Aussöhnung stattfinden kann. Sie sagt nichts über ihre wahren Gefühle, stimmt nur zu, ihn wiederzusehen.

Und so nehmen Robert und Louise ihre Beziehung erneut auf, mit nichts als einem vagen Versprechen seinerseits, sie irgendwann zu heiraten. Doch im Laufe der Zeit kommen Louises negativen Emotionen – Frustration, Wut, Verlust der Selbstachtung – wieder zum Vorschein, obwohl sie sich nach Kräften bemüht, sie zu unterdrücken. Fünf Monate lang sitzt Louise auf ihren giftigen Gefühlen. Robert ist zärtlich und aufmerksam, doch das Thema Ehe bleibt unerwähnt.

Irgendwann ist es soweit. Louise muß den Preis für ihre unterdrückten Gefühle zahlen. Anfänglich leidet sie unter starken Spannungskopfschmerzen, dann kommen Magenverstimmungen und -krämpfe hinzu. Ihr Arzt meint, sie bekäme ein Magengeschwür. Sie fühlt sich ständig müde und zeigt auch noch andere Symptome, woraufhin ein Spezialist ein chronisches Erschöpfungssyndrom feststellt.

Auf dem Heimweg von der Praxis des Spezialisten murmelt Louise vor sich hin: »Ich *bin* müde; es macht mich krank und müde, ständig meine Gefühle und Bedürfnisse verbergen zu müssen und so zu tun, als sei mit Robert alles in Ordnung. Ich *will* mehr von dieser Beziehung, und ich habe Angst, ihm das zu sagen. Ohne bindende Zusage von ihm frage ich mich, ob er jetzt, wo ich krank bin, überhaupt noch bei mir bleibt.«

Louise hat alles verschluckt – ihre Wut und Depression, ihren Groll, ihre Verletztheit und Frustration; psychische Gifte, die ihrer körperlichen und emotionalen Gesundheit Schaden zugefügt haben.

Der Summer von Dans Gegensprechanlage ertönt. Das kann nur Hanks Sekretärin sein, und Dan weiß, was das bedeutet. Er verzieht das Gesicht.

»Dan, der Boß will Sie sprechen ... *sofort*. Oh, und noch was, Dan, er ist mal wieder auf dem Kriegspfad«, warnt ihn die Sekretärin.

Na bravo, denkt Dan, als er den langen Flur zu Hanks Büro hinabeilt. *Genau das, worauf ich freitags immer besonders scharf bin ... genug Ärger, um fürs ganze Wochenende zu reichen.*

Hank, in sichtbar schlechter Laune, kommt gerade von einer Sitzung mit seinem Finanzberater. Obwohl die finanzielle Misere der Firma nicht in Dans Verantwortungsbereich fällt, beschließt Hank, sie ihm trotzdem anzuhängen.

»Ich glaube, Sie haben sich zu Lasten der Firma in letzter Zeit von privaten Sorgen zu sehr ablenken lassen«, legt Hank los. »Ich habe den Eindruck, daß Sie sich mit Eheproblemen rumschlagen. Sie haben sich einfach nicht aufs Geschäft konzentriert, was zur Folge hat, daß wir in den letzten beiden Quartalen Verluste gemacht haben. Dan, ich habe ja durchaus Verständnis für Sie, aber das Geschäft geht doch wohl vor.«

Dans Versuch, ihm zu antworten, wird von Hank sofort abgewürgt. »Ihre Entschuldigungen interessieren mich nicht. Entweder konzentriert man sich hundertprozentig aufs Geschäft oder nicht, und Ihre Konzentration läßt in letzter Zeit absolut zu wünschen übrig. Was gedenken Sie dagegen zu tun?«

Dan spürt die vertraute Frustration und Wut in sich aufsteigen. Der Grund, warum er sich nicht auf das Geschäft konzentriert hat, rechtfertigt er sich im stillen, liegt darin, daß er sich die Hälfte der Zeit um Hanks familiäre Probleme kümmern muß.

Dan sieht keine Möglichkeit, Hank gegenüber seine Gefühle zum Ausdruck zu bringen. Er reagiert wie immer: Er verschluckt seine Wut und seine Frustration und sagt Hank, was er hören will.

»In Ordnung, Boß«, sagt Dan in seiner üblichen dienstbeflissenen Art. »Ich werde mich bemühen, meine Konzentration zu verstärken. Kann ich irgendwie bei den Finanzproblemen helfen? Ich weiß, daß Geldangelegenheiten nicht gerade mein Spezialgebiet sind, aber wenn ich irgendwas tun kann, lassen Sie es mich wissen.«

»Konzentrieren Sie sich aufs Geschäft«, bellt Hank. »Mehr will ich ja gar nicht. Ist das zuviel verlangt, bei dem Gehalt, das ich Ihnen zahle?«

Dann wird Hanks Stimme freundlicher, und er wechselt das Thema. »Dan«, sagt er, »Sie müssem mir einen Gefallen tun. Die Buchhaltung hat meine Tochter schon wieder mit den Pfoten in der Ladenkasse erwischt. Offenbar hat sie die Firmenkreditkarte dazu benutzt, Privateinkäufe zu machen. Ich würde es sehr begrüßen, wenn Sie mal mit ihr reden könnten.«

Abrupt wendet er seine Aufmerksamkeit von Dan ab, nimmt den Telefonhörer und beginnt, mit seiner Sekretärin zu sprechen. Flüchtig entläßt er Dan mit einem Winken der Hand, hält dann kurz den Hörer zu und schnappt: »Das ist alles.

Gehen Sie zurück an die Arbeit. Oh, und sehen Sie zu, daß Sie meiner Tochter sofort den Marsch blasen. Wenn sie mit diesem Blödsinn nicht aufhört, werde ich Sie dafür verantwortlich machen.«

Dan verläßt Hanks Büro, wie üblich kochend vor Zorn auf seinen Chef und angewidert von sich selbst. *Wie lange ertrage ich es noch, mich von ihm derart mißbrauchen zu lassen? Der Kerl ist doch total maßlos und irrational. Wenn ich nur ein Quentchen Mut oder Selbstrespekt hätte, würde ich ihm sagen, was er mich mal kann.*

Da es schon spät ist, packt Dan seinen Aktenkoffer und verläßt das Büro. Er beschließt, die Konfrontation mit Hanks Tochter auf Montag zu verschieben. Auf dem Heimweg macht er in seiner Stammkneipe halt, lädt einen Teil seines Ärgers bei dem mitfühlenden, verständnisvollen Barkeeper ab, fährt dann bei einem Schnapsladen vorbei und kauft eine Literflasche Wodka für das Wochenende.

Sobald er durch die Haustür kommt, überschüttet ihn seine Frau mit einer Litanei weiterer Probleme. »Wir hatten einen Wasserrohrbruch im Badezimmer, und der Klempner hat 120 Dollar für die Reparatur verlangt. Und Eric hat schon wieder die Schule geschwänzt. Der stellvertretende Direktor hat angerufen. Du wirst mit ihm sprechen müssen.«

»Ich werde mit niemandem sprechen, auch nicht mir dir«, knurrt Dan. Er gießt sich einen dreifachen Wodka ein und wirft sich in seinen Sessel, mit der Absicht, sich bis obenhin vollaufen zu lassen.

Zusammen mit dem Wodka, den Dan in sich hineingießt, schluckt er auch jede Menge giftiger Emotionen.

Peter ruft Linda um halb sechs an und erzählt ihr eine atemberaubende Geschichte. »Tut mir leid, Schatz«, flötet er zärtlich, »der Boß hat gerade eine Nachtsitzung angekündigt. Ich kann mich da auf keinen Fall dünnemachen, und ich werde auch telefonisch nicht zu erreichen sein. Es ist

eine strategische Planungssitzung für unsere neue Marketingkampagne. Ich schätze, daß ich um Mitternacht zu Hause bin, aber warte bitte nicht auf mich.«
Linda hat beschlossen, sich Peter gegenüber freundlicher und netter zu verhalten. Sie will sich nicht länger ihrer Depression hingeben, sondern ihrem Mann die Rolle der »perfekten Ehefrau« vorspielen, um ihn zurückzugewinnen. Daher flötet sie, trotz ihres starken Verdachts, daß Peter sie belügt, ebenso zärtlich zurück: »Okay, Liebling. Danke, daß du mir Bescheid gesagt hast. Ich werde nicht extra aufbleiben, aber ich warte vielleicht im Bett auf dich, zum Schmusen und so. Vergiß nicht, irgendwas zu essen.«
»Mach dir keine Sorgen, Spätzchen. Ich denk schon daran. Fühl dich umarmt und geküßt.«
Nein, wie sie diesen Schmus haßt!
Nach einem Monat voller Depression, emotionaler Kälte und sexueller Abstinenz hat Linda beschlossen, ihre negativen Gefühle abzuwürgen.
»Wenn ich überhaupt eine Chance haben will, den Kampf zu gewinnen«, gesteht sie ihrer Freundin, »muß ich ihm ein paar verflixt gute Gründe liefern, mit mir verheiratet zu bleiben.«
Ihre Freundin ist total dagegen. »Soviel du mir erzählt hast, Linda, betrügt dich dein Mann. Und das nicht zum ersten Mal. Ich verstehe einfach nicht, wie du das schweigend hinnehmen kannst, und darüber hinaus auch noch so nett und liebevoll bist, wenn du doch eindeutig ganz anders empfindest. Das ist einfach nicht ehrlich!«
»Du hast recht«, meint Linda. »Es ist absolut nicht ehrlich. Aber ich muß meine Wut und meinen Schmerz verbergen und alles tun, damit diese Gefühle nicht wieder zum Vorschein kommen. Und wie ich meinen Peter kenne, schlägt ihm irgendwann das Gewissen, und er läßt das Mädchen fallen. Außerdem wird er seiner Freundinnen früher oder später sowieso überdrüssig.«

»Weißt du«, antwortet die Freundin, »mir ist klar, daß du ihn sehr lieben mußt, um all das auf dich zu nehmen. Aber ich habe den Eindruck, daß du dich selbst überhaupt nicht liebst – oder dich zumindest nicht respektierst. Du bist eine phantastische Frau, Linda, und du verdienst es einfach nicht, so behandelt zu werden. Ich finde, Peter sollte wissen, wie verletzt und wütend du bist.«
Diese Freundin ist eine kluge Frau. Linda schluckt ihre toxischen Gefühle, und die psychischen Gifte sind wahrscheinlich der Auslöser ihrer Magenschmerzen und dürften auch noch weitere Gesundheitsprobleme hervorrufen. Wenn sie auch Peter gegenüber ihre Gefühle verheimlichen kann, so doch nur auf Kosten ihrer emotionalen und körperlichen Gesundheit.

Warum schlucken wir giftige Gefühle?

Louise, Dan und Linda haben völlig »logische« Erklärungen für das Unterdrücken ihrer negativen Gefühle. Louise und ihre Freundinnen glaubten, es wäre ein taktischer Fehler, solche Gefühle zu zeigen. Würde sie ihre Wut, ihr Gefühl, abgelehnt zu werden, ihre Depression und Frustration offen zeigen, argumentiert Louise, wäre Roberts Zurückhaltung in Sachen Ehe viel eher gerechtfertigt. Denn wer würde sich schon mit einer derart negativen Frau zusammentun wollen?
Für Dan liegen die Gründe in seiner offiziellen Rolle als Hanks Untergebener. Obwohl er zu den Führungskräften der Firma gehört, weiß Dan, daß er seinem Chef nicht widersprechen kann, noch wagen würde, das zu tun. Statt dessen schluckt Dan seine negativen Gefühle, weil er weiß, daß Hanks autoritäre Persönlichkeit das niemals tolerieren würde.
Linda redet sich ein, sie könne ihre Wut und ihre Verletztheit nicht zeigen, weil sie befürchten muß, daß Peter sie

dann verläßt. Diese Überzeugung ist ihr schon durch die Instruktionen ihrer Mutter eingeimpft worden: Die Ehefrau hat die Aufgabe, ihren Mann glücklich zu machen – ihn gut zu füttern, sexuell zu befriedigen und sein Ego permanent zu stärken. Sollte er fremdgehen (was Lindas Mutter von allen Ehemännern annahm), hält die kluge Frau ihren Mund, behält ihre verletzten Gefühle für sich und kniet sich statt dessen noch mehr in die Aufgabe, ihm Heim und Herd so begehrenswert wie möglich erscheinen zu lassen. Als gläubige Katholikin stellte Lindas Mutter ebenfalls klar, daß Scheidung niemals in Frage käme. Daher glaubt Linda, keine andere Alternative zu haben, als das Beste aus einer schlechten Situation zu machen.

Vielen Menschen fällt es schwer, Furcht, Depression, Wut, Ablehnung und andere unerfreuliche Emotionen offen zu zeigen. Unterdrückt oder schluckt man sie aber, können solche Gefühle besonders giftig wirken.

Normalerweise nehmen negative Gefühle – besonders Feindseligkeit und Ablehnung –, die über einen längeren Zeitraum unter Verschluß gehalten werden, an Intensität zu. Irgendwann kann die Intensität in unterdrückten Zorn umschlagen, ein besonders bedrohliches Gefühl.

Menschen mit über lange Zeit unterdrückten negativen Emotionen befürchten oft, eine Gefühlsexplosion könne enorme und unkontrollierbare Ausmaße annehmen. Zudem könnte ein solcher Zornausbruch zu körperlicher Gewalt und/oder gemeinen Beschimpfungen führen, die der Beziehung irreparable Schäden zufügen würden. Und so wird die Furcht, die Kontrolle über sich selbst zu verlieren, zum vordringlichen Grund für das Unterdrücken der Gefühle. Doch je länger diese unterdrückten Aggressionen unausgesprochen bleiben, desto größer ist paradoxerweise die Gefahr, daß man tatsächlich die Kontrolle über sich verliert, wenn es zu dem unvermeidlichen Zornausbruch kommt.

Ist der Partner übermäßig und offen aggressiv, ist man möglicherweise so eingeschüchtert, daß man die eigenen negativen Gefühle unterdrückt. Das heißt, wenn man von vornherein damit rechnen kann, daß der Partner mit Zorn, wütender Abwehr oder sogar körperlicher Gewalt auf das Aussprechen und Zeigen der eigenen negativen Gefühle reagiert, wird man sie statt dessen vielleicht lieber verschlucken, um sich scheinbar selbst zu schützen. Unter solchen Umständen wird man vom Partner dazu konditioniert, seine negativen Gefühle zu verstecken, vielleicht sogar vor sich selbst.

Kindheitslektionen im Umgang mit negativen Gefühlen

Die meisten Menschen sind nicht in der Lage, negative Gefühle konstruktiv und angemessen auszudrücken. Schon als Kinder haben sie gelernt, daß offene Zurschaustellung von Wut – sich vor Zorn auf den Boden schmeißen, trampeln und schreien – falsch und inakzeptabel ist. Und es wurde ihnen auch beigebracht, daß man seine Wut nicht mit körperlichen Mitteln wie Schlagen oder Treten ausagieren darf. Nur wurde ihnen vermutlich nicht gesagt, wie man seine negativen Gefühle korrekt und akzeptierbar ausdrückt.

Infolgedessen lernt das Kind nur, seine negativen Gefühle zu allgemeinen, undifferenzierten Reaktionen zusammenzufassen – wie zu weinen, schmollen und sich in sich selbst zurückzuziehen. Aus diesem Grund erscheinen einem negative Gefühle dann als rätselhaft, verwirrend, undefinierbar oder entziehen sich einfach dem Bewußtsein und der Analyse.

Kann man aber seine Gefühle nicht identifizieren, ist man auch nicht in der Lage, sie eindeutig zu äußern. Erschwerend kommt hinzu, daß die Unfähigkeit, sich angemessen zu äußern oder die eigenen Gefühle auch nur zu verstehen, weitere Frustrationen schafft. Und wie wir gesehen haben, geht Frustration mit verstärkter Aggression Hand in Hand. So setzt sich der gefährliche Kreislauf fort.

Der kindliche Lernprozeß über negative Gefühle kann überdies zu dem Eindruck führen, daß solche Gefühle gesellschaftlich inakzeptabel sind. Was zur Folge haben kann, daß man negative Gefühle unterdrückt, weil sie verboten sind und angeblich dem Charakter eines reifen Erwachsenen nicht entsprechen. Das ist in Wahrheit natürlich nicht der Fall. Es gibt Situationen, in denen zum Beispiel Wut die angemessenste und geeignetste Reaktion sein kann. Ist man übervorteilt, betrogen, hintergangen, ausgenützt oder in anderer Weise mißbraucht worden, ist ein gewisses Maß an Wut eine gesunde und wahrscheinlich notwendige Reaktion.

Welche Gefühle werden verdrängt und warum?

Die am häufigsten unterdrückten negativen Gefühle sind Angst, Wut, Depression und Furcht.

Besonders Männer haben Schwierigkeiten, von ihnen als »schwach«, »weichlich« oder »unmännlich« betrachtete Emotionen bei sich selbst zu identifizieren und auszudrükken. Dabei handelt es sich nicht nur um Furcht und Angstgefühle, sondern auch um positive Emotionen wie Verletzlichkeit, Abhängigkeit und sogar Liebe.

Viele Rehabilitationsprogramme für Herzkranke haben Therapiegruppen eingerichtet, in denen Männer lernen, zunächst miteinander über ihre Angstgefühle zu sprechen und später vielleicht auch mit ihren Frauen und Familien. Diesen Männern wird ebenfalls geholfen, feindselige Gefühle zu identifizieren und ihnen adäquat Ausdruck zu verleihen.

Hat etwas sie verärgert, so werden die Männer ermutigt, ihrem Ärger sofort Luft zu machen und unmittelbar nach

einer Lösung für die Ursache des Ärgers zu suchen, um solche Probleme zukünftig zu vermeiden.
Liebe, Freundlichkeit und andere positive Emotionen sind offensichtlich nicht toxisch, sondern im Gegenteil überaus zuträglich und sogar heilend. Was passiert also, wenn diese positiven Gefühle ständig unterdrückt und zurückgehalten werden? Liebe verlangt nach Ausdruck – verbalem und nonverbalem –, um adäquat empfunden und mitgeteilt, verstärkt und erwidert zu werden. Freundliche Gefühle, die keinen Ausdruck finden, können nicht in Altruismus oder Großzügigkeit gegenüber anderen umgesetzt werden. Folglich wird ihre Bedeutung und sogar ihre Gültigkeit fragwürdig. Daher fehlt es dem Leben eines Menschen, der ständig seine positiven, liebevollen Gefühle unterdrückt, vielfach an Liebe und positiver Unterstützung von anderen. So gesehen, kann auch das Schlucken positiver Gefühle toxische Auswirkungen haben.
Sowohl bei Männern als auch Frauen kann das Unterdrükken einer weiteren Gruppe von Gefühlen Gesundheitsprobleme verursachen: Das Unterdrücken der eigenen Bedürfnisse. In der Tat wird die sogenannte »Krebs-Persönlichkeit« als stoisch und selbstverleugnend beschrieben, als jemand, der seine Probleme nicht äußert und sich daher die Befriedigung wichtiger Bedürfnisse versagt.[6] Diese Persönlichkeitseigenschaft – die offenbare Unfähigkeit, seine Bedürfnisse zu äußern – ist der meisterwähnte psychische Faktor bei der Entwicklung von Krebserkrankungen. Außerdem läßt das Vorhandensein dieser Eigenschaft bei Krebspatienten meist auf eine ungünstige Prognose schließen.

Die 57jährige Sylvia ist eine klassische »Superfrau-Mutter-Schwester« und die geborene Märtyrerin. Seitdem ihr drittes Kind aufs College geht und die älteren beiden verheiratet sind, leben Sylvia und ihr Mann Frank zum ersten Mal seit sechsundzwanzig Jahren allein. Trotzdem ist Sylvia nach wie vor mit dem Leben ihrer Kinder und Enkelkinder eng verbunden und kümmert sich genauso um all ihre Bedürfnisse, wie sie es die ganzen Jahre zuvor getan hat.

An allen Feiertagen kocht Sylvia für mindestens zwanzig Personen. Jeden Freitagabend kommt ihre Familie zum Essen, jeden Sonntag die ihres Mannes. Doch sie lehnt stets jede Hilfe ab. Wenn jemand anbietet, das Essen mitzubringen, meint sie nur: »Mach dir keine Mühe; ich hab sowieso nichts Besseres zu tun.« Also kauft sie ein, kocht, backt und besteht darauf, alles allein aufzuräumen und abzuwaschen, wenn die Gäste gegangen sind. Und natürlich ist sie am Ende eines solchen Abends total erschöpft.

Alle lassen zu, daß Sylvia die ganze Arbeit macht. Sie entschuldigen es untereinander damit, es wäre schließlich »das einzige, was sie glücklich macht« oder »Was soll man denn machen, so dickköpfig wie sie ist?«

In letzter Zeit sieht Sylvia noch erschöpfter aus als gewöhnlich. Die meiste Zeit wirkt sie sorgenvoll und abwesend. Aber sie leugnet, irgendwelche Probleme zu haben, und reagiert mit »Alles in Ordnung« oder »Mir geht's gut, ich bin nur ein bißchen müde«, wenn sich Familienmitglieder oder Freunde nach ihrer Gesundheit erkundigen.

Sylvias größtes Problem ist ihre Unfähigkeit, anderen gegenüber ihre Bedürfnisse zu äußern. Zu diesem Zeitpunkt ihres Lebens ist Sylvia noch nicht einmal sicher, welche Bedürfnisse sie überhaupt hat – außer dem dringenden Bedürfnis, sich um alle anderen zu kümmern. In Wahrheit glaubt Sylvia, sie habe kein Recht, von anderen irgend etwas zu verlangen. Sie hat eine stoische, selbstverleugnende Persönlichkeitsstruktur.

Nach so vielen Jahren des Märtyrertums hat Sylvia Ehemann und Kinder darauf konditioniert, ihre Bedürfnisse zu mißachten. Die ganze Familie trägt unbewußt zur Unterdrückung von Sylvias Gefühlen bei. Versucht sie, selten genug, mit einem ihrer Kinder über ein Problem zu sprechen oder ein negatives Gefühl zum Ausdruck zu bringen, wird sie normalerweise abgespeist mit einem »O Mutter, hör doch auf! Du bist keine von diesen klammerigen unglücklichen Frauen!« Und Frank, der ebenfalls groß im Unterdrücken von Emotionen ist, sagt höchstens: »Nun komm schon, Schatz. Wir gehören nicht zu denen, die sich beschweren. Es wird schon alles in Ordnung kommen, so oder so.«

Nun hat man bei Sylvia Darmkrebs im fortgeschrittenen Stadium festgestellt.

Stoische, selbstverleugnende Persönlichkeitstypen wie Sylvia können oder wollen andere (und sogar sich selbst) nicht wissen lassen, welche Bedürfnisse sie haben. Um mit der Verleugnung fertigzuwerden, überspielen solche Menschen das Unterdrücken ihrer eigenen Bedürfnisse durch das Kümmern um andere Menschen. Setzt man aber die Bedürfnisse anderer Menschen stets an die erste Stelle, führt das unweigerlich zu Ablehnung und Frustration. Und da diese negativen Gefühle genauso unannehmbar sind, werden sie ebenfalls unterdrückt. Nur verschwinden Bedürfnisse nicht, sondern vermehren sich in uns – im übertragenen *und* im tatsächlichen Sinn – wie lebensbedrohende, bösartige Zellen.

Was geschieht, wenn Gefühle nicht zum Ausdruck kommen?

Die psychologische Forschung und Theorie weist auf eine Reihe schwerwiegender Konsequenzen hin, wenn Gefühle – besonders negative – und Bedürfnisse nicht zum Ausdruck kommen. Zum einen neigen Menschen mit unausgesprochenen Gefühlen und Bedürfnissen eher zu Krankheiten, bleiben länger krank, haben schlechtere Genesungsaussichten und sterben mit größerer Wahrscheinlichkeit früher als

Menschen, die ihren Gefühlen und Bedürfnissen adäquat und angemessen Ausdruck verleihen können.[7]
Zum anderen nähren sich unausgesprochene negative Gefühle aus sich selbst und verstärken damit sowohl die psychischen Probleme wie auch die physischen Konsequenzen. Wut, die nicht zum Ausdruck kommt, kann zum Beispiel verinnerlicht, gegen sich selbst gewandt werden und sich in Depressionen oder schweren Angstzuständen manifestieren. Blockierte negative Emotionen schaffen einen höheren Frustrationspegel, was zu größerer Feindseligkeit und Verdrängung und zu noch mehr Frustration führt.
Mit anderen Worten, schluckt man die negativen Gefühle, werden sie giftig, sowohl für den Körper als auch für den Geist. Wissenschaftler identifizierten Selbstaufopferung, Leugnen von Feindseligkeit oder Wut und unausgedrückte Emotionen als diejenigen Faktoren, die in engstem Zusammenhang mit ungünstigen Prognosen bei Krebspatienten und wahrscheinlich auch mit der Anfälligkeit für Krebserkrankungen stehen. Sie fanden ebenfalls Hinweise darauf, daß derselbe Persönlichkeitsstil – Emotionsunterdrückung – charakteristisch ist für Menschen mit »Immununterdrükkungs-Neigung« und besonderer Anfälligkeit für Aids.[8]
Andererseits stellten sie fest, daß an erster Stelle der in engstem Zusammenhang mit positiven Prognosen bei Krebspatienten und mit besseren Ergebnissen bei Aidspatienten stehende Faktor die Fähigkeit zu nennen ist, seinen Bedürfnissen und Gefühlen Ausdruck zu verleihen.[9]
Zusätzlich zum Immunsystem kann auch das Herz durch unausgedrückte Gefühle Schaden leiden, vor allem bei Männern. Es ist wissenschaftlich erwiesen, daß Männer, die ihre negativen Gefühle – besonders Angstzustände – unterdrücken, eher zu gefährlich hohen Cholesterinablagerungen neigen als andere.[10]
Auch Frauen leiden unter diesen Auswirkungen. Eine neuere, über einen Zeitraum von achtzehn Jahren durchge-

führte Studie zeigt, wie gefährlich es für Frauen sein kann, ihre Verärgerung und Wut zu unterdrücken. Es stellte sich heraus, daß die Sterblichkeitsrate dieser Frauen wesentlich höher lag als die derjenigen Frauen, die ihrer Wut offen Ausdruck verliehen.[11]
Diese und viele andere Untersuchungen verdeutlichen, wie giftig und gefährlich für die körperliche Gesundheit negative Emotionen werden können, wenn man sie schluckt, statt sie offen auszusprechen und angemessen damit umzugehen. Auch psychiatrische Symptome können auftreten, wenn starke negative Emotionen unterdrückt und in psychische Gifte umgewandelt werden.

Joan, eine meiner Patientinnen, leidet unter extremen Angstzuständen und zeitweiliger Depression. Joan ist einer der nettesten Menschen, die ich je kennengelernt habe – nett zu jedermann, außer zu sich selbst.
Als kleines Mädchen lernte Joan von ihrer Mutter, daß man auf Menschen, die man liebt, niemals wütend werden darf; ihr Vater brachte ihr bei, daß Mädchen (und natürlich auch Frauen) Männern gegenüber *unter keinen Umständen* negative Gefühle irgendwelcher Art zu äußern hätten. Daher lächelte Joan stets freundlich, auch wenn sie noch so wütend war. Sie wurde so geschickt darin, ihre negativen Gefühle zu verbergen, um von anderen nicht kritisiert zu werden, daß es ihr bald unmöglich war, diese verbotenen Emotionen überhaupt noch wahrzunehmen.
Als 45jährige Frau empfindet Joan ihre Wut noch immer als das bedrohlichste und furchterregendste aller Gefühle. Wenn ihr Mann, ihre Tochter oder andere Familienmitglieder etwas tun, das sie ärgert, überspielt sie diesen Ärger vor sich und den anderen sofort mit großer Nervosität, Tränenausbrüchen oder Deprimiertheit. Manchmal zwingt sie sich in Reaktion auf die Wut zu immer härterer körperlicher Arbeit in Haus und Garten, bis sie vor Erschöpfung zusam-

menbricht. Die Erschöpfung erlaubt ihr dann, mehrere Tage im Bett zu verbringen, bis sie ihre Fassung wiedergefunden und sich die unausgesprochene, nicht bewußt zur Kenntnis genommene Wut verflüchtigt hat.

Da Joan sich nicht gestatten kann, ihre Wut direkt zu äußern oder sie überhaupt zu empfinden, wendet sie ihren Zorn gegen sich selbst. Die gegen sich selbst gerichtete Wut wird zur Strafe in körperliche Verausgabung oder brutale Selbstkritik umgewandelt, bis sie in unerträgliche Depression verfällt. In beiden Fällen wird sie dadurch so sehr geschwächt, daß es ihr unmöglich ist, auf irgend jemanden außer sich selbst wütend zu sein.

Als Joan mit der Therapie begann, war sie nicht in der Lage, sich Wutgefühle einzugestehen. Statt dessen sagte sie nur, sie habe »Probleme mit den Nerven« oder fragte, warum sie »im Vergleich zu anderen Frauen so unzulänglich« sei. Doch sie hat während der Therapie allmählich gelernt, heftige, aber nicht geäußerte Aggression in Form psychischer Symptome zu erkennen. Manchmal, wenn sie lächelt, während sie gleichzeitig zittert und ihr die Tränen schon in den Augen stehen, frage ich sie nur: »Wer hat Sie so wütend gemacht?« Obwohl sie diese Frage inzwischen wenigstens beantworten kann, quält sie sich nach wie vor durch tiefe Depressionen, Erschöpfung und Angstzustände hindurch, bis sie endlich bereit ist, das Thema oder die Person zu nennen, die ihre »verbotene« Wut ausgelöst hat.

Natürlich hat Joan in der Therapie noch eine Menge Arbeit vor sich. Leider verstärken tieferliegende Probleme in ihrer Ehe den negativen Zyklus verdrängter Emotionen und psychischer Krankheiten. Und so macht sie nur langsame Fortschritte, begleitet von einer Menge Frustration und Selbstkritik.

Die Symptome als Botschaft verstehen

Nicht jeder, der an Krebs, Herz-Kreislaufbeschwerden, psychischen Symptomen, Aids oder anderem erkrankt, muß deswegen notwendigerweise negative Emotionen verdrängt haben und verdrängen. Wie wir in den letzten beiden Kapiteln gesehen haben, können auch chronisches Aggressionsverhalten und Wutäußerungen gefährliche Krankheitsauslöser sein.

Trotzdem ist die Verbindung zwischen Emotionsunterdrükkung und Krankheit so deutlich, daß man dadurch sensibilisiert wird, die eigenen Gesundheitsprobleme genauer unter die Lupe zu nehmen.

Wenn Sie zum Beispiel das nächste Mal mit »unerträglichen« Kopfschmerzen aufwachen, Muskelkrämpfe haben oder Magenschmerzen, fragen Sie sich, ob das Schlucken negativer Emotionen Sie wütend oder ärgerlich gemacht hat. Wenn Sie merken, daß Ihr Immunsystem versagt und Sie jeden Virus, jede Erkältung oder Grippe aufschnappen, fragen Sie sich, ob Sie vielleicht negative Gefühle zurückhalten, die Sie besser geäußert hätten. Wenn Sie sich, wie Joan, deprimiert fühlen, ängstlich oder übermäßig gestreßt sind, prüfen Sie die Möglichkeit, ob Sie unterdrückte Wut gegen sich selbst richten.

Ihre körperlichen Symptome sind wie ein Frühwarnsystem, das Ihr Leben retten kann. Die angemessene Äußerung negativer Gefühle erfordert sowohl psychisches Bewußtsein als auch gute Kommunikationsfähigkeit – beides ist bei entsprechender Motivation erlernbar.

Die wichtigsten Voraussetzungen zum gesundheitsschützenden Umgang mit negativen Gefühlen sind Aufrichtigkeit und Entschlossenheit. Diese Qualitäten hat jeder, und sie warten nur darauf, entdeckt, gefördert und in Aktion gesetzt zu werden.

8
Erst heiß, dann kalt, dann krank

»Ich weiß nicht, wie lange ich diese Beziehung noch ertrage«, sagte mir Jack. »Ich bin völlig fertig. Ich kann weder essen noch schlafen; ich habe zehn Pfund abgenommen und kann mich im Büro kaum noch konzentrieren, von sinnvoller Arbeit ganz zu schweigen. Ich weiß, daß ich sie immer noch liebe, aber wenn sie sich nicht bald zusammenreißt und sich definitiv entscheidet, ob sie mich nun liebt und heiraten will, mach ich Schluß mit ihr, und zwar endgültig.«

Jacks Klagen über seine Schwierigkeiten mit Melanie waren in Wirklichkeit eine Beschreibung seiner Sucht nach ihr und dem Chaos und Drama ihres ständigen Auf und Ab.

Jack war mit 38 Jahren immer noch Junggeselle und hatte in den letzten zwanzig Jahren Hunderte von Frauenbekanntschaften gehabt. Als er dann Melanie kennenlernte, glaubte er, endlich die Frau fürs Leben gefunden zu haben. Die Anziehung war auf beiden Seiten gleich stark. Die ersten drei Monate ihrer Beziehung waren, wie Jack sagte, »eine perfekte Liebesgeschichte«. Doch damit war es schlagartig vorbei, als Melanie plötzlich und ohne jede Erklärung ihre Meinung zu ändern schien.

In seiner ersten Therapiesitzung beschrieb Jack diese unerwartete Wendung so: »Alles lief bestens – ich war wie in einem Liebesrausch, und sie auch. Wir waren voller Leidenschaft, erklärten einander, wie unglaublich es war, daß wir uns gefunden hatten, und sprachen sehr ernsthaft über Heirat. Dann, innerhalb einer Woche und ohne jede Vorwarnung, schwenkte Melanie plötzlich um und verhielt sich sehr merkwürdig – abweisend, traurig und kalt. Davor«, fuhr Jack fort, »gab es keine speziellen oder unüberwindlichen Probleme, soweit ich weiß. Ich bin ja nicht naiv. Ich war mit genügend Frauen liiert, um die Anzeichen für Probleme in einer Beziehung schon von weitem zu erkennen, aber das hier traf mich völlig unerwartet.

Natürlich machte ich mir Sorgen, weil sie so bedrückt war, und drängte sie, mir alles zu erzählen. Aber sie wollte nicht darüber sprechen. Daher nahm ich an, daß es sich nur um eine vorübergehende Depression handelte, die irgendwas mit einer Freundin oder Verwandten oder ihrer Arbeit zu tun hatte. Ich beschloß, geduldig abzuwarten, bis sie bereit war, darüber zu sprechen.

Und dann, eines Abends, öffnete sie plötzlich sämtliche Schranken«, sagte Jack. »Sie erklärte mir, ich sei für sie nicht der Richtige; sie würde mich nicht wirklich lieben; ich sei zwar ein netter Kerl, aber wir würden überhaupt nicht zusammenpassen, und sie wolle wieder mit anderen Männern ausgehen. Ich war absolut sprachlos.«

Als Melanie sich von Jack trennte, geriet er völlig aus der Fassung und wurde depressiv. Seine Verzweiflung und sein Kummer wurden so akut, daß er unter rapider Gewichtsabnahme, Schlaflosigkeit und starken Kopfschmerzen zu leiden begann. Schließlich suchte Jack mich auf, und zwar auf Anraten seines Arztes, der über das Ausmaß der Angstzustände seines Patienten und dessen Persönlichkeits- und Verhaltensveränderung äußerst alarmiert war.

Jacks Arzt teilte mir mit: »Vor dieser Trennung war Jack ein bemerkenswert cooler, gelassener Mann ... ein smarter Managertyp, äußerst intelligent, erfolgreich, glatt und sehr kontrolliert. Aber seit Melanie ihn verlassen hat, scheinen bei Jack die Nerven bloßzuliegen. Seine Hände zittern derart, daß er kaum ein Glas Wasser halten kann. Er kann weder schlafen noch essen. Wenn ich Jack nicht so gut kennen würde, könnte ich schwören, daß er versucht, von Kokain oder sonst einer Droge loszukommen.«

Von cooler Gelassenheit konnte bei dem Mann, der mir in dieser ersten Therapiestunde gegenübersaß, absolut nicht die Rede sein. Jack war in der Tat total fertig, völlig verängstigt und tief deprimiert.

»Mein Verhalten beschämt mich zutiefst«, bekannte Jack. »Sie kennen mich nicht, aber ich habe in meinem ganzen Leben noch nie so ausgesehen und mich so gefühlt. Ich fühle mich zum Aus-der-Haut-Fahren. Ich glaube, ich kann es nicht ertragen, sie zu verlieren.«

Als ich Jack bat, mir von Melanie zu erzählen, beschrieb er sie als seine »Idealfrau«: »Sie ist elegant, kultiviert, humorvoll, charmant, sexy und hinreißend.« Bei dieser Beschreibung traten ihm die Tränen in die Augen.

»Während der drei Monate unseres Zusammenseins fühlte ich mich wunderbar. Ich wußte, daß alles davor nie wirkliche Liebe war. Das hier ist definitiv das Richtige für mich. Ich verstehe nur absolut nicht, was mit ihr passiert ist. Wie kann sie mich an einem Tag über alles lieben und am nächsten überhaupt nicht mehr?«

Ich fragte Jack, wie er sich ohne Melanie fühlte. »Ich fühle mich wertlos«, antwortete er ohne Zögern. »Ich bin beschämt, wie sehr mich das umgeworfen hat. Ich habe total die Kontrolle verloren, und ich hasse dieses Gefühl. Aber ich weiß genau, daß der Schmerz nur aufhört, wenn ich sie wiederkriege. Gelingt mir das nicht, werde ich mich mein Leben lang dafür hassen, die einzige Frau verloren zu haben, auf die es mir wirklich ankam.«

Jack kam ein paar Tage später zu seiner zweiten Sitzung, und wir sprachen erneut über die Intensität seines Schmerzes und sein dringendes Bedürfnis, Melanie zurückzugewinnen. Danach sah ich Jack zwei Monate lang nicht wieder.

Ich erfuhr später, daß er eine Nachricht von Melanie auf

dem Anrufbeantworter vorgefunden hatte, als er von der zweiten Therapiesitzung nach Hause kam. Sie trafen sich am gleichen Abend, und Melanie erklärte, sie sei »ein Idiot« gewesen, ihn einfach zu verlassen. Da er das zurückbekommen hatte, was er am meisten begehrte, sah Jack keine Notwendigkeit mehr, die Therapie fortzusetzen.

Wie er mir später erzählte, hatte Melanie ihm am Abend ihrer Versöhnung gesagt: »Ich liebe dich wirklich, und ich glaube, ich habe einfach Angst bekommen. Ich konnte den Gedanken nicht ertragen, eine weitere Scheidung durchstehen zu müssen (sie war bereits zweimal geschieden), und da du mir bisher noch keinen Ring gegeben hattest, nahm ich an, du seist dir deiner Gefühle für mich nicht sicher. Es tut mir so leid. Bitte verzeih mir, daß ich dir weh getan habe.«

Nachdem sie wieder zusammen waren, ließen Jacks Entzugserscheinungen natürlich nach. Seine Depression klang nicht nur ab, sondern wurde sogar durch eine ungezügelte Euphorie ersetzt, zumindest am Anfang. Er versprach Melanie, so bald wie möglich mit ihr zusammen einen Verlobungsring auszusuchen. Doch obwohl Jacks äußerliche Beschwerden verschwanden, ließ sich die Angst nicht vertreiben.

»Ich zitterte nicht mehr ständig und fand auch meinen Appetit wieder«, erzählte er mir. »Aber es gelang mir einfach nicht, mich mit ihr richtig wohl oder sicher zu fühlen. Eine kleine Stimme in meinem Kopf warnte mich, daß sich das Ganze jederzeit wiederholen konnte. Und wie recht sie damit hatte!«

Sechs Wochen nach ihrer Aussöhnung ließ Melanie die zweite Bombe platzen, diesmal trotz der Tatsache, daß Jack offiziell um ihre Hand angehalten hatte. Sie widerrief all ihre Proklamationen unsterblicher Liebe. Wieder erklärte sie Jack, er passe nicht zu ihr; sie würde ihn zwar mögen, ihn aber nicht lieben; eine Ehe mit einem Mann wie ihm käme für sie nicht in Frage; es sei also an der Zeit, daß sie beide getrennte Wege einschlügen.

Dieses Mal flehte Jack Melanie an, ihm noch eine Chance zu geben. Er versprach, sich auf jede von ihr gewünschte Art verändern zu wollen; sagte ihr, sie sei seine Idealfrau; daß er alles tun würde, sich ihrer Liebe würdig zu erweisen, und nicht ohne sie leben könne. Kurz gesagt, er bettelte.

Jacks Versuch, die Beziehung zu retten, funktionierte nur für ein paar Tage. Dann machte Melanie Schluß, »und zwar endgültig«. Ihren vorherigen Gründen fügte sie nun noch die Tatsache hinzu, daß er um ihr Bleiben gefleht hatte, ein Verhalten, das sie als »schwach und verachtenswert« bezeichnete.

»Einen Mann, den ich nicht respektiere, kann ich erst recht nicht lieben«, sagte sie ihm. »Du bist mir zu ängstlich. Ich brauche einen starken Mann, der in der Beziehung das Sagen hat. Du gibst mir das Gefühl, daß ich diejenige zu sein habe, und das entspricht nicht meinen Bedürfnissen. Zwischen uns ist es aus.«

Als Jack nach der zweiten Trennung wieder in die Therapie kam, war er deprimiert, erschöpft und haltlos. »Sie hat ja recht, wissen Sie. Ich habe die Dinge wirklich nicht in der Hand. Ich würde alles tun, um sie nicht zu verlieren, und genau aus diesem Grund lehnt sie mich ab.« Allerdings wurden seine Selbstvorwürfe durch seine Frustration über Melanie und seine Wut auf sie etwas abgeschwächt.

»Ich liebe sie immer noch, daran gibt es keinen Zweifel«, gab er zu. »Ich würde sofort wieder zu ihr gehen, wenn ich die Möglichkeit hätte. Aber sie macht mich verrückt. Ich verstehe sie einfach nicht. Erst bin ich ihr ein und alles; dann bin ich plötzlich der reinste Dreck. Wie kann ein Mensch seine Gefühle derart schnell ändern?

Melanie behauptet, ich wäre der beste Mensch, der ihr bisher begegnet sei«, fuhr Jack verwirrt fort, »und ich würde sie besser behandeln als jeder andere Mann, den sie je gekannt hat. Und dann erzählt sie mir im nächsten Atemzug, daß ich mich zu sehr bemühe, es ihr recht zu machen, daß ich *zu* nett bin! Das kapiere ich einfach nicht.«

Ich fragte Jack, warum er bereit sei, sofort zu ihr zurückzukehren, obwohl die Beziehung für ihn so verwirrend und schmerzhaft wäre. Er antwortete, ohne zu zögern.

»Weil es einfach das Größte ist, wenn alles gut läuft. Mit ihr zusammenzusein, macht mich so high wie nichts anderes. Ich fühle mich in meiner Männlichkeit bestätigt. Die Tatsache, daß eine so hinreißende Frau wie Melanie mit mir zusammensein will, bestätigt mir, wie attraktiv und begehrenswert ich sein muß. Weist sie mich aber zurück, ist es das schlimmste Tief, das ich je gekannt habe.«

Innerhalb weniger Monate nahm Melanie wieder Kontakt mit Jack auf, und sie versöhnten sich aufs neue. Dieser Zyklus wiederholte sich im ersten Jahr ihrer Beziehung noch zweimal.

Jack war ein einsichtiger und motivierter Patient, der in der Therapie hart arbeitete, um sich selbst besser zu verstehen. Er erkannte, daß er sich, trotz seines derzeitigen finanziellen Erfolges, ein Unzulänglichkeitsgefühl bewahrt hatte, das auf seine Herkunft aus relativ ärmlichen Verhältnissen zurückzuführen war. Er verstand, daß Melanie für ihn eine Stufe gesellschaftlicher Akzeptanz und einen Status darstellte, die er im stillen immer noch zu erreichen wünschte. Die Verlokkung einer möglichen Ehe mit ihr, die sie ihm von Zeit zu Zeit unter die Nase hielt, stellte ihm in Aussicht, sich endlich selber als »gut genug« zu empfinden.

Jack erkannte ebenfalls, daß die Beziehung mit Melanie für ihn sehr aufregend, wenn auch schmerzhaft war. Die Aufs und Abs waren so hoch und so tief, daß er damit der Langeweile und Ratlosigkeit entging, die er in anderen Beziehungen erlebt hatte. Jack entsetzte die Vorstellung, wie seine Eltern zu werden, gefangen in einer lähmenden Ehe, die nicht nur ihr eigenes psychisches Wachstum unterdrückte, sondern auch das der gesamten Familie. Eine Ehe mit Melanie, sagte er sich, würde mit Sicherheit nicht so ablaufen, wie die seiner Eltern, da er ständig gefordert wäre, ihr »Interesse wachzuhalten«.

Letztlich konnte sich Jack aber der Erkenntnis nicht mehr verschließen, daß diese stürmische Achterbahnfahrt äußerst gefährlich für seine Gesundheit wurde. Sein Arzt machte ihn regelmäßig auf seinen immer schlechter werdenden Allgemeinzustand aufmerksam. Und mit Ausnahme der ersten paar Wochen nach jeder Aussöhnung mit Melanie fühlte sich Jack völlig erschöpft.

Im Laufe ihrer turbulenten Beziehung hatte Jacks Selbstvertrauen einen erheblichen Knacks bekommen. Er fühlte sich ausgelaugt durch die Frustration, ständig zurückgewiesen zu werden von einer Frau, die er anscheinend nicht aufhören konnte zu lieben und zu brauchen, daß er kaum noch die Energie aufbrachte, seinen alten Hobbys nachzugehen, seine politischen Interessen zu verfolgen und Freundschaften zu pflegen. Während der Trennungsphase hatte Jack halbherzige Affären mit anderen Frauen, ließ sie aber bereitwillig fallen, sobald Melanie anrief und der Suchtzyklus wieder reaktiviert wurde.

Romantische Liebe und Unsicherheit

Chronische Angst ist, wie wir uns erinnern, eines der sieben kritischen Stadien und ein Hinweis auf eine giftige Beziehung. Warum sollte also ein Mann wie Jack derart quälende Gefühle so unwiderstehlich finden? Die Antwort liegt in der Verbindung von Unsicherheit und unserem kulturellen Mythos über romantische Liebe.

Romantische Liebe wird in den gängigen Liebesgeschichten ja schließlich auch nicht als ruhige, beständige, vorhersehbare Angelegenheit dargestellt. Im Gegenteil, denkt man genauer darüber nach, muß man feststellen, daß romantische Liebe fast alle Emotionen umfaßt, mit einer großen Ausnahme: dem Gefühl von Sicherheit und Beständigkeit. Das Wesentliche an romantischen Liebesgeschichten ist in der Tat die *Unsicherheit*: Kriegt der Junge das Mädchen? Wird sie den Mann heiraten, den sie liebt?

Romantische Liebe umfaßt Hochstimmung, Jubel, Rauschzustände, Leidenschaft, Glücksempfinden, Ekstase, Hoffnung und viele andere, intensiv positive Seinszustände. Gleichzeitig aber auch negative Gefühle wie Wut, Traurigkeit, tiefsten Schmerz, Verzweiflung, Panik, starke Angst, Selbstzweifel, Zorn, Eifersucht, Rache und sogar Haß. Die größten Höhepunkte und tiefsten Abgründe sind also der Stoff, aus dem die romantische Liebe gemacht ist. Die größten Liebesgeschichten der Literatur – und vermutlich auch die eigene Erfahrung – bestätigen das.

Damit aber eine Liebesbeziehung die Zeit überdauern kann und beide Partner sowohl physisch als auch psychisch gesund bleiben, muß die Unbeständigkeit romantischer Liebe in eine Form verwandelt werden, die Beständigkeit, Verläßlichkeit, Stabilität, Vertrauen, Sicherheit und Vorhersehbarkeit umfaßt. Um diese Art der Liebe von der romantischen Variante zu unterscheiden, will ich sie *beständige Liebe* nennen.

Das Vorhandensein beständiger Liebe heißt nicht, daß alles Romantische und Aufregende aus einer Ehe oder Langzeitbeziehung verschwinden muß. Im Gegenteil, während gesunde, haltbare Ehen hauptsächlich auf beständiger Liebe beruhen, bleiben gute Partnerschaften in der Lage, die positiven Aspekte romantischer Liebe immer wieder neu zu entfachen. Daher ist beständige Liebe nicht etwa ein Ersatz für romantische Liebe, sondern eine Erweiterung, ein Anker.

Ohne diesen Anker wird romantische Liebe fast unweigerlich giftige Formen annehmen: Die negativen Gefühle über-

wiegen immer stärker, das Engagement wird belastend und strapaziös, die Verängstigung wird unerträglich und, kurz gesagt, die ganze Sache hört auf, Spaß zu machen.
Jack interpretierte die größten Höhepunkte und tiefsten Abgründe seiner Beziehung mit Melanie als Beweis dafür, daß er endlich »die wahre Liebe« gefunden hatte. Obwohl er von solchen Gefühlen sein Leben lang gehört und gelesen hatte, war niemand vor Melanie in der Lage gewesen, ihn solche Höhen und Tiefen erleben zu lassen. Er redete sich ein, die akuten Angstzustände und fortgesetzte Instabilität der Beziehung ertragen zu müssen, um schließlich zum Happy-End zu gelangen.
Da Jack überdies befürchtete, Beständigkeit würde nur zu der gleichen Art lähmender Ehe wie die seiner Eltern führen, blieb er dem Romantischen verhaftet und war nicht in der Lage, seine Verbindung mit Melanie in eine beständigere, einschätzbarere Form umzuwandeln oder sie ganz aufzugeben.

Fehlbezeichnungen für Angst

Viele meiner Patienten haben destruktive Partner, die ständig für Chaos, Dramen und Krisen in ihrer Beziehung sorgen und damit den anderen konstant verunsichern. Als Ausrede für ihr Suchtverhalten führen meine Patienten gern an: »Zumindest ist die Beziehung nicht langweilig.« Sie beschreiben ihre Partner oder Beziehung meist als aufregend, herausfordernd, stimulierend oder faszinierend. Nur unter Druck würden sie zugeben, daß ihre Erfahrungen in der Tat mit Angst und Streß durchsetzt sind.
Wie man sich fühlt, hängt also davon ab, welche Bezeichnungen man für das allgemeine physiologische Erleben verwendet. Überdies hängen die verwendeten Bezeichnungen hauptsächlich von dem *Kontext* ab, in dem das Erlebte steht.

Stellen Sie sich zum Beispiel vor, Sie sitzen auf dem Stuhl beim Zahnarzt und haben eine längere und möglicherweise schmerzhafte Behandlung vor sich. Physiologisch reagieren Sie vermutlich mit erhöhtem Puls, feuchten Händen, trokkenem Mund, nervösem Magen und flachem Atem. Im Kontext mit dem sterilen Behandlungszimmer des Zahnarztes werden Sie dieses Erlebnis wahrscheinlich als Angst oder Furcht bezeichnen.

Stellen Sie sich andererseits vor, Sie machen sich gerade für ein Rendezvous mit einem Mann oder einer Frau zurecht, in den oder die Sie sich verliebt haben, obwohl keiner von Ihnen seine Gefühle bisher offen geäußert hat. Welche physiologischen Reaktionen würden Sie nun erleben? Erhöhten Pulsschlag? Vermutlich. Feuchte Hände? Wahrscheinlich. Flachen Atem, nervösen Magen, sogar einen trockenen Mund? Auch das. Nur ist jetzt der Kontext dieser Reaktionen ein ganz anderer als der im Behandlungszimmer beim Zahnarzt. Folglich würden Sie Ihre Gefühle wohl eher als *freudige Erregung* bezeichnen, und nicht als *Angst*. Doch trotz der unterschiedlichen Kontexte stimmen die physiologischen Zeichen beider Emotionszustände weitgehend überein.

In Liebesbeziehungen mit anhaltender Instabilität und Unsicherheit wird man dazu neigen, seine Gefühle als Erregung oder Hochstimmung zu bezeichnen, statt als Angst oder Furcht, auf Grund des romantischen Kontexts. Obwohl Jack seine Gefühle während der Trennungsperioden als negativ bezeichnete, interpretierte er die gleichen Reaktionen während der Versöhnungsphasen positiv. Und obwohl er weiter unter gesundheitsschädigenden Angstzuständen litt, selbst wenn er mit Melanie zusammen war, beschrieb er seine Angst und seinen Streß mit romantisch akzeptierbareren Ausdrücken wie »Erregung«, »Stimulation«, »Herausforderung« und »Faszination«. Jack war auf Grund seiner Fehlinterpretation nicht in der Lage, zu beurteilen, in welchem Maße seine Gesundheit durch die Beziehung gefährdet wurde, bis er kurz vor dem physischen und emotionalen Zusammenbruch stand.

Die Tendenz, Gefühle im jeweiligen Kontext des Erlebten realistisch einzuordnen, erklärt, warum so viele Menschen, ähnlich wie Jack ein giftiges Maß an Angst in süchtig machenden Beziehungen akzeptieren.

Süchtige Liebe und die weiße Tür

Wie wir uns erinnern, ist Verhalten durch positive oder negative Verstärkung erlernbar. Letzteres unter Anwendung eines schmerzhaften oder unangenehmen Stimulus, der *entfernt* wird, wenn das gewünschte Verhalten gezeigt wird. Die Ratte, die man darauf trainiert hatte, durch die weiße Tür zu rennen, um den schmerzhaften Elektroschocks zu entgehen, wurde durch negative Verstärkung konditioniert.

Positive Verstärkung demgegenüber erfolgt durch einen angenehmen, belohnenden Stimulus nach dem gewünschten Verhalten. Die Ratte, die gelernt hatte, durch die weiße Tür zu laufen, weil sie dann ein Stück Käse bekam, wurde durch positive Verstärkung konditioniert.

Welches der beiden Modelle paßt auf Jacks Verhalten und das der meisten Liebessüchtigen? Auf den ersten Blick scheint es periodische positive Verstärkung zu sein. Jack würde zum Beispiel sagen, er könne von Melanie nicht loskommen, weil er glücklich ist, wenn sie gut miteinander auskommen.

Doch in Wahrheit ist periodische *negative* Verstärkung der Antrieb für Jacks Sucht. Melanies Zurückweisungen erzeugen bei Jack Panikzustände schmerzhafter, lähmender Angst. Das einzige, was seine Panik eindämmen kann, ist die Versöhnung.

Wenn Melanie während einer Trennungsphase Jack anruft

und ein Treffen vorschlägt, »um miteinander zu reden«, rast Jack sofort »durch die weiße Tür« und drängt auf Aussöhnung. Melanies Eingehen darauf lindert sein starkes, schmerzhaftes Angstgefühl und erweist sich so als wirkungsvolle negative Verstärkung seines Verhaltens. Jack wird also *konditioniert*, in Melanies Arme zu rennen, genau wie die Ratte durch die weiße Tür rennt, um den schmerzhaften Elektroschocks zu entfliehen.

Melanie behält die Kontrolle über Jack und über die Beziehung. Im Verlauf ihrer Interaktion wirft sie ihm vor, schwach zu sein und auf ein Fingerschnippen zu ihr zurückzukommen. Am Ende wird sie Jack erneut, für sein Versagen, Stärke zu zeigen und die Beziehung zu bestimmen, zurückweisen. Durch die Zurückweisung verwandelt sich seine Angst in Panik, die wiederum erst abebbt, wenn Melanie den nächsten Annäherungsversuch zu einer weiteren Aussöhnung macht. Und so setzt sich der gefährliche, süchtig machende Teufelskreis ihrer giftigen Beziehung Runde um Runde fort.

Auf diese Weise erzeugen romantische Beziehungen, die von Unsicherheit, Unbestimmbarkeit und Instabilität leben, in hohem Maß konditionierte Verhaltensweisen, die oft selbst diejenigen verwirren, die sich dementsprechend verhalten. Jack zum Beispiel war genauso verwirrt über sein eigenes »verrücktes Verhalten«, sein »ständiges Zurückrennen« wie über Melanies Handlungsweisen. Genau wie alle anderen konnte er nicht verstehen, was ihn veranlaßte, eine derart destruktive Beziehung ständig wieder aufzunehmen. Sie sahen nicht, daß Jacks Verhalten keinesfalls das Ergebnis analytischen Denkens und willentlicher Entscheidungen war, sondern nur eine konditionierte Reaktion: Er rannte durch die weiße Tür, um den Trennungs- und Entzugsschmerzen zu entfliehen.

Immerwährende Hoffnung

Während die Fähigkeit, anderen Menschen zu vertrauen und an sie zu glauben, eine generell gesundheitsfördernde und schützende Eigenschaft ist, können solche Gefühle unter anderen Voraussetzungen ebenfalls dazu dienen, die Abhängigkeit von einer destruktiven, unbeständigen Beziehung zu fördern. Jack wollte zum Beispiel nie die Hoffnung aufgeben, daß Melanie sich ändern würde, trotz aller gegenteiligen Beweise.

Mit der Zeit forderte Melanies ständig enttäuschendes Verhalten einen nicht unerheblichen Preis von Jacks Selbstachtung. Der Grund war, daß Jack die Probleme in der Beziehung – nicht unbedingt bewußt oder explizit – als Maßstab *seiner* Fähigkeiten und seines Selbstwertgefühls ansah. Mit anderen Worten, Jack glaubte, wenn *er* nur die richtigen Dinge sagte oder täte, dann würde Melanie eine beständigere Persönlichkeit entwickeln.

Bei seiner Art zu denken wurde Melanies Unfähigkeit, ihre Gefühle zu stabilisieren, für Jack zu einem Beweis *seiner* Unfähigkeit und seines Fehlverhaltens. Denn wäre er, so argumentierte er fälschlicherweise, stärker, klüger, flexibler, attraktiver und und und, dann wäre Melanie auch in der Lage, ihre inneren Konflikte zu lösen.

Und so entstand ein zweites Abhängigkeitsmuster. Jack wurde nicht nur durch periodische negative Verstärkung süchtig gemacht, sondern war auch von der Vorstellung besessen, *er* könne Melanie irgendwie kurieren und damit das Happy-End seiner romantischen Träume herbeiführen. So gesehen, war Jack nicht Melanie verfallen, sondern seinem eigenen Machtgefühl, Melanie schließlich dazu bringen zu können, ihn voll und ganz zu lieben. Sein Ego war im Einsatz, Melanie zu verändern.

Wenn Schlechtes das Gute überwiegt

Schließlich, nach sechzehn Monaten und vielen Therapiesitzungen, war Jack entschlossen, die Achterbahnfahrt zu beenden. Wie viele andere Süchtige war auch Jack zu einem endgültigen Absetzen der Droge Melanie erst bereit, als die schlechten Seiten der Beziehung die guten so stark überwogen – der Schmerz überwältigender wurde als das Vergnügen –, daß ihm nur noch der Ausweg blieb, die Verbindung abzubrechen, um am Leben zu bleiben.

Leider hieß das auch, daß Jack »völlig am Boden« war, unter zahllosen Anzeichen von Beziehungsvergiftung litt: Depression, einem überwältigenden Gefühl von Hilflosigkeit und Kontrollverlust, stark verminderter Selbstachtung, chronischen Angstzuständen und schließlich unbändiger Wut auf sich selbst und auf Melanie. Natürlich litt er auch an einigen physischen Symptomen, die auftreten können, wenn man über längere Zeit Streß und giftigen Emotionen ausgesetzt ist, wie chronischen Kopfschmerzen, Muskelkrämpfen und Schlafschwierigkeiten.

Jack wußte, daß er sich endgültig und vollständig aus der Beziehung lösen mußte, statt der konditionierten Erleichterung nachzugeben, also durch die sprichwörtliche weiße Tür zu rennen. Auf meine Anweisung unterband Jack schließlich jeden Kontakt und jedes Gespräch mit Melanie, obwohl das enorme Willenskraft erforderte. Jack mußte daran arbeiten, seine Emotionen neu, also angemessen zu benennen – seine Liebe konnte er jetzt als Besessenheit und Abhängigkeit beschreiben; die Erregung und Herausforderung wurden zutreffender als Angst und schließlich als Langeweile in der Beziehung benannt.

Jack brauchte nach der endgültigen Trennung fast ein Jahr, um sein früheres Selbstbewußtsein und sein positives Selbstwertgefühl wiederzugewinnen. Doch als er schließlich zu einer letzten, abschließenden Sitzung kam, war er eine neue, und diesmal offenbar glückliche und beständige

Beziehung eingegangen, und das Hochzeitsdatum stand bereits fest.
»Ich mußte mich weit, weit von Melanie entfernen, um zu erkennen, wie schlecht die Beziehung wirklich für mich war«, meinte er. »Ich habe das Gefühl, ich hätte dabei draufgehen können, es dieser Frau recht zu machen. Ich kann nur sagen, dem Himmel sei Dank, daß ich gerade noch rechtzeitig von der Achterbahn abgesprungen bin, bevor der Wagen aus den Schienen flog.«

9
In der Zwickmühle der Ambivalenz

Mit einem verschlafenen Blick auf die Uhr stellte Annette fest, daß es halb vier morgens war. Dann erkannte sie das Geräusch, das sie aus dem Schlaf gerissen hatte. Aus dem Bad hörte sie Pauls mitleiderregendes Würgen. Da kann doch nur noch Galle kommen, dachte sie, denn er hatte höchstens ein Viertel seines Abendessens runterbringen können.

»Jetzt reicht's, Paul«, sagte sie, als sie das Bad betrat und das Licht anknipste. »Ich bringe dich morgen früh zum Arzt. Wahrscheinlich hast du ein Magengeschwür, wenn nichts Schlimmeres. Du mußt das endlich untersuchen lassen.«

»Geht nicht«, murmelte Paul und wischte sich den Mund an einem Handtuch ab. »Ich habe morgen früh um acht schon wieder einen Termin mit Jim.« Schweißtropfen bedeckten sein aschfahles Gesicht. »Mann, fühl' ich mich krank.«

»Hör zu«, meinte Annette, »so wie ich das sehe, ist es Jim, der dich krank macht. Das und dieser ganze finanzielle Druck.«

Paul seufzte. »Da hast du vermutlich recht. Tut mir leid, daß ich dich schon wieder geweckt habe. Ich will versuchen, morgen nachmittag zum Arzt zu gehen. Vielleicht kann er mir was für die Nerven geben.«

»Okay. Aber versprich mir, auch wirklich hinzugehen!«

»Ja, ich gehe hin. Nun leg dich wieder schlafen. Ich komme auch gleich.«

Paul ging hinüber ins Wohnzimmer, setzte sich aufs Sofa und vergrub den Kopf in den Händen. Dann begann er, unruhig auf und ab zu laufen und sich zum hundertsten Mal zu fragen, wie er aus dem ganzen Schlamassel, den er angerichtet hatte, wieder rauskommen sollte. Sobald es dämmrig wurde und er sich sicher war, daß seine Frau und die beiden Kinder noch schliefen, rief er Celeste, seine Geliebte, an.

»Tut mir leid, dich zu wecken, Liebling«, antwortete er auf ihr verschlafenes Hallo. »Wie war noch der Name von dieser Psychologin? Ich muß mit jemandem reden.«

Am gleichen Nachmittag kam Paul zu mir in die Praxis.

»Ich verliere die Übersicht«, begann er. »Meine Frau denkt, ich hätte Probleme mit Jim, meinem Geschäftspartner und besten Freund; Jim glaubt, ich hätte Eheprobleme – er weiß von Celeste; und Celeste glaubt, ich hätte Probleme mit ihr.«

»Und was glauben *Sie*?« fragte ich.

»Ich weiß genau, wo das Problem liegt.« Paul deutete auf sein Herz. »Es liegt in mir selbst. Ich habe mich da so tief reingeritten, daß mir das Herz bricht, und ich befürchte, den Verstand zu verlieren. Auf eine bestimmte Art liebe ich sie alle drei – Jim, Celeste und meine Frau. Aber gleichzeitig gehen sie mir alle drei ganz furchtbar auf die Nerven ... Ich muß mich irgendwie entscheiden und mein Leben wieder in den Griff kriegen. So kann ich nicht weitermachen.«

Ich fand Pauls Offenheit bewundernswert und konnte das Ausmaß seiner Qual deutlich vor mir sehen. Während sich seine Geschichte vor mir entfaltete, begann ich zu verstehen, daß er in einer Zwickmühle der Ambivalenz gefangen saß.

Jim und Paul waren seit fast zwölf Jahren befreundet. Vor acht Jahren waren sie Geschäftspartner geworden und hatten eine Firma für Gaststättenbedarf gekauft. Sie waren so naiv und unklug gewesen, auf Grund ihrer Freundschaft keine klaren vertraglichen Vereinbarungen für eine mögliche Auflösung der Partnerschaft zu treffen, obwohl ihr Anwalt ihnen ausdrücklich dazu geraten hatte.

In den ersten fünf Jahren lief das Geschäft recht gut, aber die letzten drei waren schwierig gewesen. Paul war der Ansicht, Jim und er wären »Kumpel« und würden, wie er sich ausdrückte, es »entweder gemeinsam hinkriegen oder zusammen auf die Schnauze fallen«. Doch Jim sah die Sache anders. Da er Geld brauchte und offenbar nicht bereit war, zusammen mit seinem Freund unterzugehen, hatte er sich einen anderen Geldgeber gesucht und wollte Paul auskaufen.

»Ich kann nicht glauben, daß der Kerl mir das antut«, sagte Paul. »Er war mein Trauzeuge, und ich der seine; er ist der Pate meiner Kinder; seine Frau ist die beste Freundin meiner Frau. Ich will ihn nicht verlieren – er ist wie ein Bruder für mich –, aber er hat mich total hintergangen. Er drängt mich aus meinem eigenen Geschäft raus. Er weiß, daß ich das Geld nicht aufbringen kann, um ihn auszukaufen, und der Preis, den er mir zahlen will, ist nur die Hälfte dessen, was das Geschäft vor der Rezession wert war.«

Plötzlich sprang Paul auf und rannte zur Toilette. Ein paar Minuten später kam er zurück, bleich und zittrig.

»Tut mir leid«, entschuldigte er sich, »aber das passiert mir in letzter Zeit dauernd. Mein Magen und meine Nerven sind das reinste Chaos. Ich weiß also nicht, ob ich Jim noch mag oder ob ich ihn hasse. Ich glaube – beides. Aber das ist nur ein Teil meiner Geschichte. Was mich wirklich umbringt, ist, daß *ich* ein Lügner und Betrüger bin. Seit zehn Jahren bin ich mit Annette verheiratet. Sie liebt mich; sie ist eine gute Frau und eine hingebungsvolle Mutter. Aber von Leidenschaft ist in unserer Ehe keine Spur mehr. Es gibt nichts mehr, worüber wir reden können. Wenn ich mit ihr zusammen bin, fühle ich mich einsam.

Vor sechs Monaten habe ich auf einer Cocktailparty der Handelskammer Celeste kennengelernt. Schätzen Sie Celeste bitte nicht falsch ein. Sie wußte nicht mal, daß ich verheiratet bin. Am Anfang habe ich auch sie belogen. In

den ersten beiden Wochen nach unserem Kennenlernen waren Annette und die Kinder verreist, also konnte ich mich mit ihr treffen, als würde ich allein leben. Ich trage keinen Ehering und habe wohl selbst mit diesem Spielchen angefangen, denn sie hat noch nicht einmal gefragt, ob ich verheiratet bin.
Ehrlich gesagt wird mir richtig schlecht bei dem Gedanken, was für ein guter Lügner ich bin. Aber nachdem wir das erste Mal miteinander geschlafen hatten und ich sicher war, daß es auch sie ganz schön erwischt hatte, erzählte ich ihr von Annette und den Kindern. Zuerst war sie schrecklich sauer auf mich, wollte weder am Telefon mit mir reden noch mich sehen. Aber nach zehn Tagen war sie bereit, sich mit mir zum Lunch zu treffen, und da tischte ich ihr die nächste Geschichte auf – daß ich vorhätte, Annette demnächst zu verlassen. Ich flehte sie an, mit mir zusammen durchzuhalten, bis ich die Scheidung hinter mir hätte. Ich erzählte ihr, ich müsse zuerst meine geschäftlichen Probleme regeln, bevor ich Annette verlassen könnte.
Und jetzt, drei Monate später, bin ich immer noch verheiratet. Celeste liebt mich und fühlt sich langsam ziemlich hingehalten. Ich kann mich nicht mehr im Spiegel anschauen. Ich möchte mit Annette reinen Tisch machen und ihr von Celeste erzählen, aber ich weiß, daß es sie umbringen würde. Sie schmeißt mich garantiert raus, und ich glaube nicht, daß ich bereit bin, meine Kinder und meine Ehe aufzugeben.
So, und um Ihnen zu zeigen, was für ein toller Hecht ich bin, will ich Ihnen sagen, daß dies nicht das erste Mal ist«, meinte Paul sarkastisch. »Ich bin schon früher fremdgegangen. Seit Jahren schon. Aber ich habe mich vorher nie dabei verliebt, noch nicht mal ansatzweise. Das waren für mein Gefühl relativ bedeutungslose Episoden, die meine Ehe nie bedroht haben. Doch Celeste liebe ich wirklich. Ich muß zu irgendeiner Entscheidung kommen, sonst zerreißt es mich.

Die Schuldgefühle bringen mich um. Ich halte den Druck nicht mehr aus, Annette irgendwelche Geschichten zu erzählen, mich davonzuschleichen und auch Celeste noch dauernd anzulügen.
Mein Leben ist ein einziger Schlamassel«, schloß er. »Ich brauche Ihre Hilfe, um rauszufinden, was ich will. Ich kann so nicht mehr leben.«
Ein paar Tage später sprach ich mit Pauls Arzt, der mir bestätigte, daß Paul »somatisiere« – seine schweren psychischen Konflikte in physische Symptome umsetze. Seine Magenprobleme ließen sich vorübergehend medikamentös eindämmen, und er könne noch keine Anzeichen für ein Magengeschwür entdecken.
Trotzdem mußte Paul seine nächsten drei Termine bei mir wegen eines Hexenschusses absagen. Beim Röntgen stellte sich heraus, daß sich eine Bandscheibe verschoben hatte, und der Orthopäde verordnete ihm strengste Bettruhe, dazu ein Muskelentspannungs- und ein Schmerzmittel.
»Na ja«, lachte Paul ohne rechte Überzeugung, als er mit mir am Telefon sprach, »wenigstens muß ich jetzt erst mal aufhören, den Weiberhelden zu spielen. Ich kann mich ja noch nicht mal bewegen.«

Ambivalenz, Konflikte und Angst

Pauls Lebenskrise und seine physischen Symptome machen auf sehr plastische Weise die Auswirkungen von emotionalem Aufruhr auf den Körper deutlich. Seine Ambivalenz – die psychischen Konflikte – gegenüber den wichtigsten Bezugspersonen in seinem Leben hatte ihn, zumindest zeitweise, im wahrsten Sinne nahezu gelähmt.
Fast alle großen psychologischen Theorien, von der Psychoanalyse bis zum modernen Behaviorismus, sind von der Vorstellung durchdrungen, daß ungelöste innere Konflikte Angstzustände hervorrufen. Ein besonders auf Pauls Situa-

tion anwendbares Modell charakterisiert Angst als das Ergebnis dreier grundlegender Konfliktformen: Erstens der *Annäherungs-Annäherungs-Konflikt*. Er tritt auf, wenn man durch zwei gleichzeitig einwirkende positive, einander jedoch ausschließende Ziele angezogen wird. Zweitens der *Vermeidungs-Vermeidungs-Konflikt*, der einsetzt, wenn man sich zwischen zwei gleichzeitig einwirkenden negativen Zielen entscheiden muß, denen man beiden zu entgehen sucht. Und drittens der *Annäherungs-Vermeidungs-Konflikt*, in den man gerät, wenn man ein und dasselbe Ziel gleichzeitig anstrebt und vermeiden will.

Paul ist das Opfer aller drei Formen. Er wünscht sich gleichzeitig, bei seiner Familie zu bleiben *und* bei seiner Geliebten zu sein. Da Celeste nicht länger bereit ist, die »andere Frau« zu sein, muß sich Paul zwischen zwei entgegengesetzten positiven Zielen entscheiden und befindet sich daher mitten in einem Annäherungs-Annäherungs-Konflikt.

Andererseits kann man Pauls Liebesdrama auch als Vermeidungs-Vermeidungs-Konflikt betrachten. So gesehen, will Paul weder seine Familie verlieren noch seine Geliebte. Doch wenn er den Verlust einer der beiden Beziehungen vermeidet, führt das automatisch zum Verlust der anderen. Und so fühlt sich Paul erneut von seiner Angst überwältigt.

Pauls Beziehung zu Jim ist ein weiterer Konflikt- und Angstauslöser. In diesem Fall handelt es sich um einen Annäherungs-Vermeidungs-Konflikt. Einerseits wünscht er sich, seine lange und enge Freundschaft mit Jim fortzusetzen – die Annäherungs-Seite des Konflikts. Andererseits hat er das starke Bedürfnis, Jim Betrug und Vertrauensbruch vorzuwerfen und ihm die Freundschaft zusammen mit der Partnerschaft aufzukündigen – der Vermeidungsteil.

Die Intensität von Pauls Angst entsteht also durch das Zusammenwirken der drei psychischen Konflikte, in denen er sich befindet. Und der Grad seines Unwohlseins ergibt sich sowohl aus der Anzahl der Konflikte, denen er sich gegen-

übersieht, als auch aus dem Stellenwert, den sie in seinem Leben einnehmen.
Paul ist in einer Zwickmühle der Ambivalenz gefangen – ein lähmender Zustand des Schwankens, der Unentschlossenheit und Unsicherheit. Die Stärke seiner Ambivalenz rührt aus der Tatsache her, daß der psychische »Sog« der entgegengesetzten Ziele seiner verschiedenen Konflikte ungefähr gleich stark ist.

Die psychosomatische Verbindung

Pauls Fall ist ein klassisches Lehrbeispiel psychosomatischer Krankheiten. Was nicht bedeutet, daß seine Magenkrämpfe und die Verkrampfung seiner Rückenmuskeln pure Einbildung sind. Im Gegenteil, Pauls körperliche Probleme sind sehr real und sehr schmerzhaft. Doch es bedeutet, daß sich Pauls psychischer Aufruhr in physische Symptome übertragen hat. Ganz eindeutig zwingt Pauls Körper ihn dazu, seine Ambivalenz aufzugeben und die Probleme zu lösen.
Genau wie sich Pauls Psyche durch seine komplexen Probleme in verschiedene und einander widersprechende Richtungen gezogen fühlt, so werden auch große Muskelgruppen seines Körpers in verschiedene Richtungen gezerrt. Diese physische Spannung erzeugt die Krämpfe. Pauls Symptome verdeutlichen die Tatsache, daß der Körper nicht zwischen psychischen Vorstellungen (Gedanken) und physischer Realität (Ereignissen) unterscheiden kann.
Eigentlich eine erstaunliche Leistung, die der Körper da in Reaktion auf geistige Phänomene vollbringt! Zahllose Untersuchungen haben gezeigt, daß durch rein visuelle Vorstellungen stimulierte physiologische Prozesse identisch mit denjenigen sind, die durch tatsächliche Ereignisse aktiviert werden. So bewegten zum Beispiel Sportler, denen zu diesem Zweck Elektroden an den Muskeln befestigt wurden, allein bei der Vorstellung eines Laufs oder Sprungs – in Re-

aktion auf das geistige Bild – die entsprechenden Muskeln.
Während sich also Paul geistig mit seinen diversen Lebenskonflikten herumschlägt, spielt sich in seinem Körper – besonders in den Rücken- und Magenmuskeln – ein gleichzeitiger, parallel verlaufender Kampf ab. Diese komplizierte Verbindung zwischen der Arbeit des Geistes und der Reaktion des Körpers ist gemeint, wenn man von psychosomatischer Verbindung spricht.

Ambivalenz und widersprüchliche Botschaften

Paul ist mit Sicherheit nicht das unschuldige Opfer der Vorgehensweisen anderer Menschen. Viele der ihn quälenden zwischenmenschlichen Probleme hat er eindeutig selbst verursacht. Von Annettes oder Celestes Standpunkt aus betrachtet, hat er überdies alle Eigenschaften eines destruktiven Partners.
Doch in Pauls Augen ist seine Ambivalenz zum Teil auch eine Reaktion darauf, wie andere Menschen – seine Frau, seine Geliebte, sein bester Freund – *ihn* behandelt haben. In allen drei Fällen hat er widersprüchliche Botschaften erhalten, sowohl verbal als auch nonverbal, die zu seiner Ambivalenz beigetragen haben.
Annette wird zum Beispiel von Paul als liebende und hingebungsvolle Ehefrau beschrieben. Aber Paul klagt auch darüber, daß sie sich während ihrer achtjährigen Ehe körperlich »völlig hat gehenlassen«. Sie hatte mehr als fünfzig Pfund zugenommen, und da sie den ganzen Tag mit den Kindern zu Hause war, trug sie nur unförmige Jogginganzüge, kein Make-up und achtete kaum auf ihre Frisur. Annette war nicht nur in Pauls Augen weniger attraktiv geworden, sondern auch in ihrer eigenen Wahrnehmung. Da sie übergewichtig war und sich unattraktiv fand, unternahm sie von sich aus keine Anstrengungen, mit ihrem Mann zu

schlafen, und reagierte auch nicht auf seine Annäherungen.
Andererseits war Annette loyal und warmherzig; sie war eine ausgezeichnete Mutter und bot Paul ein gemütliches Heim. Doch für ihn hatte sich Annettes Liebe von der einer Frau für ihren Ehemann in die einer Erdmutter für die gesamte Familie, ihn eingeschlossen, verwandelt. Die mütterliche Liebe, die sie ihm entgegenbrachte, war für seine sexuellen Gefühle ihr gegenüber ein Hindernis.
Annette gab ihre Laschheit in bezug auf ihre körperliche Attraktivität und ihre sexuellen Gefühle durchaus zu und sagte Paul verschiedentlich, sie erwarte Verständnis von ihm, da es ein vorübergehender Zustand sei. Er möge den Mangel an sexueller Liebe zwischen ihnen hinnehmen, bis sie irgendwann bereit sei, sich zu ändern und »sich zusammenzunehmen«. Sie versicherte ihm, daß sie sich wirklich ändern wolle, obwohl sie nichts in dieser Richtung unternahm. Überdies ließ sie sehr deutlich durchblicken, daß sie seinen Seitensprung von Paul nicht hinnehmen würde. Sie bestand sogar mehrfach darauf, Partys mit ihm zusammen vorzeitig zu verlassen, wenn sie das Gefühl hatte, Paul würde mit anderen Frauen flirten.
Paul interpretierte Annettes Verhalten und Erwartungen als eine Reihe widersprüchlicher Botschaften, auf denen seine Ambivalenz basierte.
»Sie erwartet, daß ich ihr gegenüber genauso aufmerksam und treu bin«, erklärte er, »wie sie es mir gegenüber zu sein scheint. Meine sexuellen Bedürfnisse soll ich derweilen auf Eis legen. Aber ich halte mich sehr fit und lege meinen Stolz darein, mir das bestmögliche Aussehen zu bewahren. Und auf die Gefahr hin, eingebildet zu wirken: Ich weiß, daß ich durchaus attraktiv bin.
Einerseits«, fuhr Paul fort, »ist Annette knallhart, was andere Frauen angeht – woraus ich ihr keinen Vorwurf mache –, doch andererseits scheint sie mich zu testen. Sie

scheint *absichtlich* zu versuchen, so schlecht wie möglich auszusehen, um uns jegliche Lust zu nehmen. Sie tut nichts, um ihr Aussehen oder unsere sexuelle Situation zu verbessern. Gleichzeitig beobachtet sie mich wie ein Raubvogel, um sicher zu sein, daß ich keinesfalls nach anderen Frauen schiele. Ich habe manchmal das Gefühl, das Ganze ist eine abgekartete Sache. Sie bringt mich dazu, ständig zwischen dem Wunsch, ihr treu zu bleiben und bei meiner Geliebten zu sein, zu schwanken.«

Auch zwischen Celestes Handlungen und ihren Worten nahm Paul einen erstaunlichen Widerspruch wahr. Dieses Mißverhältnis war für ihn frustrierend und verwirrend und trug daher zu der Intensität seiner inneren Konflikte bei.

»Celeste geht folgendermaßen vor«, erklärte Paul. »Erst vertritt sie beinhart den Standpunkt, sich auf keinen Fall mit einem verheirateten Mann einlassen zu wollen. Und, um die Wahrheit zu sagen, respektiere ich diese Haltung nicht nur, sondern würde mir wünschen, daß sie dabei bleibt. Statt dessen sagt sie mir, sie wolle nicht die ›andere Frau‹ sein oder in einen Ehebruch verwickelt werden, doch während sie diese hehren Worte ausspricht, küßt sie mich, macht den Reißverschluß meiner Hose auf und verführt mich nach allen Regeln der Kunst.

Natürlich könnte ich nur auf ihre Worte hören und ihr ansonsten eins auf die Finger geben, aber ich bin auch nur ein Mensch. Und der Mangel an Sex zu Hause macht mich, offen gestanden, zu einem mehr als willigen Opfer. Celeste erregt mich derart, wenn sie mich in dieser Art verführt, daß ich im Nu ›über den Jordan‹ bin.

Doch am meisten ärgert mich, daß sie immer direkt danach, wenn ich mich gerade so schön entspanne, wieder mit all ihren Forderungen kommt. ›Du mußt es deiner Frau sagen‹, verlangt sie; ›ich kann mich nicht damit abfinden, die heimliche Geliebte zu sein, die du nur in deinen Büropausen

besuchen kannst‹; oder ›Wenn du Annette nicht verläßt, dann verlasse ich dich!‹«
Wieder wird, aus Pauls Sicht, sein innerer Konflikt durch das angeheizt, was er als Celestes Ambivalenz wahrnimmt.
»Ich will ehrlich sein«, fuhr Paul fort. »Wenn Celeste bei ihren Moralvorstellungen bliebe und unsere Beziehung beenden wollte, würde mir eine Entscheidung natürlich leichter fallen. Aber obwohl sie doch angeblich keine Affäre mit einem verheirateten Mann haben will, macht sie trotzdem nicht Schluß. Daher kann ich eine Entscheidung immer weiter rausschieben. Manchmal glaube ich, Celeste genießt es sogar heimlich, daß ich ihr nicht ganz gehöre. Ich habe mich schon oft gefragt, ob sie überhaupt noch für mich da wäre, wenn ich Annette verließe.«
Jim schließlich wird von Paul als ein Mann mit »zwei widersprüchlichen Persönlichkeiten« wahrgenommen. Die eine ist die seines langjährigen besten Freundes; der Mann, dem er mehr vertrauen kann als allen anderen; der Freund, dem er seine innersten Gedanken offenbart hat, inklusive der Einzelheiten seiner Affäre mit Celeste und seine verwirrten Gefühle Annette gegenüber. Jims andere Seite ist der rücksichtslose Geschäftsmann, der seinen Partner mit der gleichen Kaltschnäuzigkeit über die Klinge springen läßt wie einen völlig Fremden oder seinen schlimmsten Feind.
»Ich weiß nicht, wie ich diese beiden Persönlichkeiten zusammenbringen soll«, meinte Paul. »Wenn er sich als Freund total gegen mich gestellt hätte, dann würde ich nicht dieses innere Ziehen verspüren, die Beziehung fortzusetzen. Selbst nachdem er mich geschäftlich übervorteilt hat, meint Jim von mir erwarten zu können, daß ich, als *sein* bester Freund, *ihn* verstehen und unterstützen muß! Wissen Sie, wenn ich nicht mit ihm zusammen bin und mit Annette über das Geschäft rede, kann ich richtig wütend auf Jim werden. Aber kaum sitze ich ihm gegenüber und soll bei einer geschäftlichen Angelegenheit, die seiner finanziellen Position

schaden könnte, meine Interessen mit Härte vertreten, bin ich dazu außerstande. Der Teil von mir, der seinen besten Freund nicht verlieren möchte, lähmt mich total.«

Pauls *Wahrnehmung* der ambivalenten Gefühle seiner Frau, seiner Geliebten und seines Partners erhält seinen inneren Aufruhr und seine schmerzliche Unentschiedenheit aufrecht. Natürlich würde jeder der Mitspieler in diesem Drama das gleiche von Paul sagen: Daß *seine* Ambivalenz die widersprüchlichen Botschaften hervorruft, die sie ihm vermitteln. So gesehen, sind also durch ungelöste innere Konflikte erzeugte ambivalente Gefühle nicht nur giftig, sondern auch ansteckend.

Abhängigkeit und Ambivalenz

Romantische Liebesbeziehungen sind nicht das einzige Gebiet, auf dem Ambivalenz oder jenes gefährliche, schädigende Verhalten auftritt, das durch widersprüchliche Gefühle entstehen kann. Tatsächlich ist die Eltern-Kind-Beziehung einer der fruchtbarsten Böden für das Gedeihen giftiger Ambivalenz.

Toby und Roberta sind sowohl Mutter und Tochter als auch Geschäftspartner. Toby hat sich von ihrem Mann scheiden lassen, als Roberta, ihr einziges Kind, gerade fünf Jahre alt war. Der Vater, ein gutaussehender, aber unreifer und unzuverlässiger Mann, verließ Toby und das Kind, um nach New York zu gehen, und überließ die beiden in Los Angeles ihrem Schicksal. Obwohl Toby sehr attraktiv ist, hat sie nie wieder geheiratet und sogar abgelehnt, mit Männern auszugehen, bis Roberta 18 war und im College lebte.

Toby opferte ihr persönliches Glück für ihre Tochter. Teilweise entsprang diese Hingabe ihren extremen Schuldgefühlen, die sie empfand, weil Roberta ohne Vater aufwuchs. Sie vergab sich nie, »so blöd gewesen zu sein, einen solchen Versager zu heiraten«. Als Buße für ihre Fehleinschätzung

schwor sich Toby, Roberta Mutter und Vater zugleich zu sein. Kein Mann sollte ihr und ihrer Tochter erneut das Herz brechen und sie verlassen.
Als Roberta 18 wurde, liebte und bewunderte sie Toby sehr dafür, daß sie mit aller Kraft versucht hatte, ihr auch den Vater zu ersetzen. Aber sie fühlte sich von der Enge der Beziehung erdrückt und sehnte sich danach, sich unabhängig und getrennt von ihrer vereinnahmenden Mutter entwikkeln zu können. Überdies warf sie ihrer Mutter vor, ihr ein fundamentales Mißtrauen allen Männern gegenüber eingeimpft zu haben und ihr Schuldgefühle zu vermitteln, weil sie nie wieder geheiratet hatte.
Toby ihrerseits ließ keine Gelegenheit aus, Roberta daran zu erinnern, welche Opfer sie ihr gebracht hatte. Sie beschwor ihre Tochter immer wieder, »nicht den gleichen Fehler zu machen wie ich und von irgendeinem Mann abhängig zu werden«.
Trotzdem verließ Roberta das College nach nur einem Jahr, als sie sich in einen gutaussehenden Skilehrer verliebte. Sie zog in den Wintersportort, in dem er lebte, und wurde innerhalb von sechs Monaten schwanger. Ihr Freund drehte bei dem Gedanken an Ehe und Vaterschaft völlig durch und bedrängte Roberta, abtreiben zu lassen. Aber Roberta wollte das Kind und beschloß, den Mann aufzugeben.
Und so zog Roberta wieder bei ihrer Mutter ein, gebar ein Mädchen und begann, das einsame Leben ihrer Mutter zu wiederholen. Doch sie brauchte eine Möglichkeit, sich und ihre Tochter finanziell durchzubringen. Bei ihrer begrenzten Schulbildung und Arbeitserfahrung, plus den Anforderungen der Mutterschaft, hatte sie allerdings wenig Aussicht, einen guten Job zu finden.
Dann machte ihr Toby ein Angebot, daß Roberta nicht ausschlagen konnte. Als Besitzerin einer erfolgreichen Agentur für Zeitarbeit, bot Toby ihr eine Geschäftspartnerschaft und eine Stelle als Geschäftsführerin an.

Die von Haus aus bereits vielschichtige Beziehung zwischen Mutter und Tochter wurde nun noch durch verschiedene zusätzliche Schichten gegenseitiger Abhängigkeit, Kompliziertheit und Ambivalenz beladen. Roberta liebte ihre Mutter nach wie vor, doch nun brauchte sie Toby in einem kaum mehr meßbaren und erst recht nicht tolerierbaren Maße. Toby bot Roberta und ihrer Enkeltochter ein Heim und verließ fast jeden Tag vor Roberta das Büro, um für sie alle zu kochen. »Das macht mir doch nichts aus«, behauptete Toby, denn sie sei »schließlich daran gewöhnt, Opfer zu bringen«.

Während Roberta in geschäftlicher Hinsicht von ihrer Mutter abhängig war, war auch Toby von ihrer Tochter abhängig, da sie zum ersten Mal in ihrem zwanzigjährigen Geschäftsleben eine vertrauenswürdige Partnerin hatte, auf die sie sich in allem verlassen konnte. Da Toby überdies unter schmerzhaften Anfällen rheumatischer Arthritis litt, konnte sie es sich nun erlauben, nach diesen Anfällen immer ein paar Tage zu Hause zu bleiben, wodurch sich Robertas Arbeitsbelastung natürlich verdoppelte.

Genau wie ihre Mutter es als Alleinerziehende getan hatte, scheute Roberta Beziehungen mit Männern. Auch sie wollte nicht noch mal von so einem »egoistischen, lausigen Kerl« enttäuscht werden, und war daher vollständig auf Toby angewiesen, um ihrer eigenen kleinen Tochter die einzige Art von Sicherheit und Familie zu geben, die sie selbst kannte.

Toby war entzückt, von Roberta und ihrer reizenden kleinen Enkelin gebraucht zu werden. Und sie war sehr zufrieden, daß ihr Geschäft in der Familie blieb, falls sie sich zurückziehen wollte.

Gleichzeitig beschwerte sich Toby aber bitterlich über den Verlust an Freiheit und Privatleben mit Äußerungen wie: »Gerade als ich mich daran gewöhnt hatte, ein bißchen Zeit und Frieden und Ruhe für mich zu haben, mußte ich das schon wieder für ein Baby aufgeben.« Trotz ihrer Befriedigung, Roberta sowohl einen Beruf als auch einen Anteil am Geschäft bieten zu können, kritisierte Toby nicht nur ständig den Arbeitsstil und die Geschäftsentscheidungen ihrer Tochter, sondern auch ihre Erziehungsmethoden. Da Toby die Hauptanteile am Geschäft behielt, mußte Roberta jede Entscheidung und Anordnung vor der Mutter verantworten. Diese Vereinbarung führte bald zu ernsthaften Auseinandersetzungen.

Trotz der Tatsache, daß Toby sehr viel mehr als die normalen Arbeitszeiten von ihrer Tochter verlangte, warnte sie Roberta ständig vor der »Gefahr, nur noch für Arbeit und Kind zu leben, denn dann wirst du wie ich enden – alt, verbittert und einsam«. Und dann setzte sie hinzu: »Außerdem solltest du dir einen reichen Mann suchen, der für dich und deine alte Mutter aufkommen kann, damit ich endlich aus dem Schneider bin.« Das sagte sie immer wieder, trotz ihrer lebenslangen Ermahnung, sich nie von einem Mann abhängig zu machen.

Roberta und Toby kamen zu einer gemeinsamen Therapie zu mir, gleichzeitig wütend aufeinander und sich trotzdem zugetan.

»Für mich gibt es überhaupt keine Zweifel, daß meine Mutter mich über alles liebt«, erklärte mir Roberta in einer Einzelsitzung. »Und ich bin dankbar für alles, was sie für mich getan hat. Doch ihre Liebe ist keineswegs uneigennützig. Ich fühle mich ständig verpflichtet, es ihr zurückzuzahlen oder für alles gradezustehen. Mein ganzes Leben lang habe ich mich dafür verantwortlich gefühlt, daß sie nicht wieder geheiratet hat. Jetzt bin ich eine erwachsene Frau und selbst Mutter, und ich bin stärker von ihr abhängig als je zuvor. Ich bin dankbar für ihre Hilfe – und nehme es ihr übel, daß sie mich so abhängig von sich macht.

Aber am schlimmsten ist«, fuhr Roberta fort, »daß sie mir die Schuld an dem Streß gibt, der ihre Arthritis hervorruft.

Ich darf also überhaupt nicht wütend werden oder sagen, was ich fühle, denn wenn sie sich ärgert, bin ich schuld daran, daß sie Schmerzen hat.«

Roberta und Toby haben eine extrem ambivalente Mutter-Tochter-Beziehung, die sowohl äußerst positiv wie auch negativ gefärbt ist. Natürlich verursacht das Mißverhältnis dieser gegensätzlichen Emotionen bei beiden starke innere Konflikte. Diese Konflikte tragen wiederum sowohl zur Verschlimmerung von Tobys Arthritis als auch zu Robertas zahlreichen angstbedingten Hautproblemen bei, ihrem Kiefergelenks-Syndrom – Schmerzen im Gesicht und in der Kieferpartie – und ihren nervösen Darmbeschwerden.

Die Quelle ihrer Ambivalenz ist die komplexe, vielschichtige Abhängigkeit, in der sie zueinander stehen. In gewissem Sinne braucht Roberta ihre Mutter zu sehr und auf eine Weise, die unangemessen ist für eine erwachsene Frau mit Kind. Zum Beispiel lebt Roberta mit 32 Jahren immer noch zu Hause. Sie sucht für jedes Kleidungsstück, das sie sich kauft, und für fast alle ihre Entscheidungen die Zustimmung ihrer Mutter. Verweigert ihr Toby diese Zustimmung, was häufig der Fall ist, wird Roberta mürrisch und deprimiert.

Robertas Abhängigkeit wird noch zusätzlich verstärkt durch die geschäftliche Verbindung, auf Grund derer ihre Mutter zur einzigen Quelle ihrer jetzigen und zukünftigen finanziellen Sicherheit geworden ist. Und will Roberta doch einmal ausgehen, ist sie davon abhängig, daß ihre Mutter sich um das Kind kümmert.

Allerdings ist Robertas Abhängigkeit nicht einseitig. Denn auch Toby braucht Roberta zur Erfüllung ihrer zahlreichen Bedürfnisse, von denen viele ebenfalls unangemessen sind. So geben Roberta und deren Tochter Toby das Gefühl, gebraucht zu werden, und eine Ausrede, immer noch zu wenig Zeit und Energie für einen Mann zu haben. »Außerdem«, sagt sie, »sind Roberta und das Baby für mich Familie genug.«

Also braucht Toby Roberta, um selbst das Gefühl zu haben, gebraucht zu werden. Zudem braucht sie Roberta, um die Fehler zu korrigieren, die sie in ihrem eigenen Leben gemacht hat. Mit anderen Worten, Tobys ständiger Druck auf Roberta, einen reichen Mann zu heiraten, scheint mehr Tobys Wunschtraum zu entspringen als dem ihrer Tochter. Gleichzeitig verabreicht Toby ihr aber auch eine kräftige Dosis widersprüchlicher Botschaften. Zum Beispiel erinnert sie Roberta ständig daran, daß sie das Geschäft nur aufgebaut hat, damit ihre Tochter es einmal erben kann und nie von einem Mann finanziell abhängig wird. Und trifft sich Roberta, was selten genug vorkommt, mal mit einem in Frage kommenden Mann, findet Toby sofort zahlreiche Fehler an ihm, auch wenn sie ihm nur kurz begegnet ist.

In der Therapie arbeiteten Toby und Roberta daran, ihre Beziehung neu zu definieren, wobei möglichst viel des positiven Zusammenhalts bestehen bleiben sollte und gleichzeitig das so bitternötige Maß an psychischer Trennung erreicht werden mußte. Roberta zog aus dem Haus ihrer Mutter aus und mietete eine eigene Wohnung. Sie lernte, selektiver zu werden bei den Dingen, die sie ihrer Mutter erzählte, und aufzuhören, bei allem Tobys Zustimmung zu suchen.

Gemeinsam setzten sie einen offiziellen Geschäftsvertrag auf, in dem Robertas Rolle als Geschäftsführerin festgelegt wurde und ihr über einen Zeitraum von sieben Jahren wachsende Geschäftsanteile zugesichert wurden. Zusätzlich vereinbarten sie, ihre Geschäftsgespräche auf die Bürozeit zu beschränken, damit ihre Mutter-Tochter-Beziehung nicht noch dadurch vergiftet wurde.

In vieler Hinsicht erfreuten sich Toby und Roberta einer Beziehung, von der sie beide auf gesunde, positive Art profitierten. Sie bildeten eine Familieneinheit und waren außerdem beste Freundinnen. Auch die geschäftliche Partnerschaft war, sobald sie sich im Gleichgewicht befand, für beide vorteilhaft.

Mit Hilfe der Therapie hatten Toby und Roberta nun die Aufgabe, die ungesunden Elemente ihrer Beziehung aufzuspüren und zu eliminieren – die unangemessene Abhängigkeit, die bei beiden Gereiztheit auslöste; die manipulative Kommunikation (»Hätte ich mich nicht so über dich aufregen müssen, wäre ich nicht krank«); und die widersprüchlichen Botschaften, die Ambivalenz hervorriefen (»Geh mit Männern aus, aber bleibe bei mir«).

Während Toby und Roberta sich erfolgreich mit jenen Punkten auseinandersetzten, die die meiste Ambivalenz verursacht hatten, berichteten beide, daß ihre Ängste und ihre physischen Symptome viel schwächer geworden waren. Und als sich die Negativität zusammen mit der destruktiven Ambivalenz abschwächte, wurde die besondere Verbundenheit, die zwischen ihnen bestand, viel erfreulicher und wirkte sich günstiger auf ihre Gesundheit und das Wohlergehen des Kindes aus, das sie zusammen großzogen.

Roberta erreichte einen der wichtigsten Durchbrüche in ihrer Therapie, als sie realisierte, daß sie auf ihren ehemaligen Freund, den Vater ihrer Tochter, fast genauso reagiert hatte wie auf ihre Mutter. Roberta erkannte, daß sie in beiden Fällen das Ambivalenzobjekt des jeweils anderen war.

Während Toby es genoß, gebraucht zu werden, beschwerte sie sich gleichzeitig über den Verlust an Freiheit und Privatleben. Obwohl sie Roberta aufforderte, bei ihr zu wohnen, um Geld zu sparen, legte sie ihr trotzdem immer wieder nahe, sich ein eigenes Leben aufzubauen. Und während sie Roberta im Büro zwar manchmal lobte, war sie andererseits schnell mit Kritik bei der Hand und korrigierte Robertas Fehler, meist in Anwesenheit von Angestellten, was für ihre Tochter peinlich war und sie erboste.

Roberta fühlte sich durch Tobys ambivalentes Verhalten gleichzeitig akzeptiert und zurückgewiesen; gebraucht und abgelehnt; anerkannt und herabgewürdigt.

Ihr ehemaliger Freund hatte in Roberta ähnlich widersprüchliche Gefühle ausgelöst. »Vielleicht war das der Grund, warum ich mich in ihn verliebt habe … weil er mich an meine Mutter erinnerte«, überlegte sie.

Roberta erreichte ihren therapeutischen Wendepunkt, als sie erkannte, wie ungeheuer negativ es sich auf ihr Selbstwertgefühl ausgewirkt hatte, das Ambivalenzobjekt eines anderen Menschen zu sein. Und sie verstand nun eins: Wenn sie sich auf eine Beziehung mit einem Menschen einließ, der ihr gegenüber ambivalente Gefühle hatte oder sich ambivalent verhielt, dann wertete sie sich selbst ab und forderte so eine folgenschwere und unvermeidliche Depression heraus.

Es gibt in der Tat keine empfindlichere und potentiell gefährlichere Position, als das Ambivalenzobjekt eines anderen Menschen zu sein, besonders in einer Liebesbeziehung. Eine solche emotionale Unsicherheit vermittelt die psychische Botschaft, daß bei einem *selbst* etwas nicht stimmen muß, denn sonst wären die Gefühle des Partners doch wohl nicht derart widersprüchlich. Während man intellektuell durchaus erkennen mag, daß die Ambivalenz des Partners mehr mit ihm oder ihr selbst zu tun hat, sind die vernichtenden Auswirkungen auf das *eigene* Selbstwertgefühl trotzdem unvermeidlich.

Ambivalenz und schlechte Gesundheit

Generell gesehen sind Beziehungen weder völlig positiv noch total negativ. Als menschliche Wesen, die wir sind, haben wir alle Fehler und Mängel, die, in unterschiedlichem Maße, Fehler und Mängel in der Beziehung hervorrufen. Daher scheint eine gewisse Ambivalenz eine unvermeidliche emotionale Komponente praktisch jeder menschlichen Verbindung zu sein.

Wenn Ambivalenz nun Teil der meisten Beziehungen ist, wann und wie wird sie dann giftig? Das läßt sich daran ablesen, wie intensiv und wie chronisch die Ambivalenz auftritt. In relativ geringem Maße und nur hin und wieder auftretend, dürfte sich Ambivalenz nicht besonders schädlich auswirken.

Ist die Ambivalenz aber von hoher Intensität und tritt sie chronisch auf, kann sie verheerende Auswirkungen auf die Beziehung, die Gesundheit und die Selbstachtung der Beteiligten haben. Die Ambivalenz wird intensiv, wenn die positiven Aspekte die negativen nahezu aufwiegen. Wenn die beiden entgegengesetzten Pole fast gleichstark sind, wird der innere Konflikt massiv und der innere Aufruhr gewaltig.

Wenn zum Beispiel die guten Dinge in Ihrer Beziehung überwiegen und nach Ihrer Einschätzung überaus wichtig sind, während die schlechten Dinge einen vergleichsweise geringen Stellenwert einnehmen, werden Sie wenig ambivalente Gefühle verspüren. Folglich werden Sie auch kaum das Unbehagen innerer Auseinandersetzungen über die Beziehung erleben. Und umgekehrt: Wenn die schlechten Dinge in einer Beziehung einfach unerträglich sind und alles Gute bei weitem überwiegend wird sich die Beziehung höchstwahrscheinlich auflösen.

Sind aber die guten Aspekte überaus angenehm und zahlreich und die schlechten Aspekte sehr bedrückend und genauso zahlreich, befinden Sie sich aller Wahrscheinlichkeit nach in einer Zwickmühle der Ambivalenz – einem Dilemma, das, wie wir gesehen haben, reich an emotionalem Aufruhr ist, an Angst, Depression und den zahlreichen psychischen Symptomen und physischen Krankheiten, die von giftigen Emotionen ausgelöst werden.

Eine weitere Möglichkeit festzustellen, ob Ihre Ambivalenz gegenüber einer Beziehung – oder die Ambivalenz Ihres Partners Ihnen gegenüber – Ihrer Gesundheit schaden könnte, ist die Häufigkeit des Auftretens. Ab und zu hat fast jeder Mensch Zweifel oder ambivalente Gefühle gegenüber einer bestimmten Beziehung, mag sie auch noch so gut sein. Von Zeit zu Zeit können auch größere Probleme auftauchen, die stärkere Verunsicherung hervorrufen. Aber solange die ambivalenten Gefühle ausgeräumt werden und relativ unregelmäßig auftreten, werden sie nur geringen Schaden anrichten.

Doch wenn chronische Ambivalenz zum vordringlichen emotionalen Thema Ihrer Beziehung wird, führt das unweigerlich zu hartnäckigen Streß- und Angstgefühlen, mit all den dazugehörigen negativen Auswirkungen auf Ihre körperliche und seelische Gesundheit.

Wenn Sie also sagen können, Sie würden sich Ihrer selbst und Ihres Partners größtenteils sicher fühlen, ist vermutlich keine giftige Ambivalenz vorhanden. Aber wenn Sie oder Ihr Partner sich der Beziehung gegenüber meist unsicher fühlen, dann ist größte Wachsamkeit geboten.

10
Erworbene Hilflosigkeit

Ich erinnere mich noch gut an den Tag, an dem Patricia zum ersten Mal in meine Praxis kam. Sie war sichtlich nervös, hatte zitternde Hände und ein Zucken um den Mund. Trotzdem lächelte sie. Doch unter diesem Lächeln lag eine tiefe Traurigkeit und emotionale Verletztheit, die mir wegen ihrer unendlichen Wehmut unvergessen bleiben.

Stan, Patricias Ehemann, begleitete sie zu ihrer ersten Sitzung. Er verkündete sofort, er sei mitgekommen, um »zu helfen, Patricias Probleme zu erläutern«. Denn sie »kriegt vermutlich wieder einen ihrer Gefühlsausbrüche, und dann kann sie nicht klar denken oder die Dinge in die richtige Reihenfolge bringen«, darum hätte er es für das Beste gehalten, beim ersten Mal mitzukommen.

Stan machte auch absolut klar, daß er »nichts mit Patricias Problemen zu tun« hätte. Er war, seiner Ansicht nach, »ein liebevoller und verständnisvoller Ehemann«, dem es sehr leid tat, daß Patricia soviel Schwierigkeiten hatte und soviel Schmerzen erleiden mußte.

Doch Stan ließ ebenfalls keine Zweifel daran, daß »Patricias Unfähigkeit, wegen ihrer emotionalen Instabilität ihre Pflichten als Ehefrau und Mutter angemessen zu erledigen«, für ihn zu einer erheblichen Belästigung und Quelle ständiger Irritation geworden war.

Schließlich wies Stan noch darauf hin, daß mein »Job« als Patricias Therapeutin darin bestände, sie zu »kurieren«, um Stans Belästigung und Irritation abzubauen. Während all dieser einführenden Bemerkungen saß Patricia am anderen Ende der Couch, rang die Hände und weinte still vor sich hin, während sie immer noch lächelte, ohne sich ein einziges Mal selbst zu äußern.

Als ich Patricia bat, *ihre* Gründe für die Therapie zu nennen, meinte sie: »Stan hat recht. Ich habe ihn als Frau und Mutter enttäuscht. Ich bin zu nervös und zu gefühlsbetont. Ich versuche ja, mich zu ändern. Ich möchte ihn glücklich machen, aber das ist alles ziemlich sinnlos. Er verdient eine bessere Frau als mich.«

Zunächst ließ Stan Patricias mitleiderregende Antwort einfach so im Raum stehen. Er nickte nur. Dann, als sei ihm das erst nachträglich eingefallen, tätschelte er ihre Hand und sagte: »Nein, Patty, ich will keine andere Frau. Ich will nur, daß du rausfindest, warum du dich selbst so unglücklich machst. Du weißt, was für ein gutes Leben wir haben – es geht uns finanziell sehr gut, wir haben zwei nette Kinder und ein wunderbares Haus. Ich habe für dich eine Haushälterin eingestellt, die dir den ganzen Tag zur Hand geht und sogar bei uns wohnt, und auch das macht dich nicht glücklich. Ich weiß nicht, was ein Mann sonst noch tun könnte.«

Ein kleiner, ärgerlicher Unterton hatte sich in Stans ansonsten sorgfältig kontrollierte Stimme geschlichen.

Wieder stimmte Patricia zu und bestätigte, »wie gut Stan zu mir ist« und »wie egoistisch und undankbar ich ihm vorkommen muß«.

Die Sitzung dauerte dann noch etwa eine halbe Stunde, obwohl bereits die ersten fünf Minuten gereicht hatten, die Dynamik dieser Ehe mehr als deutlich zu machen. Am Ende der Sitzung gab Stan zu verstehen, daß er bereit wäre, jederzeit mit mir zu sprechen, »wenn Patricia dadurch geholfen wird«, aber daß er persönlich auf keinen Fall »eine Therapie braucht«.

Wieder stimmte Patricia zu. Nur diesmal hörte ich aus ihrer Zustimmung einen kleinen Hoffnungsschimmer für unsere zukünftige Zusammenarbeit heraus. »Ich glaube, es wäre sehr viel besser, wenn ich in Zukunft allein zu den Sitzungen käme«, sagte sie. »Aber wenn Stan natürlich meint, daß er mit Ihnen über mich sprechen sollte, dann ist das selbstverständlich in Ordnung. Er kann alles immer so viel besser erklären als ich.«

Patricias Ton ließ durchblicken, daß sie mit mir allein vermutlich viel besser in der Lage wäre, mir ehrlich zu sagen, wie sie ihre Lebensumstände empfand. Da sie überdies offensichtlich tief deprimiert und sehr bereit zu einer Therapie schien, war es mir natürlich sehr viel lieber, mit ihr allein zu arbeiten.

Während der ersten sechs Wochen ihrer Therapie entfaltete sich nach und nach das Bild von Patricias zwölfjähriger Ehe mit Stan, diesmal aus ihrer Perspektive. Es überraschte kaum, daß ihre Geschichte mit dem Eindruck übereinstimmte, den das Paar in jenen bemerkenswerten ersten fünf Minuten ihrer gemeinsamen Sitzung bei mir hinterlassen hatte.

In diesen ersten Wochen erzählte mir Patricia auch viel über ihre Eltern, ihr Leben vor der Ehe mit Stan und dem Entstehen und Fortschreiten ihrer Depression in den beiden Jahren, bevor sie zu mir in Therapie gekommen war. Patricia bezeichnete die Ehe ihrer Eltern als »gut«, beschrieb ihre Mutter als extrem abhängige Frau, die ihren Lebenssinn darin gesehen hätte, ihren Mann und ihre Kinder glücklich zu machen. Das wäre der Mutter nicht immer leicht gefallen, erklärte Patricia, da ihr Vater ein launischer, herrischer Mann war, der seine Frau und seine zwei Töchter oft als »dämliche Gören« beschimpft hatte.

»Ich glaube, ich war recht glücklich als Kind«, erinnerte sich Patricia, »obwohl ich immer Angst davor hatte, meinen Vater zu verärgern. Wenn ich es genauer betrachte, bin ich eigentlich ein totaler Abklatsch meiner Mutter. Und Stan ist meinem Vater sehr ähnlich. Er ist genauso kritisch und herrisch und gibt mir oft das Gefühl, ich wäre dumm, genau wie mein Vater es tat.

Am schwersten kann ich damit umgehen«, fuhr Patricia fort, »daß ich nie etwas anderes sein wollte als eine gute Mutter und Ehefrau, so wie meine Mutter. Aber trotz allem, was ich versucht habe – und ich habe wirklich *alles* versucht –, gibt Stan mir *nie* das Gefühl, es gut genug zu machen.
Er kommt fast jeden Abend gestreßt und schlechtgelaunt von der Arbeit nach Hause. Kaum ist er zur Tür herein, fängt er an, mich zu beschimpfen. Das bringt mich meist völlig aus der Fassung, und ich fange an zu weinen und ziehe mich ins Schlafzimmer zurück. Dann wird Stan wütend, weil ich mich so gehenlasse. Er sagt, ich sei ein schreckliches Vorbild für die Kinder.
Damit hat er sicher recht, aber ich kann nun mal nicht anders. Nichts, was ich tue, macht ihn jemals glücklich. Ich bin selbst eine absolute Perfektionistin, und es ist nicht gerade hilfreich, wenn Stan mich ständig auf meine Fehler hinweist. Ich weiß, wie unzulänglich ich bin, auch ohne ständig von ihm daran erinnert zu werden.«
Patricia fürchtete sich derart vor den Launen und dem Jähzorn ihres Mannes, daß sie sogar behauptete, sie würde sich lieber »körperlich mißhandeln lassen, als weitere Beschimpfungen von Stan hinnehmen zu müssen«. Die Geschichten, die Patricia über ihr Leben mit Stan erzählte, zeigten ihn als einen kalten, lieblosen, sexuell uninteressierten, unaufmerksamen und unkommunikativen Mann.
Erstaunlich jedoch war, daß sich Patricias Erklärungen für ihre Eheprobleme ausschließlich auf *ihre* Fehler und Mängel beschränkten. Ihre ständige Selbstkasteiung hatte eine lähmende Depression ausgelöst, die nur von Gefühlen der Hilflosigkeit und Hoffnungslosigkeit durchbrochen wurde.
»Es ist alles mein Fehler, das weiß ich«, sagte Patricia. »Mit mir ist vieles nicht in Ordnung. Ich bin zu gefühlsbetont; vermutlich war ich schon immer so. Es *stimmt*, daß meine Gefühle viel zu schnell verletzt werden. Stan gibt sich die

größte Mühe, und ich laß ihn einfach hängen. Kein Mann wäre glücklich mit mir. Ich mache nie etwas richtig. Was ich auch versuche, es funktioniert einfach nicht zwischen uns. Ich möchte die perfekte Ehefrau und Mutter sein, aber ich bin eine totale Versagerin.«

Trotz ihrer Unzufriedenheit lehnte Patricia es kategorisch ab, sich von Stan zu trennen. Gleichzeitig war sie felsenfest davon überzeugt, daß Stan einer Ehetherapie niemals zustimmen und sich auch nie ändern würde. Daher sah Patricia keine Möglichkeit, aus ihrer derzeitigen unglücklichen Situation zu entkommen.

»Er sagt, das sei mein Problem, und ich weiß, daß er recht hat«, fuhr sie fort. »Ich schätze, ich habe mich einfach aufgegeben. Manchmal denke ich, die einzige Möglichkeit, meinem Schmerz zu entfliehen, wäre Selbstmord, aber das würde ich meinen Kindern niemals antun. Wahrscheinlich muß ich lernen, meine Situation zu akzeptieren, ohne dabei so aus der Fassung zu geraten, und muß einfach aufhören, irgendwas von Stan zu erwarten.«

Erworbene Hilflosigkeit und Depression

Hinter Patricias passivem Hinnehmen äußerst negativer Lebensumstände verbirgt sich ein potentiell tödlicher psychischer Zustand, den man als *gelernte* oder *erworbene Hilflosigkeit* bezeichnet. Patricia hatte gelernt, daran zu glauben, daß ihre Probleme unlösbar sind, weil alles, was sie unternahm, ergebnislos blieb. Aus diesem Grund wurde sie zu passiv, furchtsam und teilnahmslos, um noch nach Alternativen oder anderen Interpretationen ihrer Lebenssituation suchen zu können.

Erworbene Hilflosigkeit ist das Ergebnis einer ausgesprochen unangenehmen Erfahrung, oder einer Serie über längere Zeit gemachter Erfahrungen, auf Grund derer man *glaubt*, keinen Handlungsspielraum mehr zu haben, um mit

Schmerz und Problemen fertigzuwerden; und daß die eigenen Aktionen, egal, was man tut, einfach nicht funktionieren, um einem das zu bringen, was man braucht. Außerdem entsteht durch diese Erfahrungen die Erwartungshaltung, daß gleiches Vorgehen in zukünftigen Situationen ebenfalls sinnlos sein wird.[12]

Erworbene Hilflosigkeit ist jenes gedrückte, pessimistische Verhalten, das Niederlagen und Versagen zugrunde liegt, wie auch ein typisches Bild klinischer Depression. Dieses Denkmuster bietet eine Erklärung dafür, warum wiederholte Erfahrungen mit Versagen und Niederlagen Menschen in Gefühle von Sinnlosigkeit, Hoffnungslosigkeit, Hilflosigkeit und Selbstablehnung bis hin zu Selbstmordgedanken treiben können und/oder zu einem Verhalten, wie Patricia es sich tragischerweise angewöhnt hatte.

Erworbene Hilflosigkeit wurde zuerst in einem inzwischen klassisch gewordenen Experiment nachgewiesen, bei dem Hunde durch leichte Elektroschocks hilflos gemacht wurden und nicht fliehen konnten. Als dann später die Bedingungen geändert wurden und den Hunden eine Flucht möglich gewesen wäre, sahen die erstaunten Wissenschaftler, daß die Hunde jaulend liegenblieben und sich nicht bewegen wollten. Sie hatten sich aufgegeben.[13]

Die Wissenschaftler schlossen daraus – und bewiesen es später schlüssig auch an Menschen –, daß die Hunde gelernt hatten, ihre Handlungen als sinnlos zu betrachten. Sie hatten Hilflosigkeit als generalisiertes Verhalten erlernt.

Was hat dieses Verhalten mit Patricia zu tun? Sehr viel, wie sich unschwer erkennen läßt. Patricia ist emotional durch ihre Abhängigkeit an Stan gebunden. Wenn Stan seine schlechte Laune an Patricia ausläßt, ist sie einer negativen Erfahrung ausgesetzt, auf die sie keinen direkten Einfluß hat und der sie ihrer Überzeugung nach nicht entfliehen kann. Nach Jahren vergeblicher Versuche, Stan zu ändern, glaubt Patricia, daß sie zu hilflos ist, um seine Launen oder sein

Verhalten zu beeinflussen. Da Stan überdies die Angewohnheit hat, seine Frau mit Wutausbrüchen und verbalen Beschimpfungen zu bestrafen, wenn er einen schlechten Tag hatte, verursacht sein Streß Patricia Seelenqualen.

Pessimismus, Auslegungsformen und Depression

Wissenschaftler fanden heraus, daß nicht alle Versuchsobjekte dem bekannten Muster erworbener Hilflosigkeit folgen, wenn sie erkennen, daß ihre Reaktionen keine Auswirkungen haben. Auch entwickelt nicht jeder automatisch Anzeichen von Depression als Reaktion auf Niederlagen und Versagen. Manche Menschen betrachten Niederlagen nur als ein vorübergehendes Zurückgeworfensein. Folglich sind sie in der Lage, mit erstaunlicher emotionaler Elastizität auf Mißerfolge zu reagieren, statt in eine langwierige, lähmende Depression zu verfallen.

Was unterscheidet Menschen, die auf negative Erfahrungen mit Hilflosigkeit reagieren, von denjenigen, die Depressionen erfolgreich abwehren? Die Antwort ist, daß es darauf ankommt, auf welche Art die Gründe für negative Ereignisse interpretiert werden. Ein *pessimistischer* Interpretationsstil erzeugt Hoffnungslosigkeit, Hilflosigkeit und vermindertes Selbstwertgefühl, wohingegen ein *optimistischer* Interpretationsstil Glaube an die Zukunft, anpassungsfähiges Umgehen und eine gesunde Selbstachtung hervorruft.[14]

Pessimistische Menschen lassen sich durch die Widrigkeiten des Lebens leicht umwerfen und werden deprimiert, weil sie negative Begebenheiten auf dreierlei Weisen interpretieren: Erstens führen sie die Ursache des Geschehens auf etwas *Permanentes* zurück – etwas, das immer so sein wird. Zweitens führen sie negative Ereignisse auf *allumfassende Ursachen* zurück.

Wenn die negativen Begebenheiten im Leben ausschließlich permanenten und allumfassenden Ursachen zugeschrieben

werden, folgt darauf Hoffnungslosigkeit. Denn wenn die Gründe unveränderbar sind und alle denkbaren Situationen umfassen, wie soll man da noch hoffen, daß die Zukunft etwas Neues bringen könnte?
Drittens ist der Pessimist davon überzeugt, daß die Ursache der negativen Begebenheit *in ihm selbst* liegt und nicht in äußeren Faktoren zu suchen ist. Diese »verinnerlichte« Interpretation eines negativen Ereignisses verletzt und schwächt das Selbstwertgefühl.
Im Gegensatz dazu führt der optimistische Interpretationsstil schlechte Erfahrungen auf Ursachen zurück, die *vorübergehend sind, nur auf die spezielle Situation zutreffend* und *von außen* kommend.
Als klassische Pessimistin *fühlt* sich Patricia hilflos, weil sie die Gründe für ihre unglückliche Ehe als *permanent, allumfassend* und *in ihr selbst liegend* interpretiert. Sie bezeichnet sich als »Versagerin«, behauptet, »zu gefühlsbetont« zu sein, und geht davon aus, dieser Zustand sei »unveränderbar«. All das bedeutet Ausweglosigkeit. Sie läßt in ihrem Denken keinen Raum für die Möglichkeit, daß ihre Reaktionen vorübergehend und zeitlich begrenzt sein könnten oder nur aus der speziellen Situation entstehen, in der sie sich mit Stan befindet.
Patricia wehrt sich entschieden gegen die Vorstellung, ein anderer Mann könne vielleicht ganz anders auf sie reagieren. »Kein Mann«, sagt sie, »würde mit mir glücklich sein.« Außerdem behauptet sie: »Ich mache alles falsch.« Und so interpretiert Patricia die Gründe für ihr Unglücklichsein mit Stan nicht nur als permanent, sondern auch als allumfassend.
Die Permanenz und das Allumfassende, die Patricia mit ihren Eheproblemen in Verbindung bringt, vermitteln ihr das Gefühl von Hilflosigkeit und Hoffnungslosigkeit – die wesentlichen Komponenten einer Depression. Und sie vervollständigt den pessimistischen Dreiklang, indem sie die

Gründe für das Versagen ihrer Ehe ausschließlich sich selbst zuschreibt. »Es ist alles *mein* Fehler«, behauptet sie felsenfest. Und damit trägt Patricia ihr Selbstwertgefühl endgültig zu Grabe.

In der Therapie verstand Patricia schließlich, wie sehr ihr pessimistisches Denken sie an einer klaren Beurteilung ihrer Möglichkeiten hinderte. Sie wagte sich an optimistischere Interpretationen, begann, ihre Probleme als zeitlich begrenzt zu betrachten, nur auf ihre spezielle Interaktion mit Stan zutreffend und mindestens ebensosehr auf seine Persönlichkeitsmängel und Fehler zurückzuführen wie auf ihre eigenen. Als ihr Pessimismus zu bröckeln begann, sah das Leben nicht mehr ganz so schrecklich aus.

Patricias Pessimismus hinderte sie auch daran, wütend auf Stan zu werden. Sie fürchtete sich vor ihrer Wut, setzte sie mit Kontrollverlust gleich und betrachtete Feindseligkeit als absolut »unannehmbares Verhalten für einen netten Menschen«. Mit Hilfe der Therapie erkannte sie, daß sie ihre unterdrückte Wut auf Stan durch die Übernahme der Alleinschuld ihrer gemeinsamen Probleme gegen sich selbst gerichtet hatte und damit zwei überaus negative Resultate selbst mit festschrieb: Zum einen blieb sie deprimiert – bewegungsunfähig, hilflos und hoffnungslos; zum anderen konnte sie mit Stan nicht auf ausgeglichene, konstruktive Weise über ihre Probleme sprechen. Und folglich war es ihnen auch nicht möglich, gemeinsame Lösungen für die Verbesserung der emotionalen Atmosphäre ihrer Ehe zu finden.

Der Sich-selbst-aufgeben-Komplex

Ein großer Übeltäter taucht immer wieder bei den Untersuchungen über die Auswirkungen negativer Emotionen auf den Gesundheitszustand auf: Eine Haltung hoffnungsloser, hilfloser Resignation, die als der »Sich-selbst-aufgeben-

Komplex« bezeichnet wird. Mehr als jede andere zeichnet sich diese Geisteshaltung durch eine verzweifelte Depression aus, auf die zahllose schwere, manchmal sogar tödliche Krankheiten zurückgeführt werden.[15]

Doch ruft nun die Diagnose der Krankheit diese Haltung hervor? Oder schafft die Verzweiflung den Nährboden, auf dem die Krankheit ausgebrütet wird? Die Wahrheit liegt vermutlich irgendwo dazwischen. Viel wichtiger aber ist, was Patienten, die mit einer unheilbaren Krankheit länger überleben, von denjenigen unterscheidet, die an der gleichen Krankheit sehr viel schneller sterben: Die erste Gruppe hat einfach nicht aufgegeben, während die zweite genau das tat.

In seinen Büchern über die psychischen Komponenten des Heilens beschreibt Dr. Bernie Siegel seine, wie er es nennt, »außergewöhnlichen Patienten«, die in vielen Fällen sogar trotz schlechtester Prognosen überlebten. Diese außergewöhnlichen Menschen bewahrten sich Liebe, Glaube, Hoffnung und die Fähigkeit, anderen auch im Angesicht furchterregender, schmerzhafter Krankheit zu vergeben.[16]

Andererseits berichtet Siegel aber auch von Patienten, denen es weniger gut erging. Diese Menschen schienen die Hoffnung aufzugeben, sich resigniert der Hilflosigkeit zu überlassen und ihren Glauben zu verlieren. Das heißt, sie befanden sich im Prozeß des Aufgebens oder hatten sich bereits aufgegeben. Ärzte wissen schon lange, daß Patienten ohne den Willen zum Leben früher sterben.

Destruktive Partner und erworbene Hilflosigkeit

In meiner Praxis habe ich über die Jahre bei zahlreichen Patienten, genau wie bei Patricia, die unübersehbaren Auswirkungen ihrer jeweiligen destruktiven Partner beobachten können. Der entscheidende Hinweis findet sich stets in der Beschreibung ihrer Beziehungen, deren Grundmuster immer erworbene Hilflosigkeit ist. Sie leiden alle unter Depressionen, einem verminderten Selbstwertgefühl, haben ihr Leben nicht mehr in der Hand und empfinden sich als unzulänglich. Oft zeigen sie auch Anzeichen des tödlichen »Sich-selbst-aufgeben-Komplexes«. Und es überrascht nicht, daß sie meist an körperlichen Beschwerden leiden, die hauptsächlich im Zusammenhang mit einer Störung des Immunsystems stehen.

Wie auch bei Patricia, üben die von diesen Patienten beschriebenen Liebes- oder Ehepartner fast totale Kontrolle über deren Schicksal aus. Das heißt, die Patienten ordnen sich völlig unter und ermächtigen ihre Partner, praktisch alles für sie zu entscheiden – was sie *tun*, wie sie *aussehen*, und vor allem, wie sie sich *fühlen*. Mit anderen Worten, die Launen und Aktivitäten der Partner bestimmen allein, ob die Patienten glücklich oder traurig sind, entspannt oder nervös, ruhig oder furchtsam.

Natürlich darf man die zugrundeliegenden starken Abhängigkeitsbedürfnisse und Unsicherheitsgefühle nicht vergessen, die diese Patienten für eine solche Beziehung anfällig macht, genauso wenig wie die übermäßigen Bedürfnisse ihrer destruktiven Partner, sie zu dominieren und zu beherrschen. Die Kontrolle ist so einseitig und so unausgeglichen, daß es den meisten Patienten zwecklos scheint, irgend etwas dagegen zu unternehmen, weil sie glauben, daß es ja doch keine Auswirkungen auf ihre Partner hat. Und das ist natürlich die beste Voraussetzung für erworbene Hilflosigkeit.

Joanne, ein weiteres Opfer erworbener Hilflosigkeit, hatte bereits vor ihrer Affäre mit Marv reichlich sexuelle Erfahrungen gesammelt, fühlte sich sicher auf diesem Gebiet und empfand sich als anziehend. Joanne hielt sich nicht für besonders intelligent, legte auch keinen großen Wert auf Ausbildung oder Berufskarriere. Statt dessen verließ sie sich auf ihr gutes Aussehen und ihre attraktive Figur bei der Suche nach ihrem Traummann – der »wohlhabend, mächtig, intelligent und stark« sein sollte.

Mit 28 lernte Joanne Marv kennen, einen 38jährigen Selfmade-Millionär mit einer barschen, dominierenden Persönlichkeit und hochentwickelten verbalen Fähigkeiten. Wie Joanne sagte, konnte sich Marv »aus allem rausreden und es so deichseln, daß sich der andere am Ende sogar noch dafür bedankte«. Kurz nachdem sie sich kennengelernt hatten, zog Joanne zu Marv. Um die Beziehung zu festigen, arbeitete sie nun als Marvs persönliche Assistentin in seiner Firma.

Zuerst glaubte Joanne, die glücklichste Frau der Welt zu sein und genau den Mann gefunden zu haben, den sie sich immer gewünscht hatte. Ja, sie fühlte sich sogar so übermäßig vom Glück begünstigt, daß sie befürchtete, das Blatt könne sich wenden, und Marv würde sie verlassen. Aus diesem Grund war sie bereit, fast alles zu tun, was Marv von ihr verlangte, um ihn nicht zu verlieren.

Marv verlangte eine Menge. Zum Beispiel forderte er von Joanne den Beweis, daß sie offen war für neue Erfahrungen und bereit, Risiken auf sich zu nehmen. Um diesen Beweis zu erbringen, sollte sie mit Marv an Sexorgien teilnehmen, bei denen von ihr erwartet wurde, einen völlig Fremden zu verführen und Marv zum Zuschauen aufzufordern, oder, falls ihm danach zumute war, zum Mitmachen bei einem »Dreier«. Das, so erklärte er ihr ruhig, wäre notwendig, um sein sexuelles Interesse an ihr zu erhalten.

Trotz ihres Widerwillens gegen die ganze Sache hatte Joanne zuviel Angst, Marv zu verlieren, um dagegen zu protestieren. Um Marvs Verlangen zu befriedigen, griff Joanne zu Alkohol und Tabletten, denn nur so konnte sie sich zwingen, »zu diesen Partys zu gehen und zu tun, was er von mir verlangte«. Doch nach kurzer Zeit flehte Joanne Marv an, nicht mehr zu diesen Sexorgien zu gehen oder zumindest sie da rauszulassen. Als sie ihm sagte, sie fühle sich von dem

Verhalten, das er von ihr forderte, angeekelt und entwürdigt, reagierte Marv mit einem explosiven, verbalen Wutausbruch. Um sie zu bestrafen, ließ er sie dann völlig unbeachtet und redete nicht mehr mit ihr, bis sie nachgab und erneut seinen abartigen sexuellen Forderungen zustimmte.

Marv beherrschte Joanne auch noch auf andere Weise. Er traf alle Entscheidungen – von wo und was sie aßen bis zu wann und wie sie miteinander schliefen. Marv wählte ihre Garderobe aus und legte ihre Frisur fest. Sie las die Bücher, die er ihr zu lesen gab, und sah die Fernsehprogramme, die er bestimmte. Kurz gesagt, Joanne gestattete Marv, alle Aspekte ihres täglichen Lebens zu kontrollieren.

Obwohl sie auf jede seiner Forderungen einging, hatte Marv ständig etwas an ihr auszusetzen. Er sagte Joanne, sie sei »sexy, aber dumm«, und sie hätte »nicht genug Grips im Kopf, um meine Bedürfnisse zu befriedigen«. Diese Bemerkungen ängstigten Joanne, weil sie glaubte, sie wären ein Anzeichen dafür, daß Marv die Beziehung beenden wolle. Und obgleich sie in verschiedener Hinsicht unglücklich war, hatte sich Joanne doch zu sehr an Marvs Reichtum und den entsprechenden Lebensstil gewöhnt, um ihn ohne weiteres aufgeben zu können.

Nach zweijährigem Zusammenleben sprach Joanne das Thema Ehe und Kinder an. Zuerst lachte Marv nur und meinte, Joanne würde »wohl spaßen«. Dann ließ er einen Monolog vom Stapel, wie absolut unmöglich es für ihn sei, jemals eine Frau wie Joanne mit einer derartigen sexuellen Vergangenheit zu heiraten – vor allem ihre Teilnahme an Sexorgien. Die Vorstellung, mit einer so »dummen und schwachen« Frau wie Joanne Kinder zu haben, wies er als absurd zurück.

»Wie wolltest ausgerechnet du dich denn wohl um Kinder kümmern?« fragte er spöttisch. »Du kannst dich ja noch nicht mal um dich selber kümmern. Ich muß doch alles für dich machen, muß all deine Entscheidungen treffen. Wenn

ich dir nicht einen Job gegeben hätte, würdest du keinen finden. Du bist ja noch nicht mal erwachsen, wie kannst du da nur an Kinder denken?«
Joanne war am Boden zerstört. Sie weinte hysterisch und fragte Marv, ob er sich von ihr trennen wolle. Er leugnete hartnäckig jeden Gedanken daran.
»Du bist genau die Richtige für mich, mein Schatz«, meinte er. »Du bist nur ein bißchen durcheinander. Ich spreche mit meinem Arzt und besorge dir ein paar Pillen. Du kommst schon wieder in Ordnung. Tu nur immer das, was ich dir sage.«
Als Joanne drei Jahre später zu mir in Behandlung kam, war sie kurz vor dem Selbstmord. Da sie Marvs Beurteilung ihrer Persönlichkeit als zutreffend akzeptiert hatte, empfand sie Hoffnungslosigkeit, Hilflosigkeit und gab sich selbst die Schuld an all ihren Problemen.
Sie fühlte sich durch das abartige sexuelle Verhalten, das Marv weiterhin von ihr verlangte, derart beschämt und erniedrigt, daß auch sie überzeugt war, nicht für einen anderen Mann oder die Mutterschaft zu taugen. Joannes Abhängigkeit von Marv war so total und ihre Selbstachtung so gering, daß sie sich eine Beendigung der Beziehung nicht als Alternative vorstellen konnte.
»Wer würde mich denn noch wollen?« fragte sie. »Ich wollte immer heiraten und Kinder kriegen, und jetzt habe ich mein Leben total vermurkst. Ich hasse mich.«
Joanne war einer der extremsten Fälle erworbener Hilflosigkeit und Unterwerfung, die ich in meinen bisherigen Praxisjahren erlebt habe.
Ich bekam Marv nie zu sehen, noch hatte ich das Bedürfnis danach. Joannes Verzweiflung war so groß, daß eine Krisenintervention nötig wurde. Sie wurde für kurze Zeit ins Krankenhaus eingewiesen (Marv hatte keinen Zutritt zu ihr); nach nur ein paar Wochen ohne seine Dominanz und ohne die gefährlichen Drogen, die sie ständig genommen

hatte, klärte sich ihr Geist so weit, daß sie aufnahmefähig wurde für die Vorstellung, zu ihrer Familie zurückzukehren, die in einem anderen Bundesstaat lebte. Zum Glück hatte Joanne liebevolle Eltern, die ihr sofort zu Hilfe eilten.
Durch die räumliche Trennung von Marv und mit Hilfe einer guten Therapeutin in der Stadt, in die sie gezogen war, konnte Joanne geheilt werden. Als ich das letzte Mal mit ihr sprach, war sie kurz davor, »einen netten, normalen Mann« zu heiraten, und freute sich auf die Mutterschaft.

Erworbene Hilflosigkeit und andere Beziehungen

Der Würgegriff der erworbenen Hilflosigkeit ist nicht auf Beziehungen mit destruktiven Partnern beschränkt. Ich habe ihren schädigenden Einfluß ebenso bei verwandtschaftlichen als auch bei Arbeits-Beziehungen beobachten können.
Erinnern wir uns zum Beispiel an Dan und seinen launischen, herrschsüchtigen Chef Hank. Dans Reaktion auf Hank ist dem Verhalten der Hunde im Experiment zur erworbenen Hilflosigkeit bemerkenswert ähnlich. Wie wir uns erinnern, wird Dan zu jeder Tages- und Nachtzeit angerufen, wann immer eines von Hanks unmöglichen Kindern oder eine seiner Exfrauen zum Problem werden. Da Dan praktisch keine Kontrolle auf die negativen Begebenheiten ausüben kann, die sich auf ihn auswirken, erzeugt dieser Umstand bei ihm ein tiefgreifendes Gefühl von Sinn- und Hilflosigkeit.
Überdies hat Dan über die Jahre viel von Hanks Kritik an seiner Persönlichkeit verinnerlicht. Folglich ist sein Selbstwertgefühl stark vermindert und hindert ihn daran, an irgendwelche beruflichen Alternativen zu denken. Dan fühlt sich derart unzulänglich, daß er sich nicht vorstellen kann, bei seiner schlechten Vorbildung einen anderen Job zu finden, der ihm auch noch das gleiche Einkommen bietet wie

sein jetziger. Also bleibt Dan bei Hank, in dieser abhängigen und entwürdigenden Beziehung, weil er tatsächlich alle Hoffnung auf eine Veränderung oder Verbesserung seines Lebens aufgegeben hat.

Schließlich ist da noch der Fall Ruth. Ein weiteres Beispiel erworbener Hilflosigkeit, diesmal verursacht durch eine schwierige, ablehnende Mutter. Mit ihren 25 Jahren war Ruth ängstlich, deprimiert und litt an einer Reihe streßbedingter Beschwerden wie Haarausfall, Hautreizungen, Durchfällen und Kiefergelenks-Syndrom.

Ruth war eine erfolgreiche Anwältin und hatte gerade eine vielversprechende Beziehung mit einem Mann angefangen. Doch all das wurde von ihrer Mutter überschattet, einer negativen, nachtragenden Person, die ihren Mann früh verloren hatte und ihre Frustration und Einsamkeit an der einzigen Tochter ausließ. Statt eine engere Beziehung mit ihr zu suchen, schien Ruths Mutter darauf aus, einen emotionalen Keil zwischen sie beide zu treiben, ohne sie aber loslassen zu wollen.

Als der Vater starb, hatte Ruth sehr um ihn getrauert. Sie hatten sich sehr nahegestanden, und Ruths Mutter war darauf immer eifersüchtig gewesen. Jetzt, als ältere Frau und Witwe, schien die Mutter immer noch mit Ruth um mögliche Ehekandidaten konkurrieren zu wollen. Statt Ruth zu ermutigen und zu unterstützen, wenn sie von einem neuen Freund erzählte, offenbarte die Mutter ihre Eifersucht, indem sie Wege fand, Ruth negativ zu beeinflussen.

»Warum schaust du dich nicht noch ein bißchen mehr um?« schlug sie zum Beispiel vor, wenn Ruth ihr den neuen Freund beschrieb. »So wie ich das sehe, kann diese Beziehung doch gar nicht funktionieren, und du könntest es bestimmt noch viel besser treffen.«

Jedesmal, wenn ihre Mutter in dieser typisch negativen, kritischen Art reagierte, war Ruth gekränkt und verletzt. Trotz ihrer jahrelangen Erfahrung mit dem depressiven Verhalten der Mutter, war Ruth fest davon überzeugt, der Mangel an Nähe läge an ihrem Versagen als Tochter.

»Ich möchte meiner Mutter nahe sein«, erklärte Ruth. »Ich weiß, daß sie unglücklich ist und mich braucht. Aber ich weiß einfach nicht, wie ich das anstellen soll. Ich kann mich anstrengen, wie ich will, nie ist sie stolz auf das, was ich erreicht habe. An jedem meiner Freunde hat sie etwas auszusetzen, und sie versucht ständig, meine Gefühle negativ zu beeinflussen. Meine Mutter hat einen deprimierenden Einfluß auf mich, aber ich fühle mich schuldig, weil das so ist. Es ist alles so verwirrend.«

Ruth kasteite sich emotional wegen ihrer Mutter und suchte nach einer Lösung für ein unlösbares Problem. Denn auch Ruths Mutter hatte schwere psychische Probleme, war aber nicht bereit, zusammen mit Ruth zur Therapie zu kommen oder allein professionelle Hilfe zu suchen.

Ruths Bindung an ihre negative, strafende Mutter hatte die Voraussetzungen für erworbene Hilflosigkeit geschaffen: Sie empfand ihre Bemühungen, es der Mutter recht zu machen, als vergeblich und spürte, daß sie die enge, positive Beziehung, die sie sich wünschte, nicht finden konnte. Da sich Ruth überdies selbst die Schuld an diesem Problem gab, verminderte sich ihr Selbstwertgefühl ständig, während sich ihr Bedürfnis nach der unerreichbaren Anerkennung der Mutter intensivierte. Wie andere Opfer erworbener Hilflosigkeit, war Ruth in einem zerstörerischen Zyklus von Depression und Ablehnung gefangen.

In der Therapie lernte Ruth, sich anderen Beziehungen zuzuwenden, bei denen sie Anerkennung und positive Verstärkung finden konnte. Als sie begriffen hatte, daß der Grund für die Schwierigkeiten mit ihrer Mutter zumindest teilweise in deren Negativität lag und nicht ausschließlich an ihrem Fehlverhalten als Tochter, konnte Ruth planen, mit ihrer Mutter anders umzugehen.

Sie hörte auf, ihrer Mutter alles über die Männer zu erzählen, mit denen sie befreundet war, und entzog ihr damit viel Munition. Ruth lernte, die begrenzte Fähigkeit ihrer Mutter, Nähe zu ertragen, zu akzeptieren und ihre Erwartungen an die Beziehung entsprechend herabzusetzen. Ruths emotionale Bedürfnisse nach einer anerkennenden, liebevollen Mutter blieben unerfüllt. Doch sie lernte, sich vor den chronischen Gefühlen der Hilflosigkeit, der Unzulänglichkeit, des Versagens und der Depression zu schützen, die das Verhalten ihrer Mutter zuvor ausgelöst hatten. Als der Streß ihrer Frustration nachließ, besserte sich gleichzeitig Ruths Gesundheitszustand.

Erworbene Hilflosigkeit: Opfer und Verursacher

Für die Opfer erworbener Hiflosigkeit wirkt sich eines besonders schlimm aus: Sie fühlen sich tatsächlich wie Opfer und verhalten sich auch so. Das heißt, daß sie die Rolle, die ihnen zugewiesen wurde oder die sie sich haben aufdrängen lassen, passiv hinnehmen. Als Opfer fühlen sie sich beschämt, hilflos, deprimiert, ausmanövriert und haben nur noch ein geringes Selbstwertgefühl.

Diese Opfer machen einen entscheidenden Denkfehler: Sie glauben, sie würden vom Leben genau das bekommen, was sie verdient haben. Dieser Glaube leitet sich von der ebenso fehlerhaften Annahme ab, das »Leben sei fair«.

Opfer erworbener Hilflosigkeit neigen zu generalisiertem Pessimismus; sie erkranken (oft an Funktionsstörungen des Immunsystems), werden unfähig, dem Leben irgendwelche Freude abzugewinnen (ein charakteristisches Symptom klinischer Depression), und verlieren ihre Selbstsicherheit und Selbstachtung. Sie befreien sich nicht aus vergifteten Beziehungen, weil sie die Hoffnung auf ein besseres Leben aufgegeben haben.

Es ist anzunehmen, daß diejenigen, die zu Opfern erworbener Hilflosigkeit werden, von vornherein wenig Selbstachtung haben. Sie zweifeln vielleicht an ihrer Attraktivität, Kompetenz, sexuellen Potenz, Intelligenz und anderen wichtigen Charaktereigenschaften, was sie für destruktive Partner zur lohnenden Beute macht. Zusätzlich macht ihre abhängige Persönlichkeit sie mehr als willig, sich Partnern mit übermäßigem Dominanz- und Kontrollbedürfnis zu überlassen.

Ein weiteres bestimmendes Charakteristikum ist eine Neigung zu rigidem Denken. Gewisse festgefaßte Meinungen verstärken Hilflosigkeit, wie zum Beispiel: »Bin ich erst einmal verheiratet, muß ich das auch bleiben, egal was passiert«, und: »Es liegt nur an mir, wenn ich Probleme nicht lösen kann; würde ich mir mehr Mühe geben und mich anstrengen, dann gelänge es mir auch.« Diese Denkweise bringt das Opfer dazu, sich in einer giftigen Beziehung in ein immer tieferes psychisches Loch zu vergraben, bis kein Hoffnungsschimmer mehr zu ihm durchdringt.

Ironischerweise geht es den Verursachern erworbener Hilflosigkeit oft genauso schlecht wie ihren Opfern. Da sie aber dazu neigen, nach »außen« zu verlagern – einer anderen Person oder einem äußeren Umstand die Schuld zu geben –, fühlen sie sich nicht verantwortlich für die Probleme, die sie mitverursachen, und suchen folglich selten therapeutische Hilfe.

Verursacher erworbener Hilflosigkeit haben das Bedürfnis, andere zu kontrollieren und zu beherrschen. Im allgemeinen handelt es sich um frustrierte, feindselige Menschen, die wenig Einsicht in ihr Verhalten und ihre Motivation zeigen. Statt dessen nutzen sie andere, ihnen nahestehende Menschen aus. Zudem fehlt es ihnen oft an Einfühlungsvermögen.

Verursacher sind sich ihrer bösartigen Handlungsweise oft gar nicht bewußt. Trotzdem ändert ihr starrköpfiges Verweigern, die Motive ihres Verhaltens auch nur in Betracht zu ziehen, nichts an der Tatsache, daß sie anderen Schmerz zufügen.

Wer überwindet erworbene Hilflosigkeit?
Menschen, denen es gelingt, sich von erworbener Hilflosigkeit frei zu machen, müssen den Mut aufbringen, ihre passive Opferhaltung in aktiven Überlebenswillen umzuwandeln. Wie dieser Prozeß ins Rollen kommt, ist von Mensch zu Mensch verschieden. Oft hat das Opfer ein einschneidendes Erlebnis, das in krassem Gegensatz zu ihrer oder seiner irrtümlichen Überzeugung steht. Manchmal wird die Überzeugung von Personen, die außerhalb der Beziehung stehen, in Frage gestellt – zum Beispiel von Therapeuten, Freunden oder Kollegen. Der Gegensatz zwischen dem bestätigenden Feedback des Außenseiters und dem negativen Selbstbild des Opfers sprengt die psychischen Ketten, mit denen es an eine qualvolle, schädigende Situation gefesselt war. Zum Beispiel kann ein Freund oder Kollege eine schüchterne, verunsicherte Frau davon überzeugen, daß sie *tatsächlich* attraktiv oder aufregend ist, im Gegensatz zu der Aussage ihres Mannes.

Was auch immer die Überlebens-Reaktion auslöst, das Wesentliche daran ist die *Hoffnung*. Ist der Pessimismus erst einmal durchbrochen und der oder die Betroffene in der Lage, die Probleme optimistischer zu betrachten – als *temporär*, als *Besonderheit dieser einen Situation* und als *äußerlich* –, wird der psychische und physische Selbstheilungsprozeß in Gang gesetzt.

Bezwingern erworbener Hilflosigkeit scheint oft regelrecht »ein Licht aufzugehen«. Durch das erhöhte Bewußtsein für alternative Lösungsmöglichkeiten ihrer Probleme werden sie plötzlich aus der qualvollen Verbindung herauskatapultiert. Sie stellen fest, daß der Grund für ihre Deprimiertheit, Hilflosigkeit oder Gefühle der Unzulänglichkeit *ihre derzeitige Beziehung* ist, nicht ihre eigenen Mängel und Fehler. Durch diese veränderte Sichtweise tun sich neue Möglichkeiten auf, mit der Chance, gesündere, erfüllendere Beziehungen einzugehen.

11
Der große Frust

Sie lernten sich im Urlaub in der Karibik kennen. Maida war 28, eine rassige Schönheit und ungebunden; Brian war 42, gutaussehend, reich und seit kurzem geschieden. Beide behaupteten später, schon vom ersten Moment an gewußt zu haben, daß sie »füreinander bestimmt« waren.
Während ihrer dreiwöchigen Ferien – beide hatten spontan ihren Urlaub verlängert – nahm ihre Romanze explosionsartige Formen an. Sie konnten sexuell nicht genug voneinander bekommen und verstanden sich einfach fabelhaft im Bett. In der letzten Nacht gestanden sie sich ihre Liebe und versprachen einander, alles nur Denkbare zu tun, um Wege zu finden, sich so oft wie möglich zu sehen. Dann trennten sie sich unter Tränen. Brian flog zurück zu seiner Rechtsanwaltspraxis in der Wall Street, Maida nach Los Angeles zu ihrer Arbeit als Fotomodell und Schauspielerin.
Nach zwei Monaten stundenlanger Ferngespräche und transkontinentaler Wochenendflüge bat Brian sie, seine Frau zu werden. Er schenkte ihr einen Ring mit einem dreikarätigen Diamanten und flehte sie an, ihre Karriere aufzugeben, nach New York zu ziehen und ihn von nun an für sie sorgen zu lassen. Der Gedanke, daß andere Männer ihren herrlichen Körper in Zeitschriften und Magazinen sahen oder sie in Filmszenen küßten, erklärte er, wäre für ihn schlichtweg unerträglich. Sie fand seine besitzergreifende Art einfach hinreißend und stimmte mit Freuden zu, nach New York zu kommen.
Maida zog in Brians mit allem Komfort – inklusive Butler, Koch und Hausmädchen – ausgestattetes Penthaus an der

Upper East Side ein. Ihre Hochzeit wurde nur in kleinem, aber exklusivem Rahmen gefeiert, mit anschließenden Luxusflitterwochen in London und Paris.

»Vielleicht fingen die Probleme schon in den Flitterwochen an; genau weiß ich es nicht mehr«, erzählte mir Maida. »Aber eines weiß ich sicher: Brian veränderte sich, als wir nach New York zurückkamen und unser normales Leben aufnahmen. Er wurde unnahbar und distanziert. Ich bin sehr sinnlich, und ich *brauche* viel körperliche Zuwendung – womit ich Streicheln und Schmusen meine, nicht nur Sex.

Seit ich erwachsen bin«, fuhr sie fort, »haben Männer von mir immer nur das eine gewollt: Sex. Verstehen Sie mich nicht falsch, ich habe ganz und gar nichts gegen Sex. Aber manchmal möchte ich einfach nur gehalten und gestreichelt werden, ohne daß es zu mehr führt.

Ich weiß, daß ich für viele Männer die Verkörperung ihrer sexuellen Phantasien bin, und viele auf mich auch nur so reagieren. Aber ich war sicher, daß Brian anders sei. Er war am Anfang so zärtlich und liebevoll. Doch plötzlich schien ihn mein Zärtlichkeitsbedürfnis zu ärgern. Er sagte, er hätte keine Zeit für irgendwelche Schmusereien, die zu nichts führten. Er meinte, mein Verlangen nach Zuwendung sei infantil. Wir schliefen nach wie vor miteinander – für ihn wohl auch weiterhin befriedigend –, aber ich empfand nicht mehr das gleiche.«

Als Brian ihr seine Zuwendung entzog, wurde Maida zunehmend verzweifelter. Während der sechs Monate ihrer unglücklichen Ehe nahm sie achtzehn Pfund ab und litt unter chronischen Magenschmerzen und Darmbeschwerden.

»Ich wurde immer panischer« berichtete sie. »Ich verstand nicht, was mit mir los war, außer daß Brian mich aus dem Gleichgewicht gebracht hatte. Je mehr Angst ich bekam, desto größer wurde mein Bedürfnis, festgehalten und beruhigt zu werden. Aber Brian wurde nur noch wütender.

Dann rastete er richtig aus. Er trank immer stärker, gab das aber nicht zu und verweigerte jede Hilfe. Als er anfing, mich ständig zu beleidigen und sexuell gewalttätig zu werden, wußte ich, daß ich ihn verlassen mußte. Zu diesem Zeitpunkt war ich ausgehungert nach Zärtlichkeit, total verunsichert und todunglücklich. Und meine Gesundheit war völlig ruiniert. Wenn ich an diesen ganzen Alptraum zurückdenke, bin ich froh, daß ich nur sechs Monate verheiratet war. Aber das eine kann ich Ihnen sagen, es wird lange dauern, bis ich einem Mann wieder trauen werde.«

Schmusen und Gesundheit: Die Macht der Berührung

Maidas Geschichte verdeutlicht in extremer Weise, daß der Entzug körperlicher Zuwendung und Zärtlichkeit – womit hier nicht ausschließlich Sexualität gemeint ist – tiefgreifende negative Auswirkungen auf die Gesundheit haben kann. Mangel an Berührung, Wärme und Zuwendung kann für Erwachsene fast genauso schädlich sein wie für Säuglinge und Kleinkinder, und zwar für beide Geschlechter gleichermaßen.

Bei Säuglingen und Kleinkindern treten physische und psychische Schäden auf, wenn ihnen ausreichender Körperkontakt, Zärtlichkeit und Liebe vorenthalten wird. Anhand von Röntgenaufnahmen kindlicher Knochen wurde nachgewiesen, daß sogenannte Verdichtungslinien (die auf Perioden kümmerlichen oder verzögerten Wachstums hindeuten) mit Zeiten unzureichender körperlicher Zuwendung im Zusammenhang stehen.[17]

»Gedeihversagen« ist der von der medizinischen Forschung verwendete Oberbegriff für dieses Phänomen bei Säuglingen, die auf Grund unzureichender Aufmerksamkeit und Zuwendung sowie mangelnden Körperkontakts stark untergewichtig und im Wachstum zurückgeblieben sind. Krippen- und Heimkinder, die mit Nahrung, Kleidung und Unterkunft versorgt werden, aber trotzdem nicht gedeihen wollen, sind der Beweis dafür, daß die Versorgung mit rein materiellen Grundbedürfnissen für eine normale Entwicklung nicht genug ist.

Ohne ausreichenden Körperkontakt, Schmusen und Zuwendung wächst ein menschliches Baby nicht gesund heran; manche sterben sogar. Untersuchungen haben ebenfalls ergeben, daß Frühgeborene, die im Brutkasten mehr emotionale Zuwendung erfahren und öfter gestreichelt werden, sich besser entwickeln als diejenigen, die relativ wenig Zuwendung bekommen.[18]

Das Bedürfnis nach *beruhigendem Körperkontakt* oder *Kontakttrost* – ein bei Babys stark ausgeprägtes psychisches und physisches Verlangen – wurde zunächst an einem inzwischen klassischen Experiment mit Rhesusaffen-Babys und zwei »Ersatzmüttern« nachgewiesen: Die eine war ein kaltes Drahtgestell, das ein Fläschchen mit Nahrung hielt; die andere ein weiches, plüschbezogenes Gebilde, das zwar körperliche Geborgenheit bot, aber keine Nahrung.[19]

Die Affenbabys konnten frei zwischen beiden Müttern wählen. Wie erwartet, holten sie sich ihre Nahrung bei der kalten Drahtgestell-Mutter. Wurden sie aber müde oder ängstlich, kuschelten sie sich stets an das warme, weiche Plüschgebilde, das ihnen beruhigenden Körperkontakt bot. Die körperliche Wärme war emotional eindeutig befriedigender als die bloße Nahrungsaufnahme.

Obwohl kaum systematische Untersuchungen über das Kontakttrost-Bedürfnis Erwachsener existieren, gibt es doch genügend Praxiserfahrungen – wie zum Beispiel Maidas Fall und der vieler anderer –, die in überzeugender Weise darlegen, daß Erwachsene, genau wie Kinder, viel Zuwendung brauchen: Umarmungen, Streicheln, Schmusen und andere Formen des Körperkontakts.

Es gibt erstaunliche Erfahrungen aus der Praxis, die zeigen, daß der Blutdruck Erwachsener gesenkt werden kann, wenn sie ein Haustier haben – einen Hund oder eine Katze –, das sie streicheln und mit dem sie schmusen können. Bei Insassen von Altersheimen wurden merkliche Funktionsverbesserungen – sowohl physische als auch psychische – festgestellt, nachdem sie regelmäßig von jüngeren Kindern besucht wurden. Die Ersatzenkel boten den alten Leuten nicht nur ein erneutes Gefühl, gebraucht zu werden, sondern auch den körperlichen Trost spontaner Umarmungen und Küsse.

Die psychischen Zusammenhänge von körperlicher Berührung, Wärme und Zuwendung schließen viele positive Emotionen mit ein, die bekanntermaßen Heilungsprozesse fördern: Liebe, Sicherheit, Entspannung, Vertrauen und sogar Glauben. Im Gegensatz dazu kann der Entzug von Zuwendung – sowohl bei Kindern als auch bei Erwachsenen – toxische Emotionen wie Angstgefühle, Furcht, Frustration und Unsicherheit erheblich verstärken. Interessanterweise weist das Gedeihversagen bei Säuglingen – inklusive Gewichts-/Appetitverlust, Mattigkeit und Schlafstörungen – viele Ähnlichkeiten mit der klinischen Depression Erwachsener auf.

»Echte Männer« schmusen nicht?

Obwohl nur wenige Männer zu solchen Extremen neigen wie Brian, verwehren sich viele die gesundheitsfördernden Vorzüge nichtsexueller Kontaktformen. Schuld daran dürfte hauptsächlich die gesellschaftliche Konditionierung sein.

Von klein an empfangen Jungen die kulturelle Botschaft, »echte Männer weinen nicht«. Ihnen wird vermittelt, daß sie von ihren Eltern nicht das gleiche Maß an Schmusen, auf den Arm nehmen und anderer Körperkontaktformen zu erwarten haben wie Mädchen noch daß sie es brauchen. Außerdem werden sie im allgemeinen davon abgehalten, solche »unmännlichen« Emotionen wie Furcht, Angst und Unsicherheit zu zeigen, auf die andere mit beruhigenden Berührungen reagieren könnten.

Da sie als Jungen von ihren Eltern ein sehr viel geringeres Maß an körperlichen Berührungen bekommen haben als Mädchen, fühlen sich viele Männer unwohl, wenn sie zugeben müssen, daß auch sie Umarmungen und liebevolle Zuwendung *brauchen*; manche sind sich dieses Bedürfnisses noch nicht einmal bewußt. Häufig verwechseln sie jede Art körperliche Nähe mit einer Frau mit sexuellem Vorspiel. Beugen sie sich also den Forderungen ihrer Ehefrauen oder Freundinnen nach ein bißchen Schmusen und Kuscheln, werden dann aber an ihrer sexuellen Erfüllung gehindert, begreifen sie das als Zurückweisung, »gefoppt werden« oder Enttäuschung. Folglich kann Schmusen zu einer konditionierten Quelle von Frustration, Ablehnung und sogar Feindseligkeit werden.

In psychischem Sinne ist es für Männer nicht nur völlig normal, das Verlangen nach asexuellem oder entsexualisiertem Schmusen zu verspüren oder es selbst zu initiieren, sondern auch förderlich für ihre körperliche Gesundheit.

Zuwendungsverlust

Jason war ein Ausnahmemann, der genau wußte, daß er sehr viel körperliche Wärme und Zuwendung von seiner Frau brauchte und auch danach verlangte. Als Jason und Suzie mit Mitte Zwanzig heirateten, gingen sie sehr liebevoll miteinander um, sowohl im Bett als auch im täglichen Leben.

Jasons übermäßiges Bedürfnis nach beruhigendem Körperkontakt erklärt sich aus der Tatsache, daß seine Eltern beide Alkoholiker waren. Aus diesem Grund blieben seine Kindheitsbedürfnisse nach ausreichender, beständiger Liebe und Wärme größtenteils unerfüllt. Für den erwachsenen Jason waren Suzies Wärme und beruhigende Körperlichkeit enorm befriedigend und bedeutungsvoll. Ja, für ihn lag der Beweis wahrer Liebe sehr viel mehr in nichtsexueller Zuwendung als in der eigentlichen Sexualität.

Für Jason übertrug sich Suzies Zärtlichkeit und Zuneigung, in ein tiefes Gefühl von emotionaler Sicherheit, Friedlichkeit, Ruhe, Geborgenheit und Wohlbefinden. Suzie bot ihm die Art mütterlicher Zuwendung, nach der er sich immer gesehnt hatte, zu der seine Mutter aber unfähig gewesen war. In vieler Hinsicht »bemutterte« Suzie Jason also regelrecht, wozu auch das von ihr ermutigte und unterstützte Schmusen und Kuscheln gehörte.

Mit 28 bekam Suzie Zwillinge. Jason dachte zunächst, er sei auf die dadurch unvermeidlichen Umstellungen in ihrer Beziehung vorbereitet. Er wußte und verstand, daß die hormonellen Veränderungen während der Schwangerschaft und nach der Geburt auch Suzies Verhalten ändern konnten.

Doch er war nicht auf die schwere postnatale Depression vorbereitet, unter der Suzie fast vier Monate lang litt. Während dieser schwierigen Zeit war sie größtenteils weder körperlich noch emotional in der Lage, sich um Jason und die Zwillinge zu kümmern. Sie zeigte nicht nur totales Desinteresse an jeglichem sexuellen Kontakt mit Jason, sondern fühlte sich auch abgestoßen von seinen Versuchen, mit ihr zu schmusen.

Mit professioneller Hilfe und Einnahme von Medikamenten erholte Suzie sich soweit, daß sie die Zwillinge, die inzwischen sechs Monate alt waren, wieder selbst versorgen konnte. Doch sie blieb ihrem Mann gegenüber immer noch körperlich distanziert und kalt. Jason fühlte sich emotional im Stich gelassen und der Körperlichkeit beraubt, die er so dringend brauchte. Als er sie auf ihre Kälte ansprach, erklärte Suzie ihm, sie habe »nichts mehr zu geben übrig, nachdem die Babys alles gekriegt haben«.

Suzie fühlte sich schuldig, weil sie den Zwillingen während der schlimmsten Monate ihrer Depression emotional so distanziert gegenübergestanden hatte. Jason hatte sogar eine Kinderschwester eingestellt, da Suzie unfähig war, sich um die Babys zu kümmern. Als es ihr besserging, kompensierte – oder überkompensierte – Suzie ihren, wie sie meinte, unverzeihlichen Mangel an Liebe ihnen gegenüber.

Und so ging Suzie ganz in der Rolle der liebenden und überzärtlichen Supermutter auf. Sie versuchte jeden Tag, mit den Kindern so viel wie möglich zu schmusen, und bestand darauf, sie jeden Abend mit in ihr Bett zu nehmen.

Als die Zwillige zehn Monate als waren, verfiel Jason seinerseits in eine tiefe Depression. Er empfand den Zwillingen gegenüber Wut und Ablehnung, weil sie ihm seine bemutternde Frau weggenommen hatten, und Suzie gegenüber Frustration und Feindseligkeit, weil sie ihn zurückwies. Ohne den körperlichen Trost seiner Frau empfand Jason Unsicherheit, Furcht, Nervosität und Kontrollverlust.

Während Suzie offenbar ihre Bedürfnisse, Zuneigung zu geben und zu empfangen, auf die Kinder übertragen konnte, war Jason dazu nicht in der Lage. Von Zeit zu Zeit konnte er seine Unzufriedenheit und Wut nicht zurückhalten, doch wenn er diese Gefühle Suzie gegenüber äußerte, frustrierte ihn ihre feindselige Reaktion, und das verstärkte seine Schuldgefühle.

Suzie erinnerte ihn ständig daran, wie geschwächt ihr emotionales Gleichgewicht war, und bestand darauf, daß er sie keinesfalls mit seinen, wie sie meinte, selbstsüchtigen Forderungen unter Druck setzen dürfe. Sie warf ihm vor, ein schlechter Vater zu sein, weil er seinen eigenen Kindern die Mutter wegnehmen wolle.

Als die Zwillinge ein Jahr alt wurden, hatten die Eheprobleme überhand genommen. Jason hatte begonnen, seinen Schmerz in immer größeren Alkoholmengen zu ertränken; Suzie war nach wie vor viel zu sehr auf die Mutterschaft und

die Bedürfnisse der Zwillinge fixiert, um sich ihren Ehe- und Sexualproblemen widmen zu können, und sie bat Jason ständig, ihr »noch etwas Zeit« zu lassen.
Doch dann wurde Jason mit einem offenen Magengeschwür ins Krankenhaus eingeliefert. Der Psychologe, der sich dort mit ihm beschäftigte, meinte, Jason hätte vielleicht krank werden *müssen*, um Suzie auf seine Bedürfnisse aufmerksam zu machen.
Jasons und Suzies Fall besteht natürlich aus einer ganzen Reihe komplexer Probleme. In gewisser Hinsicht ist er nur eine extreme Variante der normalen Anpassungsschwierigkeiten und Eifersüchte vieler Väter auf ihre neugeborenen Kinder. Andererseits geht es hier um viel tieferliegendere psychische Probleme beider Eltern.
Der Fall ist vor allem von Bedeutung, weil er darlegt, welche immens wichtige Rolle körperliche Zuwendung, Wärme und Geborgenheit für das Bestehen einer Ehe wie auch für die psychische und physische Gesundheit Erwachsener spielt. Und er sollte uns daran erinnern, daß Babys zwar sehr viel Liebe und Aufmerksamkeit brauchen, gleichzeitig aber auch viel körperliche Zuwendung und Zuneigung zwischen den Eltern *sehen und spüren* müssen.

Sexuelle Probleme und die Gesundheit

Bei vielen Erwachsenen verwischt sich die Grenze zwischen einfachem Kontakttrost-Bedürfnis und dem komplexeren Gefilden sexueller Lust. Wann hört zum Beispiel das Schmusen auf, und wann fängt das Vorspiel an? Muß »liebevoller« oder »romantischer« Sex immer mit Zärtlichkeit, Kuscheln und viel, viel Streicheln verbunden sein? Kann ein »gesunder« Liebesakt denn nicht auch mal nur schlichter altmodischer Geschlechtsverkehr sein? Wer stellt hier die Regeln auf?
In der Tat laufen diese und die vielen anderen Fragen dazu

auf individuelle Vorlieben, Wünsche und Vereinbarkeiten hinaus, wozu es drei unabdingbarer Voraussetzungen bedarf: Kommunikation, Kommunikation und Kommunikation.

Klinische Erfahrungen und Beobachtungen aus der Praxis deuten auf gewisse Geschlechtsunterschiede bei sexuellen Vorlieben hin, obwohl solche Generalisierungen mit Vorsicht zu genießen sind. Frauen scheinen vor dem eigentlichen Liebesakt ein stärkeres Verlangen und/oder Bedürfnis nach Berührung und Kontakttrost zu haben als Männer; doch weder Männer noch Frauen wollen Schmusen *immer* als Auftakt oder Aufforderung zum Geschlechtsverkehr verstanden wissen.

Durch das bloße Vorhandensein von Sexualität – oder auch nur der Möglichkeit dazu – wird die angemessene Befriedigung von Körperkontakt-Bedürfnissen in einer Beziehung oft beeinträchtigt. Das liegt zum Teil an der physischen Überlappung von Schmusen und eindeutigerem sexuellen Verhalten. Spannungen, Ablehnung und andere ungelöste Probleme, die aus einer schwierigen sexuellen Beziehung entstehen, fordern ebenfalls ihren Tribut; Zuneigung und Wärme werden oft als Reaktion auf derartige psychische Unterströmungen vorenthalten.

Sexuelle Probleme sind nicht nur gesundheitsgefährdend, weil sie die Heilwirkung von Berührung und physischem Kontakttrost beeinträchtigen. Man entblößt im wahrsten Sinne sowohl die Seele als auch den Körper, wenn man sich in einer intimen Beziehung auf das Gebiet der sexuellen Liebe begibt.

Eine unbefriedigende oder gestörte sexuelle Beziehung kann das Selbstkonzept – also das, was man über sich selbst denkt und fühlt – empfindlich verletzen. Wird man zum Beispiel von einem Menschen, den man liebt und nach dem man verlangt, sexuell abgelehnt, kann schließlich das Gefühl entstehen, völlig unzulänglich und nicht liebenswert zu

sein. Oder total minderwertig, falls die erbrachte Leistung nicht den Erwartungen entspricht.
Problematische sexuelle Beziehungen rufen auch eine ganze Reihe anderer komplexer Gefühle hervor. Das Perfide an sexuellen Unstimmigkeiten ist, daß die dadurch *entstehenden* Gefühle oft der eigentliche *Grund* für die Probleme sind. Während die meisten mit sexuellen Schwierigkeiten assoziierten negativen Emotionen – wie Depression, Streß, Frustration oder vermindertes Selbstwertgefühl – potentielle Gesundheitsbedrohungen darstellen, gibt es drei, die auf Grund des gefährlich eskalierenden Kreislaufs, den sie in Gang setzen, besondere Beachtung verdienen: *Angst, Feindseligkeit* und *Furcht vor Kontrollverlust*.

Ängste und sexuelle Funktionsstörungen

Das am häufigsten mit sexuellen Leistungsschwierigkeiten oder »Versagen im Bett« in Verbindung gebrachte Gefühl ist *Angst*. Sollte es je darum gehen, das Gefühl zu küren, das am ehesten *Self-fulfilling prophecies* (sich selbst erfüllende Prophezeiungen) hervorruft, stände der Sieger schon von vornherein fest. Ein Mann, der sich um seine Fähigkeiten im Bett sorgt, wird am ehesten Erektionsschwierigkeiten und vorzeitige Ejakulationen bekommen; eine Frau, die sich tausend besorgte Gedanken um ihre Orgasmusfähigkeit macht, wird selten den Orgasmus erreichen, den sie sich wünscht.
Die Angst braucht sich noch nicht einmal direkt auf die sexuelle Leistungsfähigkeit zu beziehen, um diese zu beeinträchtigen. Ein aus anderen Gründen stark verängstigter oder gestreßter Mensch wird mit größerer Wahrscheinlichkeit sexuelle Probleme entwickeln als ein weniger ängstlicher Mensch.
Durch Angstgefühle verursachtes sexuelles Versagen kann recht erfolgreich durch Verhaltensänderungs-Techniken be-

handelt werden, vorausgesetzt, daß *beide* Partner bereit sind, auf kritikfreie, unterstützende Weise an der Verbesserung ihrer Beziehung zu arbeiten. Sexuelle Probleme erweisen sich immer dann als besonders hartnäckig, wenn ein Partner auf die Leistungsschwierigkeiten des anderen herablassend oder in anderer Weise negativ reagiert, dadurch die Angst verstärkt und den üblen Kreislauf von Verursacher/Verursachtem in Gang setzt.

Alice und Mark waren schon seit zehn Jahren verheiratet, als Marks Erektionsprobleme einsetzten. Im Jahr zuvor hatte Alice, nicht länger zufrieden in ihrer Hausfrauen- und Mutterrolle, ihren Beruf als Wirtschaftsprüferin wieder aufgenommen.

Zunächst hatte Mark ihre Rückkehr in den Beruf durchaus unterstützt, besonders, da sein Einkommen als Börsenmakler in den vergangenen Jahren stark gesunken war. Doch als Alice immer mehr Überstunden machen und auch viel reisen mußte, ließ Marks Begeisterung merklich nach.

Er hatte berufstätigen Frauen stets mit gemischten Gefühlen gegenübergestanden, sich einerseits von ihnen angezogen, andererseits aber psychisch bedroht gefühlt. Er konnte sich immer weniger auf die Arbeit konzentrieren, weil er sich ständig fragte, ob die Männer in Alices Büro sie genauso beäugten und mit ihr flirteten wie seine Kollegen mit den Börsenmaklerinnen in seiner Firma. Er wußte genau, daß zwei verheiratete Frauen aus seinem Büro Affären mit Kollegen hatten.

Je mehr Alice arbeitete, desto unsicherer wurde Mark. Erschwerend kam hinzu, daß sie schon ein Jahr nach Rückkehr in den Beruf fast doppelt soviel verdiente wie er.

»Sie braucht mich wirklich nicht mehr«, sagte Mark zu mir. »Wenn sie mich verließe, kämen sie und die Kinder ohne weiteres zurecht. Alice ist eine sehr attraktive Frau. Es würde nicht lange dauern, bis sie sich einen ihrer reichen

Klienten geangelt hat ... falls das nicht schon längst passiert ist.«

Mark liebte seine Frau und war voller Angst, sie zu verlieren. Es war ihm ungeheuer wichtig, ihr seine Liebe auch sexuell zu zeigen. Als er daher eines Nachts keine Erektion bekam, schlug seine Angst in Panik um. Alice reagierte zunächst ganz ruhig. Sie sagte ihm, er solle sich keine Sorgen machen, drehte sich um und schlief ein. Doch Mark starrte die halbe Nacht lang an die Decke und malte sich mit Entsetzen die ganze Tragweite seiner möglichen Impotenz aus. Im Laufe der nächsten Wochen verschlimmerten sich die sexuellen Probleme. Mark war überhaupt nicht mehr in der Lage, eine Erektion zu bekommen. Je mehr er um sich selbst und den Bestand seiner Ehe bangte, desto weniger war er – wie nicht anders zu erwarten – in der Lage, sexuell zu funktionieren.

Nachdem die sexuellen Probleme bereits drei Monate andauerten, wirkten sich Marks Ängste plötzlich in eine neue Richtung aus. Während er sich zunächst sehr um Alice bemüht und sie in allem unterstützt hatte, um sein Versagen im Bett wieder auszugleichen, reagierte er nun gereizt und kritisch auf sie. Mark haßte es, sich seiner Frau gegenüber unsicher zu fühlen, und begann, sie offen für ihre Rückkehr ins Berufsleben anzugreifen. Er schob Alice die Schuld für seine Ängste zu, die ihm so schwer zu schaffen machten.

Und er schob ihr auch die Schuld an seinen sexuellen Problemen zu. »Wenn du vielleicht mehr zu Hause wärst, wie eine richtige Ehefrau, dann würdest du mich auch mehr anmachen«, verteidigte er sich. Oder: »Hast du dir eigentlich schon mal überlegt, daß du nur noch deine verdammte Karriere im Kopf hast und nicht mehr weißt, wie du mich im Bett hochbringst?«

Marks Bemerkungen trafen Alice zutiefst. Sie hatte zwar erkannt, daß Mark gestreßt und in sich gekehrt war, aber hätte noch nicht mal im Traum daran gedacht, daß ihrem Mann, der sie stets hingebungsvoll geliebt hatte, »die Lust vergangen war«, wie er sich ausdrückte, nur weil sie wieder arbeitete.

Alice erklärte sich bereit, weniger Überstunden zu machen und »aktiver im Bett zu werden, um Mark zu erregen«. Jetzt war Alice genauso ängstlich um Marks Erektion besorgt wie er selbst, da sie nun der Meinung war, seine sexuellen Probleme würden *ihre* Unfähigkeit als Frau widerspiegeln.

Während der nächsten neun Monate war Mark nur zweimal in der Lage, eine Erektion zu bekommen. Beide Male folgte fast augenblicklich die Ejakulation. Worauf Marks und Alices sexuelle Frustration noch mehr zunahm.

Als Alice schließlich vorschlug, einen Sexualtherapeuten zu konsultieren, wurde Mark wütend. Wieder beschimpfte er sie und warf ihr vor, sie habe ihre Weiblichkeit verloren und wolle, daß er sich »wie ein Eunuch« vorkäme.

Alices Wut darüber, die ganze Schuld aufgeladen zu bekommen und unfair behandelt zu werden, brach sich nun Bahn, und sie schlug zurück. In ihrem unbändigen Zorn beschuldigte sie Mark, ein »Sexist« zu sein.

»Du bist ein so elender Versager als Mann«, schrie sie ihn an, »daß dich wohl nur Frauen anmachen, denen du dich überlegen fühlst. Als ich noch zu Hause war und keinen Pfennig verdiente, da konntest du dich wie der große Macher fühlen. Und jetzt, wo ich fast das Doppelte verdiene, bringst du's nicht mehr. Du machst mich krank.«

Mark und Alice waren zu destruktiven Partnern geworden. Der toxische Zyklus aus Streß und sexuellem Versagen war derart eskaliert, daß er ihre Ehe und ihre psychische und körperliche Gesundheit bedrohte. Sie hatten zugelassen, daß schwere psychische Gifte – Feindseligkeit, Frustration und Angst – bis in ihr Bett vordrangen und die Beziehung infizierten.

Feindseligkeit und sexuelle Funktionsstörungen

Eine positive, erfüllende sexuelle Beziehung bietet fortwährende Möglichkeiten, Streß und Spannung abzubauen, Kontakttrost-Bedürfnisse zu befriedigen, Selbstwertgefühle zu bestätigen und Liebe zu zeigen. Und sie dient auf diese Weise gleichzeitig dazu, Feindseligkeit zu verhindern oder ihr entgegenzuwirken.

Eine schwierige sexuelle Beziehung hingegen macht die Erfüllung dieser wichtigen Bedürfnisse unmöglich, was zur Folge haben kann, daß giftige *Feindseligkeit* unentwirrbar in den Zyklus sexuellen Versagens und negativer Emotionen verwoben wird.

Schwierigkeiten im Bett erzeugen oft ein gefährliches Überschäumen von Wut, Ablehnung und Feindseligkeit auf die gesamte Beziehung. Umgekehrt verursachen sowohl offene als auch verdeckte Feindseligkeit in der Beziehung mit hoher Wahrscheinlichkeit sexuelle Probleme aller Art oder verstärken bereits vorhandene.

Da ein für beide Seiten befriedigender Liebesakt zumindest ein gewisses Maß an Entspannung voraussetzt, kommt es schnell zu Störungen und Versagen, wenn die Atmosphäre mit Wut und Spannung geladen ist. Genau wie die Angst, steht auch Feindseligkeit mit vielen Formen sexuellen Versagens in Verbindung, am engsten mit verzögerter Ejakulation, gehemmtem sexuellen Verlangen und, bei Frauen, mit der Orgasmusunfähigkeit.

Wenn ein oder beide Partner die Sexualität dazu mißbrauchen, den anderen zu unterdrücken oder zu bestrafen, zu manipulieren oder sich an ihm zu rächen, entsteht unweigerlich Feindseligkeit. Sexuelle Erfüllung ist ein primäres und starkes Bedürfnis. Mit einem solchen Primärtrieb zu spielen, dem Partner Sexualität absichtlich vorzuenthalten, bis bestimmte Bedingungen erfüllt sind – wie Geschenke, Gefälligkeiten oder das Zeigen von Reue –, ist in der Tat ein Spiel mit dem emotionalen Feuer. Und hat sich dieser verheerende Brand einmal entzündet, ist er kaum zu löschen, sondern schwelt immer weiter.

Wenn Feindseligkeit mit frustrierten sexuellen Bedürfnissen in einer Beziehung assoziiert wird, kann sie einen Dominoeffekt haben und eine Reihe anderer giftiger Emotionen auslösen. So gesehen, kann aus Feindseligkeit Zynismus, Mißtrauen, Eifersucht, Ablehnung und sogar Haß gegenüber dem Partner entstehen. Alles bekanntermaßen Gift für das Herz und eine beträchtliche Gefährdung des allgemeinen Gesundheitszustandes; dabei gleichzeitig ein weiterer Motor des üblen Kreislaufes aus sexuellen Problemen/Frustration/Feindseligkeit/weiteren sexuellen Problemen.

Furcht vor Kontrollverlust und sexuelle Funktionsstörungen

Die dritte giftige Emotion, die sowohl sexuelle Probleme hervorruft wie durch sie erzeugt wird, ist die *Furcht vor Kontrollverlust*. In vielen Fällen von Orgasmusversagen, bei Männern und Frauen, spiegelt sich diese Befürchtung wider.

Max und Sally zum Beispiel hatten sich seit Jahren sehr zueinander hingezogen gefühlt, bevor sie zum ersten Mal miteinander schliefen. Sie hatten sich auf einem Medizinerkongreß kennengelernt, den sie beide als Begleiter ihrer jeweiligen Ehepartner, einem Arzt und einer Ärztin, besuchten. Beide erinnerten sich daran, daß sie sofort »ein starkes Verlangen« gespürt hatten, als sie einander vorgestellt wurden.

»Ich war richtiggehend alarmiert«, erzählte mir Sally, »als ich rausbekam, daß Max und seine Frau ganz in unserer Nähe wohnten. Ich weiß noch, daß ich dachte, wie stark die Anziehung zwischen uns war und was für Schwierigkeiten wir kriegen könnten, wenn wir plötzlich irgendwo allein wären.

Alle dachten, es wären die beiden Ärzte – mein Mann und Max' Frau –, die soviel gemeinsam hätten. Aber sie hatten nur eines gemeinsam: Sie waren beide schrecklich langweilig. In Wahrheit waren es Max und ich, die sich ungeheuer zueinander hingezogen fühlten und die nicht glücklich waren in ihrer Ehe.

Ich habe mich mit Sicherheit nicht scheiden lassen, um mit Max zusammenzusein«, fuhr Sally fort. »Ich hatte mich schon lange, bevor ich Max kennenlernte, mit dem Gedanken getragen, meinen Mann zu verlassen. Aber ich kann nicht leugnen, daß die Vorstellung, eines Tages mit ihm zusammenzusein, sich doch in meinem Kopf festsetzte. Max blieb noch ein weiteres Jahr mit seiner Frau verheiratet, nachdem ich meinen Mann verlassen hatte. In diesem einen Jahr sahen wir uns sogar äußerst selten, telefonierten aber regelmäßig miteinander.

Ich erinnere mich, wie gemischt meine Gefühle waren, als Max mir sagte, er hätte sich nun auch von seiner Frau getrennt. Der Gedanke, jetzt vielleicht mehr als nur Freunde sein zu können, erregte mich. Aber gleichzeitig machte er mir schreckliche Angst.

Drei Monate nach Max' Trennung von seiner Frau fingen wir an, miteinander zu schlafen. Schon vom ersten Mal an gelang es mir nicht, zum Orgasmus zu kommen. Er ist ein guter Liebhaber, glauben Sie mir; das war nicht das Problem. Und ich fühlte mich, wie schon gesagt, *sehr* zu ihm hingezogen.

Das eigentliche Problem war, daß ich mich *übermäßig* zu ihm hingezogen fühlte. Verstehen Sie, ich lag ganze Nächte wach und dachte darüber nach, wie es mir gehen würde, wenn ich Max an eine andere Frau verlieren sollte. Als ich Max kennenlernte, war er verheiratet, reagierte aber trotzdem sehr auf mich. Er ist ein äußerst verführerischer und charmanter Mann.

Ich dachte nur noch daran, wie ich mich davor schützen

konnte, verletzt zu werden. Ich redete mir ein, ich wolle unsere Freundschaft nicht dadurch aufs Spiel setzen, daß ich mich in ihn verliebte. Aber ich *war* in ihn verliebt. Ich brachte nur nicht den Mut auf, zu meinen Gefühlen zu stehen.

Und so ging ich vermutlich selbst daran, das in Szene zu setzen, wovor ich mich am meisten fürchtete – ihn zu verlieren. Das Sexuelle – meine Unfähigkeit, mit ihm zum Orgasmus zu kommen – begann ihn verrückt zu machen und mich zu verwirren, denn ich war bei fast allen Männern, mit denen ich geschlafen hatte, zum Orgasmus gekommen. Max war der Meinung, mein mangelndes Reaktionsvermögen (so nannte er es) läge daran, daß ich ihn nicht anziehend oder gut genug im Bett fände. Er sagte, er hätte Jahre sexueller Frustration mit seiner Frau hinter sich und könne den Gedanken nicht ertragen, diese Qualen noch mal durchmachen zu müssen.

Für mich wurde der Druck dadurch so groß, daß ich mich einfach nicht genug entspannen konnte, um einem Orgasmus auch nur nahe zu kommen. Je angespannter ich wurde, desto frustrierter wurde er. Wir stritten uns immer häufiger. Nach ein paar Monaten brach ich die Beziehung ab, sagte ihm, wir wären wohl nicht dazu bestimmt, Liebende zu sein, und sollten versuchen, wenigstens Feunde zu bleiben. In Wirklichkeit hatte ich aber das Gefühl, für ihn nicht gut genug zu sein und zu wissen, daß er mich verlassen würde.«

Paradoxerweise war der eigentliche Grund für Sallys Orgasmusunfähigkeit bei Max die überwältigende Intensität der Gefühle, die er in ihr auslöste. Diese Intensität erzeugte ein hohes Maß an Ängsten, gekoppelt mit der Furcht, verlassen zu werden.

Sallys tiefste Furcht war allerdings, die Kontrolle über sich selbst zu verlieren. Vor Max hatten Sallys gesamte Männerbeziehungen (inklusive der mit ihrem Ehemann) eines gemeinsam: Alle diese Männer brachten ihr stärkere Gefühle entgegen als sie ihnen. Anfänglich war diese Ungleichheit für sie stets beruhigend und angenehm, doch irgendwann brachten sie Langeweile und mangelnde Leidenschaft ihrerseits dazu, die Beziehung zu beenden.

Im Gegensatz zu Max waren Sallys frühere Liebhaber und ihr Ehemann passive, nachgiebige Persönlichkeiten. Da Sally diesen Männern nur gedämpfte Gefühle entgegenbrachte, betrachtete sie Sex eher von einem technischen, fast mechanischen Standpunkt aus. In diesem Kontext waren Orgasmen eine erfreuliche und unbedrohliche Angelegenheit; sie scheute sich nicht davor, ihren Liebhabern zu sagen, wie sie sich bewegen sollten und wo und wie sie berührt werden wollte, um genügend Erregung zu verspüren. Auf diese Weise konnte sie zum Orgasmus kommen und trotzdem die Kontrolle behalten.

Doch bei Max hatte Sally das Gefühl, die Kontrolle total zu verlieren. Er sah gut aus, war intelligent, charmant und sehr bestimmend. Weder bat er um Anweisungen im Bett, noch wollte er sie überhaupt hören. Das körperliche Zusammensein mit Max rief Gefühle in ihr hervor, die sie niemals zuvor empfunden hatte und die sie total zu überwältigen drohten. Ihre Kontrolle soweit aufzugeben, einen Orgasmus zuzulassen, war für Sally in diesem Kontext einfach zu bedrohlich.

Sally und Max gaben, fast zwei Jahre nach der ersten Trennung, ihrer Beziehung eine erneute Chance. In der Zeit dazwischen litt Sally jedoch an Depression und wiederholten Virusinfektionen, die sie müde machten und schwächten.

Dem Ausmaß von Sallys eigener Schuldzuweisung für das Versagen der Beziehung kam nur Max' gegen sich selbst gerichtete Wut gleich. Denn Max wiederum warf sich ständig vor, nicht geduldiger und verständnisvoller mit Sally gewesen zu sein.

Die Furcht vor Kontrollverlust kann auch den männlichen Orgasmus beeinträchtigen. Eine sogenannte verzögerte oder späte Ejakulation tritt zum Beispiel auf, wenn Orgasmus und Ejakulation derart lang hinausgezögert werden (oder überhaupt nicht eintreten), daß beide Partner Unbehagen oder Schmerzen empfinden. Natürlich führt die Unfähigkeit des Mannes, zum Samenerguß zu kommen, bei beiden Partnern zu Spannungen, Frustration und Enttäuschung.
Späte Ejakulation gilt im allgemeinen als die am schwierigsten zu behandelnde sexuelle Funktionsstörung. Da sie gewöhnlich viel Streß und toxische Emotionen produziert, kann ihr Auftreten in einer Beziehung die Gesundheit beider Partner gefährden. Meist dreht es sich bei dem Problem um Kontrolle und die Furcht vor Kontrollverlust.

Umarmungen, Sexualität und Gesundheit

Genau wie man beim Erkennen von Krankheitsursachen Körper und Geist nicht getrennt betrachten kann, so sind auch die körperlichen und emotionalen Seiten einer Liebesbeziehung untrennbar miteinander verbunden. Wenn das emotionale Klima einer Beziehung warm und liebevoll ist, werden positive, gesundheitsfördernde Emotionen durch Sprache, körperliche Nähe, Wärme und erfüllende sexuelle Liebe zum Ausdruck gebracht. Gewinnen negative Emotionen in einer Beziehung aber die Oberhand, vermehren und verstärken Zuwendungsentzug und Frustration sexueller Bedürfnisse die durch solche Gefühle erzeugten psychischen Gifte.

12
Verhängnisvolle Persönlichkeiten

Seit Jahren führe ich sogenannte »PMMS«-Workshops durch. Diese Abkürzung steht für: People Make Me Sick (Menschen machen mich krank; oder besser: Menschen, die mich krank machen A.d.Ü.).
Durch diese Workshops soll den Teilnehmern geholfen werden, den Streß zu bewältigen, der durch die für sie schwierigsten und unangenehmsten Menschen verursacht wird – Menschen, die sie so sehr aus der Fassung bringen, daß sie tatsächlich körperlich krank werden.
Die Erlebnisse, von denen bei diesen Workshops berichtet wird, geben so allgemein üblichen Redewendungen wie »Er bricht mir das Herz«, »Bei ihr wird mich noch mal der Schlag treffen«, »Diese Gören verursachen mir Magengeschwüre« und »Dieser Kerl wird irgendwann mein Tod sein« einen erschreckenden Bezug zur Realität. Die Berichte machen deutlich, warum Dr. Hans Selye *interpersonellen Streß* – der Streß, unter den ein Mensch durch das Verhalten eines anderen gerät – für den gefährlichsten und potentiell tödlichsten hält.[20] In den PMMS-Diskussionen geht es um alle Arten von zwischenmenschlichen Beziehungen: mit Ehepartnern, Liebespartnern, Mitarbeitern, Chefs, Untergebenen, Kindern, Eltern, Freunden und jedem anderen, der – wie ein Teilnehmer es ausdrückte – einem das Leben zur Hölle macht. Doch trotz dieses weiten Bereichs von Beziehungen entsprechen die meisten den vier grundlegenden Typen des »schwierigen Anderen«: 1) narzißtische Persönlichkeiten, 2) Borderline-Persönlichkeiten, 3) passiv-aggressive Persönlichkeiten und 4) Süchtige.

Die drei ersten gelten in der Psychiatrie als »Persönlichkeitsstörungen«. Diese offizielle Bezeichnung wird bei bestimmten beständigen Eigenschafts- oder Verhaltensmustern angewandt, die

- rigide und inflexibel sind
- zur sozialen Isolierung des betroffenen Menschen führen
- seine Arbeitsfähigkeit stark beeinträchtigen
- zu Depersonalisation (Verlust des Persönlichkeitgefühls) und Derealisation (eine der Realität nicht angemessene Deutung des eigenen Verhaltens) führen.

Die klinische Diagnose einer Persönlichkeitsstörung hängt in erster Linie davon ab, ob die meisten oder alle zwischenmenschlichen Beziehungen des Patienten gestört waren. Doch es gibt bisher keine offizielle Bezeichnung für Menschen, die – wie die Teilnehmer an den PMMS-Workshops – in Folge einer schwierigen engen Beziehung mit einem Menschen, der unter einer Persönlichkeitsstörung leidet, emotional oder physisch krank wurden.

Bei PMMS-Teilnehmern werden gewöhnlich streßbedingte Symptome diagnostiziert – Depressionen, Magengeschwüre, Angstzustände, Herz- und Kreislaufbeschwerden, Folgen von Drogen- oder Alkoholmißbrauch, Eßstörungen und so weiter. Doch bei diesen Diagnosen wird nicht in Betracht gezogen, daß die Symptome größtenteils infolge von Streß auftreten, unter den die Patienten durch andere Menschen gerieten. Vielleicht sollte ein neues Klassifikationssystem entwickelt werden, mit Bezeichnungen wie »Durch die Liebe zu einem narzißtischen Mann hervorgerufene Depression« oder »Durch eine Ehefrau mit Borderline-Persönlichkeit ausgelöste Herzkrankheit«.

Das Verhalten von Menschen mit Persönlichkeitsstörungen und Suchtverhalten ist gewöhnlich so provokativ, daß es alle Beziehungen dominiert und kontrolliert. Diese überdeutliche Gemeinsamkeit aller PMMS-Teilnehmer vermittelt den Eindruck, daß sie sich den »schwierigen Menschen« in ihrem Leben gegenüber rein *reaktiv* verhalten. Daher identifizieren sich auch viele mit der Bezeichnung »co-abhängige Persönlichkeit«. Toxische Gefühle wie Kontrollverlust und Hilflosigkeit sind die üblichen Folgeerscheinungen.

Verhängnisvolle Persönlichkeit Nr. 1: Der narzißtische Persönlichkeitstyp

»Ich hatte überhaupt nicht kapiert, was mit ihm los war, bis ich krank wurde«, erzählte Barbara, eine PMMS-Teilnehmerin. Sie sprach von Don, ihrem Exverlobten. »Heute weiß ich, daß mein Krebs wohl nicht zuletzt durch den ganzen Beziehungsstreß zum Ausbruch kam. Doch erst als mein Arzt mir sagte, daß ich nur nach einer Trennung von Don eine gewisse Überlebenschance hätte, wurde mir klar, welchen Schaden dieser Kerl angerichtet hatte.

Ich war fünfunddreißig, geschieden und lebte allein mit meinen beiden Kindern, als mir Don von einem gemeinsamen Freund vorgestellt wurde. Ich dachte, er sei der aufregendste Mann, den ich je kennengelernt hatte. Er war intelligent, sehr romantisch und sah gut aus. Doch ich erkannte nicht, daß er sich selbst noch viel aufregender fand, als ich es tat. Er dachte, er sei brillant, hinreißend und schlichtweg das Tollste, was eine Frau sich je erhoffen konnte. Don und ich waren in die gleiche Person verliebt: in Don.

Don sagte, er fände es wunderbar, daß ich sowohl eine erfolgreiche Anwältin als auch eine feminine, attraktive Frau sei. Er erklärte mir, den meisten Frauen fehle es an Klugheit und dem besonderen Etwas, um jemanden wie ihn zu verstehen; oder, falls sie die nötige Intelligenz besäßen, wären sie nicht hübsch oder kultiviert genug für einen Mann mit seinem Aussehen und seiner gesellschaftlichen Stellung.

Ich war erleichtert, daß er sich nicht durch mich bedroht fühlte, wie viele andere Männer. Ich hielt ihn für ungemein

selbstsicher und extrem erfolgreich. Erst viel später fand ich raus, wie sehr er übertrieben hatte, als er von seinen Geschäftserfolgen sprach, seiner Wichtigkeit innerhalb der Branche, ja sogar von seinem Kontostand. Aber da war ich schon in ihn verliebt und redete mir ein, er habe mich bei unserem Kennenlernen nur beeindrucken wollen.
Ich weiß noch, daß ich ihn eines Abends, nach einer Party bei Freunden von mir, fragte, warum er den Leuten Dinge über sich erzählt hatte, die gar nicht stimmten. Das passierte nicht zum ersten Mal. Don muß immer im Mittelpunkt stehen. Er kann sehr charmant sein und fühlt sich ungeheuer geschmeichelt, wenn die Leute von ihm beeindruckt sind und ihm Komplimente machen. Und dann steigert er sich so hinein, daß er tatsächlich Lügengeschichten erzählt.
Aber als ich ihm sagte, es gefiele mir nicht, daß er Unwahrheiten verbreite, besonders bei meinen Freunden, wurde er eisig. Er sagte, ich sei zu engstirnig, und er hätte sich schließlich irgendwie unterhalten müssen, da meine Freunde ihm ja wohl kaum das Wasser reichen könnten. Ich war entsetzt.
Es gab noch viele andere Probleme in unserer Beziehung«, fuhr Barbara fort. »Vor allem erschöpfte er mich sowohl körperlich als auch emotional. Er *erwartete* einfach von mir, jederzeit für ihn da zu sein, auch wenn die Kinder mich brauchten oder ich müde war. Das war ihm völlig egal. Wenn er ein Essen mit Geschäftsfreunden vereinbart hatte, dann hatte ich da zu sein und gut auszusehen – egal, wie mein Tag gewesen war. Und natürlich durfte ich ihn unter keinen Umständen in den Schatten stellen. Das machte ihn unglaublich wütend.
Ich dachte immer, wenn wir erst mal verheiratet wären und er sich meiner sicherer fühlen würde, hätte es mit diesen Dingen, die mich so beunruhigten, ein Ende. Dann stellte sich heraus, daß ich Brustkrebs hatte. Ich habe Glück gehabt, daß es so früh entdeckt wurde und meine Brust nicht

gänzlich abgenommen werden mußte. Aber ich brauchte Bestrahlungen und Chemotherapie. Es war das Schrecklichste und Furchterregendste, was mir je passiert ist. Ich versuchte Don zu erklären, daß ich dazu in der bestmöglichen emotionalen Verfassung sein müßte.

Er meinte nur, wie gut es sei, daß ich nicht völlig ›deformiert‹ sein würde, denn damit hätte er keinesfalls umgehen können. Dann ließ er mich wissen, daß die Chemotherapie für *ihn* sehr lästig und ärgerlich sei, da ich mich nach jeder Behandlung ein paar Tage lang sehr schlecht fühlte und dann nicht mit ihm zu Partys oder Geschäftsessen gehen konnte.

Als ich nach der Operation im Krankenhaus lag, reagierte er mit Eifersucht darauf, daß mich so viele Freunde und Verwandte besuchten. Jedesmal versuchte er, die Aufmerksamkeit von mir weg und auf sich zu lenken.

Das Faß endgültig zum Überlaufen brachte er mit der Bemerkung, er wolle unsere Heirat verschieben, bis mein Arzt eine genauere Prognose über meinen Zustand abgeben könne. Das Unglaubliche ist, daß ihm gar nicht klar war, was er da Fürchterliches gesagt hatte. Und als ich ihn für seine Gefühllosigkeit kritisierte, drehte er tatsächlich durch – brüllte rum und schrie, daß ich nur ständig an mich und meine Krankheit dächte, statt daran, was für ihn das Beste wäre.

Damit war für mich die Beziehung gestorben. Aber ich mußte erst sechs höllische Monate durchmachen – zwischen ihm und dem Krebs –, bevor mir klar wurde, daß *er* emotional der Krebs in meinem Leben war. Ich bin davon überzeugt, daß ich eine Ehe mit ihm nicht lange überlebt hätte.«

Barbaras Erfahrung mit Don verdeutlicht das Wesentliche des Narzißmus und seiner Auswirkung auf andere. Menschen mit narzißtischen Persönlichkeitsstörungen haben ein gestörtes Verhältnis zu sich selbst, einen Größenwahn, der sich oft selbst enthüllt durch die Tendenz, ihre Fähigkeiten und/oder Errungenschaften zu übertreiben, in dem Wunsch, Aufmerksamkeit und Bewunderung zu erlangen, da sie meinen, »etwas Besonderes« zu sein. Narzißten glauben, ihre Probleme seien einmalig und daher nur von anderen ebenso besonderen Menschen zu verstehen.

Narzißten verbergen ihre mangelnde Selbstachtung und ihr Minderwertigkeitsgefühl hinter übertriebenem Verhalten und Größenwahn. Ihr schwaches Selbstwertgefühl treibt sie dazu, ständig nach Aufmerksamkeit und Bewunderung zu streben. Dieses starke Bedürfnis nach Lob und Komplimenten ist mit der Unfähigkeit Kritik zu akzeptieren und einer Hypersensitivität gegenüber der Einschätzung anderer gekoppelt. Auf Kritik reagieren Narzißten entweder mit kühler Gleichgültigkeit oder rasender Wut.

Die »interpersonellen« Beziehungen des Narzißten zu anderen Menschen sind generell gestört, hauptsächlich auf Grund nicht vorhandenen Einfühlungsvermögens: Narzißten sind unfähig, die Gefühle anderer Menschen wahrzunehmen oder sich mit ihnen zu identifizieren.

In einer Liebesbeziehung wird der Partner eines narzißtischen Menschen nicht als Person mit eigenen Gefühlen oder Bedürfnissen behandelt, sondern als *Objekt*, dessen Zweck einzig und allein darin besteht, das Selbstwertgefühl des Narzißten zu verstärken. Andere Menschen werden stets ausgenutzt, da Narzißten sich auf andere nur in soweit beziehen, wie diese ihren eigenen Erfordernissen dienlich sind.

In einer engen, intimen Beziehung mit einem narzißtischen Menschen zu leben, ist für gewöhnlich eine verwirrende, frustrierende, desillusionierende, depersonalisierende, nervenaufreibende und extrem streßgeladene Erfahrung, die der Gesundheit schwere Schäden zufügen und die Regenerationsfähigkeit nach Krankheiten stark beeinträchtigen kann.

Verhängnisvolle Persönlichkeit Nr. 2: Der Borderline-Persönlichkeitstyp

»Als ich Suzanne kennenlernte, war ich ein recht angepaßter Mann, würde ich sagen«, erzählte Matt seiner PMMS Gruppe. »Ich fragte mich sogar manchmal, ob ich nicht zu ›normal‹ wäre, um für Suzanne interessant zu sein. Doch als unsere Beziehung schließlich endete, war kaum noch *irgendwas* normal an mir: Ich war ein totales körperliches und emotionales Wrack.

Mein Asthma und meine Allergien – die ich seit Jahren gut unter Kontrolle hatte – brachen auf Grund all des Stresses vehement wieder aus. Außerdem entwickelte ich sogenannte ›Cluster-Kopfschmerzen‹, die spezielle Partien des Kopfes erfassen, extrem schmerzhaft sind und auch mit Streß und Allergien zusammenhängen.

Nach einem Jahr mit Suzanne war ich nur noch nervös. Ihre Persönlichkeit und ihre Stimmungen sind extrem wetterwendisch. Es konnte passieren, daß sie nachmittags am Telefon in bester Stimmung war, und total deprimiert, wenn ich sie ein paar Stunden später zum Essen abholte. Oder sie wurde von einer Sekunde zur anderen wütend, aber so richtig.

Während der ersten drei Monate unserer Beziehung war ich bis über beide Ohren in sie verliebt. Sie schien wirklich die Frau meiner Träume zu sein.

Ich kann mich noch erinnern, wann ich ihr Verhalten zum ersten Mal sonderbar fand. Wir waren zu einer offiziellen Party eingeladen, die mein Chef für eine Wohltätigkeitsorganisation gab. Als ich zu ihr kam, um sie abzuholen, sagte ich ihr, sie sähe hinreißend aus. Dann, als wir gerade gehen wollten, schaute sie in den Spiegel und kriegte plötzlich einen Rappel. Sie schmiß ihre Tasche gegen die Wand und bestand darauf, sich umzuziehen. Ich sagte ihr immer wieder, wie gut sie meiner Meinung nach aussähe, aber sie meinte, ich hätte ja keine Ahnung und würde sie nur anlügen, damit wir nicht zu spät kämen.

Wie auch immer, wir kamen schließlich eine ganze Stunde zu spät zu der Party, weil sie nicht nur ihr Kleid wechseln, sondern auch ihre Frisur völlig neu machen mußte. Und als wir endlich aus dem Haus gingen, war sie immer noch nicht zufrieden. Auf dem ganzen Hinweg war sie muffig und schlechtgelaunt. Doch kaum waren wir dort, kehrte sich ihre Stimmung total um. Sie war charmant, lebhaft und spritzig. Ich weiß noch, wie merkwürdig ich es fand, daß sie ihre Stimmungen an- und ausknipsen konnte wie eine Lampe.

Doch nichts an ihrem Verhalten konnte mich von ihr abbringen. Ich war total verliebt. Sie sagte, daß auch sie mich liebe – daß sie nie jemanden wie mich getroffen hätte; ich sei so ›verankert‹, wirke so ›stabilisierend‹ auf sie und hätte so ›gute‹ Ansichten. Sie dachte, ich würde für ihre beiden halbwüchsigen Töchter einen guten Stiefvater abgeben. Suzanne war übrigens schon dreimal verheiratet gewesen – die Töchter stammten von zwei verschiedenen Vätern – und sie hatte keinem ihrer Exmänner Besuchsrechte eingeräumt oder stand gar noch mit ihnen in Kontakt.

Schon nach drei Monaten sprachen wir übers Heiraten. Ich kam prima mit den beiden Mädchen aus, und sie waren aufrichtig begeistert von mir.

Dann wurde es *wirklich* irre. Ein paar Tage, nachdem wir den Mädchen von unseren Heiratsplänen erzählt hatten, sagte Suzanne eine Verabredung mit mir ab. Sie sagte, sie bräuchte mehr ›Raum‹ und daß ich sie ›einengen‹ würde mit diesem raschen Entschluß zur Heirat. Sie meinte, da ich nie verheiratet gewesen sei, hätte ich keine Ahnung, wovon ich rede. Im nachhinein muß ich offen zugeben, daß sie damit vollkommen recht hatte.

Ich sah sie fast eine ganze Wochen nicht, denn sie erfand immer neue Ausreden. Eines Abends rief mich ihre neunzehnjährige Tochter Jessica an und bat mich, rüberzukommen und mit ihr für eine Matheprüfung zu lernen. Als ich hinkam, war Suzanne nicht da. Jessica sagte, sie wolle erst mit mir reden, bevor wir uns den Mathematikproblemen zuwandten.

Ich kann mich noch lebhaft an das Gespräch erinnern, weil es mir so unheimlich war. Jessica bat mich – nein, sie flehte mich an –, ihre Mutter davon zu überzeugen, professionelle Hilfe in Anspruch zu nehmen. Sie erzählte mir, daß ihre Mutter ihre drei vorherigen Ehen zerstört hätte und, wie sie sagte, ihren eigenen Vater (Ehemann Nummer zwei) ›praktisch wahnsinnig‹ gemacht hatte. Nun war Jessica selbst aber auch ein übernervöser Mensch.

An jenem Abend erzählte sie mir Sachen über Suzanne, die mir wirklich zu denken gaben. Sie sagte, ihre Mutter habe zweimal versucht, sich die Pulsadern aufzuschneiden – beide Male nach dem stürmischen Ende einer Beziehung –, aber keiner der Versuche war wirklich ernst gemeint. Suzanne hätte nur ein paar Kratzer und kleinere Schnitte gemacht. Sie hätte damit Aufmerksamkeit auf sich lenken wollen, nicht sich tatsächlich verletzen. Jessica erzählte mir auch, daß ihre Mutter einige schwere Alkoholphasen durchgemacht hatte.

All das war ziemlich schockierend und beunruhigend für mich, aber ich war mir noch nicht mal sicher, wem ich glauben sollte – Jessica oder ihrer Mutter. Jessica sagte, sie liebe ihre Mutter sehr und hoffe, durch mich würde es anders werden.

Als Suzanne später nach Hause kam und mich dort vorfand, wurde sie wütend. Sie warf mir vor, ihr nachzuspionieren, und schrie, daß sie so jemanden wie mich nie heiraten würde. Dann packte sie Jessica bei den Schultern und schüttelte sie heftig. Sie brüllte sie an und beschuldigte sie, mich angemacht zu haben! Es war völlig verrückt. Nach jenem Abend fand ich Suzanne nicht mehr so unwiderstehlich.

In ihrer Wut sagte Suzanne unglaublich verletzende Dinge, sowohl zu Jessica als auch zu mir. Dann warf sie mich raus

und schrie, ich solle mich ja nicht wieder blicken lassen. Sie könne nicht verstehen, wieso sie sich je eingebildet habe, mit einem ›Weichling‹ wie mir glücklich zu werden.
Und ich ließ mich auch nicht mehr blicken. Ehrlich gesagt, war ich völlig fertig durch Suzannes Verhalten und das, was Jessica mir erzählt hatte. In jener Nacht bekam ich einen schlimmen Asthmaanfall – mein Nachbar mußte mich ins Krankenhaus bringen.
Doch unsere Trennung dauerte nur eine Woche. Suzanne rief mich an, entschuldigte sich und war total zerknirscht. Sie schob ihr Verhalten auf einen ›besonders heftigen Anfall von prämenstruellem Syndrom‹, versicherte mir immer wieder ihre unsterbliche Liebe und sagte, sie sei ›vorübergehend ausgerastet‹. Wenn sie so sei, bat sie mich, solle ich ›die Sache in die Hand nehmen‹ und sie ›notfalls schlagen‹.
Unsere Versöhnung hielt nur etwa einen Monat. In dieser Zeit erlebte ich noch mehr von ihrer Launenhaftigkeit und ihren Wutausbrüchen – meist gegen ihre Töchter gerichtet. Aber ich war immer noch in sie verliebt.
Dann passierte es wieder. Wir waren auf dem Weg ins Kino, als sie im Auto plötzlich ausflippte. Sie sagte, mein Fahrstil mache sie verrückt, weil ich so ›lahmarschig‹ sei, mich dauernd überholen und abdrängen ließe. Dann begann sie zu schluchzen und mich anzubrüllen, es sei aus zwischen uns, ich solle sie nach Hause bringen und aus ihrem Leben verschwinden.
Ich brachte sie heim und fuhr nach Hause. Und prompt setzte ein Anfall von Cluster-Kopfschmerzen ein, und mir wurden allmählich die Zusammenhänge klar. Ich entschloß mich, die Beziehung zu beenden, obwohl ich immer noch sehr an ihr hing.
Dann tat ich das einzig Vernünftige: Ich fing an, mit anderen Frauen auszugehen. Wie zu erwarten, rief mich Suzanne einen Monat nach unserer Trennung an. Wieder sagte sie

genau die richtigen Sachen: daß sie mich liebe; daß ich der Richtige für sie sei und genau die Ansichten verkörpere, die sie in ihrem Leben bräuchte; daß sie verrückt gewesen sein müsse, mit mir zu brechen, aber wohl einfach Angst vor einer neuen Ehe gehabt hätte, und so weiter.

Doch diesmal ließ ich mich nicht so leicht rumkriegen. Inzwischen war ich auch ziemlich an einer der Frauen interessiert, die ich vor kurzem kennengelernt hatte, und Suzannes unberechenbares Verhalten stieß mich ab. Als ich ihr sagte, daß ich nichts mehr von ihr wissen wolle, wurde es *endgültig* bizarr.

Zuerst schickte sie mir ungefähr zwanzig Blumensträuße ins Büro, mit schmalzigen kleinen Liebesbriefchen dran. Und als ich mich auf diese extravagante Geste nicht bei ihr meldete, wurde sie wütend. Sie muß an jenem Abend mindestens zehnmal auf meinen Anrufbeantworter gesprochen haben. Ich wollte nicht mir ihr reden, darum ging ich nicht ans Telefon. Zuerst gab sie sich ganz witzig-spritzig und kokett, aber nach ungefähr vier Anrufen wurde sie gereizt.

Zum Teil reagierte sie wütend – schrie und fluchte und warf der Frau, die sie bei mir vermutete, alle möglichen Schimpfnamen an den Kopf. Bei anderen Anrufen schluchzte sie hysterisch, beschuldigte sich selbst für ihre ›Blödheit‹ und meinte, sie würde es mir nicht im geringsten übelnehmen, wenn ich zu ihr rüberkäme und sie zusammenschlagen würde. Je länger es ging, desto mehr stieß es mich ab.

Am nächsten Tag rief ich sie an, um ihr zu sagen, daß wir uns besser eine Zeitlang voneinander fernhalten sollten. Sie verlor total die Kontrolle – weinte und schluchzte – und sagte, sie würde sich umbringen, wenn sie mich verlöre. Sie flehte mich an, wenigstens noch einmal zu ihr zu kommen, damit wir über alles reden könnten. Ich gab nach und willigte ein, sie an jenem Abend zu sehen.

Als ich zu ihr kam, erwartete ich, eine völlig aufgelöste Frau vorzufinden. Ich hatte mir Gedanken gemacht, wie ich da-

mit umgehen sollte, wenn sie versuchte, sich etwas anzutun. Aber als sie mir die Tür öffnete, hatte ich eine total beherrschte Frau vor mir, sehr elegant in einen verführerischen Hausanzug gekleidet. Und sie hatte ihre Haare gefärbt, war nun rot statt blond. Ich war schockiert.
Sie versuchte sofort, mich zu umarmen und zu küssen. Als ich sie abwehrte und ihr sagte, sie solle das lassen, flippte sie wieder aus. Dieses Mal warf sie mir vor, sie ›verlassen‹ zu haben. Wieder und wieder verlangte sie, ich solle sie schlagen, und wollte wissen, was sie denn tun müsse, um mich zurückzugewinnen. Es war alles schecklich dramatisch und übertrieben.
Das ganze Theater machte mich so nervös, daß ich auf der Stelle einen Asthmaanfall bekam. Ihre Reaktion darauf war wirklich das Letzte. Einen Augenblick, bevor mein Keuchen und Husten anfing, hatte sie noch hysterisch geschluchzt. Plötzlich stellte sie das Weinen ab und fing an, mich wütend zu beschimpfen. Sie sagte, ich wolle nur die Aufmerksamkeit auf mich lenken und ihr Mitleid erregen. Und sie sagte, das Asthma würde sie endgültig davon überzeugen, die ganze Zeit recht gehabt zu haben – daß ich mich für sie als Ehemann absolut nicht eignete.
Sie verlangte, ich solle sofort das Haus verlassen, obwohl ich immer noch kaum Luft bekam. Da wußte ich endlich, daß ich mich so weit wie möglich von dieser Frau entfernen mußte. Ich habe einige Monate Therapie gebraucht, um mit all dem zu Rande zu kommen – zu verstehen, was Suzanne fehlt und warum ich so auf sie reagiert habe.
Suzanne hat noch einige Monate lang regelmäßig angerufen und vorgeschlagen, wir sollten uns doch wieder zusammentun. Aber ich bin eisern geblieben.«

Matts Geschichte veranschaulicht einige der physischen und psychischen Folgen für diejenigen, die von den Auswirkungen einer Borderline-Persönlichkeitsstörung betroffen sind. Patienten mit dieser Störung – die gemeinhin bei Frauen häufiger zu finden ist als bei Männern – gehören meist zu der Gruppe der Widerspenstigen und Frustrierendsten in jeder therapeutischen Paxis. Gewöhnlich kommen eher diejenigen in die Therapie, die mit Borderlines zu tun haben, als die unter dieser Störung leidenden Menschen.

Der Ausdruck *Borderline* (Grenzlinie, Grenzgebiet) ist irreführend insofern, als damit nicht gemeint ist, daß sich die Betroffenen »an der Grenze« zu irgendwas befinden. Viele, die diesen Ausdruck hören, meinen, er beziehe sich auf Menschen, die fast, aber noch nicht ganz psychotisch sind oder »am Rande« einer schweren Geisteskrankheit stehen.

Vielmehr zeigt sich bei Menschen mit Borderline-Persönlichkeitsstörungen ein durchgängiges Instabilitätsmuster bei Selbsteinschätzung, Stimmungen und zwischenmenschlichen Beziehungen.

Wie Suzannes Umgang mit Matt beweist, sind die zwischenmenschlichen Beziehungen von Borderlines meist sehr intensiv, instabil und pendeln wild zwischen extremer Idealisierung (»Du bist der wunderbarste Mann, den ich je kennengelernt habe«) und Herabsetzung (»Du bist der kümmerlichste und erbärmlichste Mensch, dem ich je begegnet bin«) hin und her. Diese Menchen schwelgen in der Dramatik und dem Chaos, die ihre Beziehungen typischerweise begleiten.

Sie können es kaum ertragen, allein zu sein, und unternehmen verzweifelte Anstrengungen, wenn sie befürchten müssen, oder sich einbilden, verlassen zu werden. Ihre Unfähigkeit, Alleinsein zu ertragen, liegt zum Teil an ihrem gestörten Identitätsgefühl. Diese Störung zeigt sich oft als Unsicherheit oder Krise in Bereichen wie Selbsteinschätzung, sexuelle Orientierung, Langzeitzielsetzung oder Berufswahl, Partner- oder Freundeswahl, Ansichts- und Werteinschätzung. Ihre Stimmung kann ganz kurzfristig von normal in depressiv, gereizt oder ängstlich umschlagen; die veränderte Stimmungslage hält danach vielleicht nur ein paar Stunden an und ändert sich dann erneut. Überdies neigen diese Menschen oft zu extremem Jähzorn, über den sie keine Kontrolle zu haben scheinen, und darüber hinaus zu impulsivem Verhalten wie Kaufrausch, exzessiven Alkohol- und Freßphasen, rücksichtslosem Fahren, Promiskuität und Kleptomanie.

In extremeren Fällen kann es zu Suizidhandlungen kommen – wie Suzannes Zerkratzen der Handgelenke –, die meist dazu dienen, andere zu manipulieren oder intensive Wut zum Ausdruck zu bringen.

Für Matt und andere wie ihn, die sich mit Borderlines eingelassen haben, werden giftige Emotionen zur vordringlichsten Erfahrung in der Beziehung. Chronische Unsicherheit, Ängste, Frustration und Feindseligkeit sind die typischen Reaktionen derjenigen, die dem gestörten Verhalten von Borderlines ausgesetzt sind.

Es gibt zwei spezielle Merkmale des Borderline-Verhaltens, die besondere Erwähnung verdienen. Das erste ist die emotionale Erpressung, die sie ihren Partnern gegenüber ständig anwenden. Als Suzanne zum Beispiel mit Selbstmord drohte, wenn Matt sie verlassen würde, übte sie extremen Druck auf ihn aus. Im wesentlichen bediente sie sich dazu der Erpressung: »Du tust, was *ich* will, sonst tue ich mir was an, und du bist dafür verantwortlich.«

In meiner Praxis habe ich über die Jahre viele gequälte Ehemänner und Freunde (und ein paar Ehefrauen oder Freundinnen) behandelt, die zum Opfer der Erpressungsversuche ihrer Borderline-Partner geworden waren. Der gefährlichste Aspekt dieses manipulativen Erpressungsverhaltens ist folgender: Jedesmal, wenn die Partner den aufgezwungenen Forderungen der Borderlines nachgeben, unterstützen sie damit das manipulative Verhalten. Doch ist es bei den meist

extremen Drohungen sehr schwierig, sich den Forderungen zu widersetzen.
Trotzdem gibt es nur eine einzige Möglichkeit, auf die Erpressungsversuche zu reagieren: sie abzuweisen. Natürlich sollte man Selbstmorddrohungen und -versuche ernst nehmen und ihnen entsprechend begegnen, indem man umgehend dafür sorgt, daß der oder die Betroffene professionelle Hilfe erhält. Doch hat das Erpressungsopfer den Forderungen erst einmal nachgegeben – wie verständlich das in einem solchen Fall auch sein mag –, wird ihre oder seine eigene Freiheit verloren sein und die Fessel der Zwangskontrolle nur um so gnadenloser angezogen.
Das zweite besondere Borderline-Merkmal ist die Provokation zur Gewalt. Im Fall von Suzanne und Matt forderte sie ihn wiederholte Male auf, sie zur Strafe zu verprügeln. Zum Glück hatte Matt sich genügend unter Kontrolle, dieser Provokation zu widerstehen und das Verhalten als gestört zu erkennen.
Doch in vielen Borderline-Beziehungen ist die Gewaltprovokation noch extremer und die Selbstkontrolle der Partner nicht immer so gefestigt wie die von Matt. Die durch wechselhafte Stimmungen und das unbeständige Verhalten der Borderlines erzeugte ständige Frustration fördert die zunehmende Feindseligkeit. Die impulsiven Wutausbrüche von Borderlines sind oft mit körperlicher Gewalt oder Mißhandlungen verbunden, um die aufgestauten Aggressionen auszuagieren.
Ist es in einer Beziehung zu körperlicher Gewaltanwendung gekommen, kann ein gefährlicher Kreislauf von Schuldgefühlen, Reue, weiteren Provokationen und weiterer Gewalt einsetzen, wodurch die physische Gewalt, ja sogar das Überleben, viel unmittelbarer bedroht ist, als nur durch giftige Emotionen.

Verhängnisvolle Persönlichkeit Nr. 3: Der passiv-aggressive Persönlichkeitstyp

Seit Meg zur Marketingdirektorin ihrer Firma befördert wurde, litt sie unter einer ganzen Reihe von Erkrankungen wie Virusinfektionen, Nebenhöhlenentzündungen, Nesselfieber, Hautausschlag und anderen Beschwerden, die ihr Arzt alle als »streßbedingt« bezeichnete. Während Meg diese Einschätzung ihres Arztes einerseits teilte, war sie mit seiner Beurteilung der Streßursachen andererseits nicht einverstanden.

»Mein Arzt erzählt mir ständig, ich sei übertrieben ehrgeizig und der durch die hohen Anforderungen meines Berufes ausgelöste Streß sei die Ursache meiner körperlichen Beschwerden«, erzählte Meg ihrer PMMS-Gruppe. »Aber dem kann ich nicht zustimmen. Ich *bin* ehrgeizig, und das finde ich völlig in Ordnung. Ich *will* so sein. Ich wette, er sagt seinen männlichen Patienten nicht, sie wären übertrieben ehrgeizig; er sagt einfach, sie seien ›erfolgreich‹. Das ist zum Verrücktwerden.

Ich gebe zu, daß mein Streß viel mit beruflichen Problemen zu tun hat, aber mein größtes Problem in dieser Hinsicht ist ein Kerl namens Norm. Fast jeden Abend komme ich verärgert und frustriert nach Hause wegen irgend einer Sache, die Norm getan oder, genauer gesagt, nicht getan hat.

Norm ist für alle Sonderwerbekampagnen meiner Abteilung zuständig. Er ist schon ein paar Jahre länger bei der Firma als ich, und ich weiß, daß er sehr ärgerlich war, als ich zum Marketingdirektor befördert wurde, und nicht er. Ich sollte noch hinzufügen, daß Norm in einer sogenannten ›gesicherten Position‹ sitzt – sein Onkel ist Aufsichtsratsvorsitzender der Firma. Also gibt es kaum Aussichten, daß Norm seinen Job verliert.

Er weiß, daß ich, wenn ich mich in meiner jetzigen Position bewähre, als nächstes zur stellvertretenden Vizepräsidentin ernannt werde. Ich wäre die erste Frau in der Firma, die es

bis in die Führungsspitze schafft, und ich muß zugeben, daß mir *sehr* daran gelegen ist.
Meine Arbeitsqualität wird danach bewertet, was meine Abteilung als Ganzes leistet. Den Bossen geht es um meine Management-Fähigkeiten; also bin ich verantwortlich für die Motivation und Qualität jedes einzelnen, der für mich arbeitet.
In meiner Abteilung arbeiten fünfzehn Leute, inklusive der Aushilfskräfte. Bis vor kurzem war Norm mein einziges Problem. Doch jetzt demoralisiert und verärgert er auch die anderen. Verständlicherweise machen sie mich dafür verantwortlich, denn schließlich bin ich ihre Vorgesetzte. Mir steht also die Meuterei meiner gesamten Marketingabteilung bevor, wenn es mir nicht irgendwie gelingt, Norm unter Kontrolle zu bringen.
Das Entnervendste an ihm ist, daß er nie offen vorgeht und direkt etwas gegen mich oder andere sagt. Vor zwei Wochen hatte ich eine Sitzung mit der Geschäftsleitung. Ich bekam den Auftrag, drei große Werbekampagnen für neue Produkte zu entwickeln und umzusetzen. Innerhalb einer Woche sollte ich Etat, Zeitablauf und einen detaillierten Schaltplan für die erste Kampagne vorlegen.
Da Norm für Sonderwerbekampagnen zuständig ist, berief ich ihn und andere aus der Abteilung zu einer Konferenz ein und erklärte ihnen die uns gestellte Aufgabe. Ich dachte, Norm wäre begeistert über diese neuen Projekte. Statt dessen reagierte er übellaunig und streitlustig. Jedesmal, wenn jemand einen Vorschlag machte, fand er Gründe, ihn zu verwerfen, behauptete, das würde nicht funktionieren, oder es wäre zu schwierig, oder er hatte sonstige Einwände. Wie auch immer, ich machte ihm eindeutig klar, daß ich innerhalb der nächsten vier Tage einen ersten Entwurf für Einschaltpläne, Etat und Zeitablauf auf meinem Tisch vorzufinden wünschte.
Und was macht Norm? Absolut gar nichts! Als ich wissen

wollte, warum er seine Arbeit nicht getan hätte, sagte er, seiner Meinung nach wäre der Abgabetermin erst in zehn Tagen gewesen und nicht in vier; außerdem hätte er das Gefühl, die Geschäftsleitung würde unzumutbare Forderungen stellen, und er täte ja schon sein Bestes.
Bis zum nächsten Tag hatte er den Zeitablauf zusammengestellt, aber sonst nichts. Bei dem Druck, der auf der Abteilung lastete, konnte ich es kaum fassen, wie langsam er arbeitete. Um die Geschichte kurz zu machen, mir blieb schließlich nichts anderes übrig, als zwei Tage lang rund um die Uhr zu arbeiten. Dann wurde ich von der Geschäftsleitung gerügt, weil ich den Termin überschritten hatte. Und prompt bekam ich Nesselfieber und litt tagelang unter Spannungskopfschmerzen.
Es ist immer das gleiche mit ihm. In Wirklichkeit ist Norm sehr talentiert. Ich brauche ihn – oder jemanden in seiner Position – sehr, damit die Abteilung richtig funktioniert. Aber er verschleppt dauernd irgendwas und hält die Abgabetermine nicht ein; oder er vergißt Sitzungstermine und wichtige Aufträge. Wenn er mir erklärt, er habe zuviel zu tun, sage ich ihm immer, er soll die Sachen doch an seine Zuarbeiter delegieren, aber das macht er nie.
Letzte Woche kam er zu einem wichtigen Außentermin mit unserer Werbeagentur und hatte die entsprechenden Unterlagen nicht mitgebracht. Er sagte, er habe sie verlegt und würde danach suchen, wenn er wieder im Büro wäre. Das Treffen war also totale Zeitverschwendung, und ich stand da als die Blöde und Unfähige.
Offenbar verhält er sich in anderen Beziehungen genauso. Es liegt also nicht nur daran, daß er mich ablehnt. Ich sprach darüber mit seiner Exfreundin, die in unserer Firma arbeitet. Sie waren fast zwei Jahre zusammen, und die Exfreundin nahm mir gegenüber kein Blatt vor den Mund. Soweit sie sich erinnerte, fing Norm mit seinem schußligen Verhalten erst an, als sie Forderungen an ihn zu stellen be-

gann – sie wollte ihn öfter sehen und war auf eine feste Bindung aus.
Ich schätze, das hat ihn verärgert. Aber sie sagt, er hat das nie offen zugegeben. Nur vergaß er plötzlich, Dinge für sie zu erledigen, die er ihr versprochen hatte; oder er kam ständig zu spät zu Verabredungen. Doch dann ging er wirklich zu weit. Das passierte anläßlich eines Besuches ihrer Eltern. Sie wollte, daß Norm die Eltern bei einem gemeinsamen Essen kennenlernte, was ihm wohl nicht so recht war.
Aber statt zu sagen, er wolle lieber nicht mit ihnen essen gehen, kam er mit und weigerte sich, mit ihnen zu reden. Er war den ganzen Abend mürrisch und in sich gekehrt. Seine Freundin flippte fast aus, als sie nach Hause kamen. Norm sagte, er könne gar nicht verstehen, warum sie so wütend sei. Er bestand darauf, nichts Falsches getan zu haben – schließlich habe er nichts gesagt, was ihre Eltern beleidigen konnte. Als sie ihm erklärte, daß gerade sein Schweigen so unhöflich gewesen sei, weigerte er sich, das einzusehen. Kurz danach haben sie sich getrennt.
Ich beneide sie, weil sie die Beziehung einfach beenden konnte. Ich kann das nicht – zumindest dann nicht, wenn ich meinen Job behalten möchte. Mich juckt es schon wieder überall, wenn ich nur daran denke, wie rasend mich dieser Kerl macht.«

Megs Beschreibung von Norms Verhalten deckt sich mit dem einer klassisch passiv-aggressiven Persönlichkeitsstörung. Norms Verhalten ist in der Tat recht aggressiv und ruft daher bei anderen Feindseligkeit und Frustration hervor. Doch über seiner Aggressivität liegt ein dünner Schleier der Passivität – er macht andere durch seinen passiven Widerstand gegenüber ihren Forderungen wütend.
Sein Widerstand drückt sich nur indirekt aus. Mit anderen Worten, Norm setzt sich nicht durch, sondern jammert und klagt nur über die »unzumutbaren« Forderungen, die an-

dere an ihn stellen. Und dann »vergißt« er die Dinge, die ihm aufgetragen wurden, oder zögert sie hinaus oder zeigt seinen Widerstand durch Verweigern jeder Form von Höflichkeit, wie im Fall seines bockigen Schweigens gegenüber den Eltern seiner Exfreundin.

Der passiv-aggressive Persönlichkeitstyp setzt hauptsächlich Verzögerungstaktiken ein, trödelt, ist dickköpfig, absichtlich unproduktiv und vergeßlich.

Megs Bemühungen, ihre Führungsqualitäten zu beweisen, wurden ständig von Norms obstruktivem Verhalten durchkreuzt. Typisch für diese Störung, beschwert sich Norm bei anderen über die »unzumutbaren« Forderungen von Meg und der Geschäftsleitung, wird mürrisch und gereizt oder zänkisch, wenn ihm etwas nicht paßt. Doch nie spricht er die Dinge direkt an. Oft stehen solche Menschen Führungskräften und Autoritätspersonen verächtlich gegenüber, doch sie äußern ihre Verachtung nur hinter deren Rükken.

Kurz gesagt, passiv-aggressive Persönlichkeitstypen sind aufreizend bis zur Unerträglichkeit. Ihr Verhalten ruft bei denjenigen, mit denen sie zu tun haben, fast ausnahmslos Feindseligkeit hervor.

Verhängnisvolle Persönlichkeit Nr. 4: Der süchtige Persönlichkeitstyp

Strenggenommen gehört der suchtanfällige Persönlichkeitstyp nicht in die psychiatrische Kategorie der »Persönlichkeitsstörungen«, doch kaum jemand würde wohl widersprechen, diese Menschen unter dem Begriff »Verhängnisvolle Persönlichkeiten« zu subsumieren. Gehen Sie nur ein einziges Mal zu einem Al-Anon-Treffen (Angehörige Anonymer Alkoholiker), und Sie gewinnen tiefe Einblicke in das Leid, das Süchtige für ihnen nahestehende Menschen verursachen, sowohl körperlich als auch psychisch.

In den Vereinigten Staaten hat es während des letzten Jahrzehnts weitreichende Bemühungen gegeben, den Anwendungsbereich der Bezeichnung *Sucht/Süchtigkeit* zu erweitern. Wo sie früher nur auf Alkohol- und/oder Drogenabhängigkeit angewandt wurde, wird diese Bezeichnung nun auch für jede Art exzessiven, zwanghaften und unkontrollierten Verhaltens verwendet. Daher hören wir nun von Sexsucht, Liebessucht, Eßsucht, Spielsucht, Kaufsucht und anderen Formen exzessiven Verhaltens.
Zusammen mit dem sprunghaften Anwachsen der nun als süchtig Eingestuften und eines profitablen Geschäftszweigs zur Behandlung der zahllosen Süchte, hat sich eine andere Gruppe ebenfalls enorm ausgeweitet: die der Co-Abhängigen. Das sind die Menschen, die von Süchtigen abhängig sind.
Da Sucht ihr Objekt (z. B. Alkohol, Spielen usw.) zur absoluten Priorität macht, nehmen andere Menschen im Leben eines Süchtigen stets untergeordnete Positionen ein. Es sei denn ein anderer Mensch ist selbst das Suchtobjekt und wird durch die obsessiven Bedürfnisse des Partners schließlich depersonalisiert. Mit anderen Worten, wenn man Sie so nötig braucht wie eine Droge, wird man Sie letztlich auch so behandeln und *gebrauchen.*
Süchtige sind notorische Lügner, Betrüger und Ausnützer. Ihre Sucht hat verheerende Auswirkungen auf ihre Familien, ihre Arbeit und ihre sozialen Beziehungen. Daher leiden Ehefrauen oder Ehemänner solch destruktiver Partner unter der Demütigung, Depression, Unsicherheit, Frustration, Feindseligkeit, Schwächung des Selbstwertgefühls und anderer giftiger Emotionen, die der Süchtige hervorruft.
Die extreme Bedürftigkeit des Süchtigen – die mit wachsender Süchtigkeit und zunehmender Schwächung immer stärker wird – paßt zu dem übertriebenen, sich ergänzenden Bedürfnis des Co-Abhängigen, sich in aufopfernder Weise

um andere zu kümmern. Und so werden die Probleme des Süchtigen nicht nur im höchsten Maße abträglich für ihn selbst, sondern auch für seinen oder ihren Co-Abhängigen.
Menschen, die in enger Beziehung zu Süchtigen stehen, versuchen alles, um ihre Partner vom Alkohol, von Drogen, vom Spielen und so weiter abzubringen. Doch solange der Süchtige nicht selbst bereit ist, sich zu ändern, werden alle Anstrengungen von außen erfolglos bleiben. Alle Bemühungen des Partners sind also zum Scheitern verurteilt; nichts wird den gewünschten Erfolg bringen.

Vor ein paar Jahren bat mich ein Krebsspezialist, mich seiner Patientin Grace, einer zauberhaften 62jährigen Frau, anzunehmen, die an unheilbarem und sehr schmerzhaftem Knochenkrebs erkrankt war. Während Grace sich mit ihrem bevorstehenden Tod abgefunden hatte, konnte sie doch keine Ruhe finden, weil ihr Mann Bill sich seit fast einem Monat total dem Alkohol ergeben hatte.
Das Paar (beide waren vorher verwitwet gewesen) hatte erst vor drei Jahren geheiratet. Grace wußte, daß Bill nach dem Tod seiner ersten Frau starke Alkoholprobleme gehabt hatte. Aber er war bereits seit mehr als einem Jahr trocken, als sie sich kennenlernten, und Grace war der Überzeugung, wenn sie ihm ein glückliches Leben und finanzielle Sicherheit böte (ihr Mann hatte ihr viel Geld hinterlassen), dann würde Bills Bedürfnis nach Alkohol einfach aufhören. Doch Grace hatte einen süchtigen Persönlichkeitstyp geheiratet und übernahm, wie andere Partner von Alkoholikern, fälschlich die Verantwortung dafür, ihn nüchtern zu halten.
Kurz nach ihrer Rückkehr von der Hochzeitsreise hatten Grace und Bill eine ernsthafte Auseinandersetzung über Geld. Als Reaktion auf den Streit betrank sich Bill und blieb drei Tage lang betrunken. Grace gab sich die Schuld an Bills

Rückfall, weil sie über die Geldfrage wütend geworden war. Also gab sie nach, und Bill bekam das Geld, das er wollte.

Danach setzte ein destruktives Verhaltensschema ein. Wann immer Bill sich über Grace ärgerte, bestrafte er sie (und sich) durch ein Besäufnis. Und jedesmal gab Grace sich die Schuld für sein Trinken, glaubte, sie habe etwas »falsch« gemacht, da er sonst, wie sie meinte, nüchtern geblieben wäre. Also schluckte sie lieber ihre giftigen Gefühle – ihre Wut, Angst und Depression –, um Bill nicht wieder in ein Besäufnis zu treiben.

Als Grace erfuhr, daß sie unheilbar an Krebs erkrankt war, reagierte sie als erstes mit Schuldgefühlen. Sie konnte nur daran denken, wie sehr Bill die Nachricht von ihrer Krankheit treffen würde und wie sehr sie ihn »enttäuschte«.

»Er liebte seine erste Frau sehr, und ihr Tod brachte ihn fast um«, erzählte mir Grace. »Und nun sehen Sie, was ich ihm antue – genau das gleiche. Ich fühle mich so schuldig.«

Graces Vater war Alkoholiker gewesen, und so hatte sie alle erforderlichen Voraussetzungen für eine co-abhängige Persönlichkeit. Jedesmal, wenn ihr Vater sich betrank, hatte ihre Mutter sich dafür verantwortlich gemacht. Verständlicherweise war Graces Psyche also dafür konditioniert, die Verantwortung für Bills Sucht zu übernehmen.

Natürlich konnte niemand genau sagen, welche Ursache Graces Krebserkrankung hatte. Doch ihr Onkologe und ich waren uns einig, daß Graces Gewohnheit, Emotionen zu unterdrücken, zusammen mit Bills Alkoholismus mit Sicherheit ein destruktives Milieu schuf.

Die erschütterndste Erinnerung, die ich an Bill und Grace habe, ist ein Gespräch, das ein paar Tage vor Graces Tod bei ihnen zu Hause stattfand. Bill hatte seit einer Woche nicht mehr getrunken, doch seine Nüchternheit stand auf äußerst wackligen Füßen, und Graces Schmerzen waren trotz starker Medikamente nicht zu übersehen. Wir sprachen über ihre Beziehung, und beide bekannten sich zu ihrer Liebe und ihrer Abhängigkeit voneinander. Dann, in einem Augenblick seltener Klarheit und Aufrichtigkeit, sprachen sie beide davon, wie sehr sich jeder für die Probleme und Leiden des anderen verantwortlich fühlte.

Doch wie vorauszusehen, blieb Bill nach Graces Tod fast sechs Monate lang ständig betrunken. Und er verbrauchte in dieser Zeit einen Großteil des Geldes, das Grace ihm hinterlassen hatte.

Die Versuchung: Die Veränderung einer verhängnisvollen Persönlichkeit

Teilnehmer meiner PMMS-Workshops erzählen auch von anderen Typen »verhängnisvoller Persönlichkeitsstrukturen«, doch die vier hier beschriebenen haben sich als die schwierigsten und möglicherweise schädigendsten erwiesen. Und die meisten PMMS-Teilnehmer haben eines gemeinsam: Ihr vergebliches Bemühen, die schwierigen, für sie schädlichen Personen verändern zu wollen.

Persönlichkeitsstörungen und süchtige Persönlichkeitsstrukturen werden zum Teil über die Störungen definiert, die sie in zwischenmenschlichen Beziehungen verursachen. Also genügen die Definitionsmerkmale von Menschen mit Persönlichkeitsstörungen, um bei anderen, ihnen Nahestehenden, psychische Gifte zu erzeugen.

Für viele PMMS-Teilnehmer – und andere wie sie – werden diese giftigen Emotionen durch ihren zwanghaften Trieb verstärkt, die gestörten Persönlichkeiten ihrer destruktiven Partner und anderer Beziehungsvergifter in Ordnung zu bringen. Der wunde Punkt, der viele mit aller Kraft an einer Beziehung festhalten läßt, die ihre emotionale und physische Gesundheit schädigt, ist ihr eigenes Ego.

Ein Mann aus einer der PMMS-Gruppen drückte es so aus: »Ich bin weder naiv noch leichtsinnig. Ich war schon mal verheiratet, und ich habe bestimmt Hunderte von Frauen gehabt in den zehn Jahren bis zu meiner Wiederverheiratung. Ich dachte, ich wüßte genau, was ich tue, und wäre erfahren und vorsichtig genug, um die richtige Wahl zu treffen.

Es hat sechs Jahre gedauert, bis ich erkannte, daß ich eine Frau mit einer Borderline-Persönlichkeitsstörung geheiratet habe«, erklärte er. »Ich wollte es einfach nicht sehen; mein Ego ließ es nicht zu. Anzuerkennen, daß sie derart gestört war, hätte geheißen zuzugeben, daß ich einen Riesenfehler bei meiner Beurteilung gemacht habe. Ich war auf ihre Manipulation hereingefallen und verachtete mich dafür, so dämlich und schwach gewesen zu sein.

Dann brauchte ich noch weitere drei Jahre, um mich zu einer Scheidung durchzuringen, weil ich ständig dachte, ich könne sie irgendwie ändern. In der Therapie erkannte ich schließlich, daß es mir nicht wirklich um sie ging; es ging mir vor allem um mich. Mit anderen Worten, ich konnte mich nicht mit *meinem* Fehler abfinden; ich mußte versuchen, sie zu bessern, um vor mir selbst besser dazustehen.

Schließlich wurde der Beziehungsstreß so groß, daß es nur noch ums physische Überleben ging. Ich wurde schwer krank, und die Krankheitsursache hatte viel mit meiner Wut auf sie und auf mich selbst zu tun. Als ich mir dann endlich selbst vergab und mir eingestand, einen Fehler gemacht, sie falsch eingeschätzt zu haben und sie nicht ändern zu können, konnte ich mir auch erlauben, sie zu verlassen. Und seitdem bin ich viel gesünder und glücklicher.«

Persönlichkeitsstörungen sind äußerst schwer zu heilen, selbst wenn Patienten noch so motiviert und Therapeuten noch so fähig sind. Menschen, die von ihrem Ego dazu getrieben werden, ihre gestörten Partner heilen oder verändern zu wollen, sind von vornherein zum Scheitern verurteilt.

Einen destruktiven Partner oder eine verhängnisvolle Persönlichkeit ändern zu wollen, ist also *nicht* der richtige Ausweg aus dem Dilemma. Aber es gibt Methoden und Taktiken, toxische Beziehungen zu entgiften und sich selbst vor dem schädigenden Einfluß anderer zu bewahren.
Diesen Methoden wollen wir uns nun im zweiten Teil des Buches zuwenden.

Teil 2

Die Lösung

13
Vorbemerkung zu Teil Zwei

Dr. Hans Selye löst das Problem des destruktiven Partners und vergifteter Beziehungen folgendermaßen: Werfen Sie den Menschen (oder die Menschen), der Ihnen Streß verursacht, einfach raus aus Ihrem Leben.[21]

So verführerisch eine solche Lösung in ihrer ganzen Schlichtheit und Direktheit auch sein mag, ist es wohl nur wenigen Menschen möglich, andere so ohne weiteres aus ihrem Leben zu »werfen« – zumindest nicht ohne eine Menge Qualen und inneren Aufruhrs; noch schiene es uns in vielen Fällen wünschenswert. Da gibt es zum Beispiel Familienbindungen, die uns zwar viel Streß bereiten, aber trotzdem zu unserem Lebensgefüge gehören. Arbeitsbeziehungen mögen ungemein stressig sein, doch schließen ökonomische Umstände und situationsbedingter Druck meist jede schnelle Lösung wie fristlose Kündigung oder ähnliches aus.

Andererseits hat Dr. Selyes Rat durchaus Hand und Fuß, wie übertrieben oder grob vereinfacht seine Lösung auch scheinen mag. Der Streß giftiger Beziehungen kann enorm, sogar lebensbedrohlich sein. Wenn es um die Wahl zwischen dem Ausharren in einer möglicherweise lebensbedrohlichen Beziehung und dem Finden von Mitteln und Wegen zum Beenden dieser Beziehung geht, muß ohne Frage das eigene Überleben Vorrang haben.

Wohl der stärkste Druck, den giftige Beziehungen ausüben, ist langwährender *Entscheidungs-Streß* – das verwirrende Vor und Zurück der Überlegungen, ob man die Beziehung lieber aufrechterhält (sie vielleicht doch noch ändern kann, oder die Qualen und Probleme einfach hinnimmt), oder sie doch beendet und sich damit dem unbekannten Schmerz aussetzt, den eine solche Entscheidung mit sich bringen kann. Das ist die sprichwörtliche Abwägung des größeren gegen das kleinere, des bekannten gegen das unbekannte Übel.

Ich kann Ihnen keine einfachen Richtlinien für diese Wendepunkte des Lebens geben, da sie stark von individuellen Umständen, Einstellungen, Persönlichkeitsstrukturen und jeweiligen Problemstellungen abhängen. Doch ich kann Ihnen eine allgemeine Grundstruktur zur Entgiftung schädigender Beziehungen aufzeigen. Entscheidungs-Streß entsteht hauptsächlich dadurch, daß man nicht weiß, wie man die Verbesserung einer problematischen Beziehung in die Wege leiten soll.

Als erstes werde ich daher die positiven, gesundheitsfördernden Qualitäten von Beziehungen benennen und darauf hinweisen, was Sie tun können, um diese Qualitäten in Ihre existierenden Beziehungen einzubringen, wodurch gleichzeitig die Gifte soweit wie möglich *abgeschwächt* oder *abgebaut* werden. Ich hoffe, Sie ebenfalls für die ständige *Notwendigkeit* sensibilisieren zu können, positive Emotionen in Ihrer Beziehung zu pflegen und zu stabilisieren; ein Prozeß, dem Sie und Ihr Partner sich ständig widmen müssen.

Aber ich muß Ihnen ebenfalls sagen, daß nicht alle Beziehungen gerettet werden können oder sollten. In manchen Fällen werden die giftigen Emotionen so übermäßig, daß sie alle positiven Gefühle auslöschen.

Überdies können sich die Fortführung einer irreparabel toxischen Beziehung und die Gesundheit eines oder beider Partner gegenseitig ausschließen. Mit anderen Worten, wird eine solche Beziehung fortgesetzt, muß einer oder müssen beide Partner ihre physische und emotionale Gesundheit opfern. Soll andererseits die Gesundheit beider Betroffener

erhalten bleiben oder zurückgewonnen werden, muß man die Beziehung beenden. In diesem Fall nützt es niemandem, die Beziehung aufrechtzuerhalten.
Wenn Sie festgestellt haben, daß Sie mit einem destruktiven Partner liiert sind (oder *sich selbst* als destruktiven Partner identifiziert haben), oder wenn Sie sich in einer anderen Form giftiger Beziehung befinden, stehen Ihnen einige schwierige Entscheidungen bevor. Als erstes müssen Sie entscheiden, ob Sie die Mühe auf sich nehmen wollen, die Beziehung durch die Veränderung des Gleichgewichts zwischen negativen und positiven Emotionen zu erhalten.
Der Rest dieses Buches dient einem doppelten Zweck. Zum einen werden Sie, nachdem Sie gelesen haben, was die Entgiftung einer toxischen und Aufrechterhaltung einer gesunden Beziehung mit sich bringt, viel besser in der Lage sein, die kritische erste Entscheidung zu treffen. Vergessen Sie nicht, daß in einer Liebesbeziehung die Kooperation und das Engagement beider Partner erforderlich sind, um wirksame Veränderungen zu erreichen. Dagegen sind in Arbeits- oder Familienbeziehungen vielleicht nur einseitige Veränderungen möglich – und zwar ausschließlich von *Ihrer* Seite. Daher müssen Sie festlegen, wie weit Sie allein Ihr Reaktionsverhalten ändern können, wenn sich das Verhalten des anderen nicht ändert.
Zum zweiten soll Ihnen ein *Verhaltensführer* an die Hand gegeben werden. Wenn Sie sich nach der Lektüre des nächsten Kapitels entscheiden sollten, Ihre derzeitige Beziehung zu entgiften, folgen ganz konkrete, spezifische Anleitungen für Ihr Vorgehen.
Beschließen Sie aber, Ihre derzeitige Beziehung zu beenden, kann Ihnen der Verhaltensführer beim Aufbau einer neuen, gesünderen Beziehung gute Dienste leisten.
Denken Sie aber daran, daß Umstrukturierung und Neuaufbau einer gesunden Beziehung ein *fortlaufender Prozeß* sind. Sie müssen die Lösung Ihrer Beziehungsprobleme als

Kontinuum betrachten und nicht als ein sofort umsetzbares Schwarz-oder-weiß-, Jetzt-oder-nie-Ereignis. Das setzt Engagement, Geduld und Ausdauer voraus. Es bedeutet auch, daß Sie lernen müssen, Ihre Beziehung in relativen, in Vergleichs-Werten zu betrachten: Ist sie – im Vergleich zu vorher – besser geworden? Kann sie – im Vergleich zu jetzt – besser werden?

14
Gegenmittel zu psychischen Giften

Menschen, die dem Langzeitstreß einer toxischen Beziehung ausgesetzt sind oder waren, können nicht klar denken.
Intensiver Streß schadet dem kognitiven Denkvermögen, und seine Opfer fühlen sich verwirrt, überwältigt, hilf- und richtungslos und außerstande, mit ihrer verzweifelten Lage fertigzuwerden. Wie wir im ersten Teil des Buches gesehen haben, sind Kontrollverlust, Hilflosigkeit und Entscheidungsunfähigkeit die für die körperliche Gesundheit gefährlichsten psychischen Gifte.
Wenn Sie es also mit einem destruktiven Partner zu tun haben oder sich in einer anderen Art giftiger Beziehung befinden, möchte ich Ihnen als erstes helfen, Ihr für Sie so wichtiges *Kontrollgefühl* zurückzugewinnen. Das ist ein sofort wirksames Mittel gegen psychische Gifte und trägt dazu bei, Gefühle von Panik, Angst und Depression zu überwinden, die Ihre negativen Emotionen verstärken. Denken Sie daran, daß die *Annahme*, keine Kontrolle über die Streßauslöser zu haben, in enger Verbindung mit einer Gefährdung der Immunfunktion steht, während das *Gefühl*, die Dinge *unter Kontrolle* zu haben, die Immunfunktion schützt.

Konzentration und Organisation Ihrer Gedanken über Beziehungen

Wenn Sie sich von Emotionen – speziell negativen – überwältigt fühlen, wird es schwierig, in rationaler, objektiver

Form über Beziehungen nachzudenken. Und wenn Sie nicht in logischer Form darüber nachdenken können, was eine Beziehung ist und wie sie sein sollte, wie sollen Sie dann etwas an Ihrer eigenen verbessern?
Lassen Sie mich Ihnen daher für den Augenblick das Denken abnehmen. Lesen Sie einfach die folgenden Vorstellungen, und benutzen Sie sie als Aufhänger für Ihre verwirrten Gedanken. Mit zunehmend klarerem Denken wird sich auch Ihr Kontrollgefühl verstärken.

Die Beziehungs-Investition

Betrachten Sie Ihre Beziehung als Investition. Sie investieren viele Dinge, je nachdem, um was für eine Art von Beziehung es sich handelt. Der Einfachheit halber will ich mich auf Liebesbeziehungen beschränken, wobei ich davon ausgehe, daß sich die Grundprinzipien auf jede Art von Verbindung anwenden lassen. Zeit, Mühe, Geld, Liebe, Selbstachtung, Materielles, Sexualität, Zuneigung, Hoffnung, Träume – und welche Werte Ihnen sonst noch einfallen – bilden die psychische und materielle Investition, die Sie in Ihre Beziehung einbringen.
Mit jeder Investition sind Kosten und Erträge verbunden. Das trifft auch auf Beziehungen zu. Betrachten Sie die positiven, guten Gefühle, die Ihnen aus der Beziehung zufließen, als psychische Erträge; die Kosten sind die negativen, giftigen Gefühle, die in der Beziehung entstehen. Natürlich gibt es auch materielle Erträge und Kosten, doch uns interessiert hier vor allem die psychische Dimension Ihrer Investition.
Eine Investition gilt als *gewinnbringend*, wenn Erträge und Kosten in positivem Verhältnis zueinander stehen. Einfacher gesagt, wenn die Erträge höher sind als die Kosten, handelt es sich um eine gute Investition; so entsteht Gewinn. Im Gegensatz dazu übersteigen bei einer schlechten

Investition die Kosten bei weitem die Erträge; das macht sie zu einer Fehlinvestition.

Wird eine Beziehung toxisch, übersteigen die Kosten bald bei weitem die Erträge. Um die Beziehung wieder in die Gewinnzone zu bringen, müssen Sie Mittel und Wege finden, die Erträge zu steigern und gleichzeitig die Kosten zu senken.

Merken Sie sich das Prinzip der *Verhältnismäßigkeit* von Erträgen und Kosten als Grundlage für einen Gesamtprofit. Selbst wenn die Kosten einer Beziehung relativ hoch sind, können sie sich trotzdem als gute Investition erweisen, falls die Erträge deutlich höher liegen. Natürlich ist das immer eine subjektive Einschätzung.

Dieses Modell will Ihnen zeigen, daß Sie sich bei der »Reparatur« Ihrer Beziehung nicht als erstes den Kopf zerbrechen müssen, wie Sie all Ihre Probleme lösen sollen. Denn das ist, wie Sie inzwischen durch Ihr überlanges Konzentrieren auf negative Emotionen wissen, genau der Ansatz, der Sie demoralisiert und Ihr Denken verwirrt hat.

Es ist sehr viel klüger, sich zunächst auf die emotionalen psychischen Erträge zu konzentrieren, die Ihre Beziehung zur Zeit erbringt, früher erbracht hat oder in Zukunft erbringen könnte. Sie brauchen natürlich Strategien, um die Menge und Häufigkeit der emotionalen Gewinnausschüttungen Ihrer Investition zu steigern.

Bevor Sie zum Erlernen dieser Strategien übergehen, brauchen Sie zunächst ein besseres Verständnis für die Ertragsarten einer Beziehung und für die Qualitäten, die eine gewinnbringende Beziehung aufweisen muß.

Die Macht positiver Emotionen

Die höchste Gewinnausschüttung, die eine Beziehung bieten kann, ist die Möglichkeit, in den Genuß der positiven Emotionen zu kommen. Viele Bestseller-AutorInnen haben

in letzter Zeit überzeugend den Einfluß positiver Emotionen auf die körpereigenen Abwehr- und Heilkräfte beschrieben.
Erfreulicherweise ist die Liste der positiven Emotionen viel zu lang, um sie hier komplett aufführen zu können. Doch nach übereinstimmender Meinung aller Experten sind folgende Emotionen die wichtigsten: Liebe, Optimismus, Hoffnung, Zielstrebigkeit, Lebenswille, Glaube, Freude, Entschlossenheit, Fröhlichkeit, innerer Friede, hohes Selbstwertgefühl, Selbstlosigkeit und das Gefühl, von anderen unterstützt zu werden. Diese positiven Emotionen erhöhen erwiesenermaßen die Immunkräfte, stärken die körpereigenen Abwehrkräfte, können die Anfälligkeit für Herz- und Kreislauferkrankungen abschwächen, Leben retten oder verlängern.
Natürlich wird kein verantwortungsbewußter Psychologe, Psychoneuroimmunologe oder sonstiger Befürworter der Nutzung positiver Emotionen körpereigene Heilmechanismen ohne traditionelle medizinische Versorgung empfehlen. Im Gegenteil, diese Emotionen sollten als äußerst wichtiger Zusatz zur bestmöglichen medizinischen Behandlung betrachtet werden. Doch durch die Entgiftung Ihrer negativen, den Aufbau positiver und die Beendung schlechter Beziehungen tragen Sie in erheblichem Maße zur Rettung, Verlängerung und Verbesserung Ihres Lebens bei.

Ein positives emotionales Klima schaffen

Als ersten Schritt Ihrer allgemeinen Strategie müssen Sie lernen, das bestmögliche emotionale Klima für Ihre Beziehung zu schaffen, um die Erträge zu maximieren. Sie mögen sich zum Beispiel wünschen, von seiten Ihres Partners mehr Liebe und emotionale Unterstützung zu bekommen. Doch wenn Sie beide sich nicht zusammensetzen und über ihre

Gefühle, Bedürfnisse und Ängste reden, ist das *Umfeld* für die Erfüllung Ihrer Wünsche nicht vorhanden.

Positive Emotionen sind so empfindlich und kostbar wie seltene Orchideen. Damit diese Blumen gedeihen, sind die bestmöglichen klimatischen Bedingungen, Nährstoffe und Lichtverhältnisse nötig. Auch positive Emotionen werden nur gedeihen, wenn ein optimales emotionales Klima geschaffen und aufrechterhalten wird.

In Liebesbeziehungen kommen positive Emotionen nur dann zur Blüte, wenn beide Partner entschlossen sind, so offen und kommunikativ wie möglich miteinander umzugehen. Das ist die klimatische Vorbedingung für das Entstehen aller Gefühle – doch besonders der positiven.

Des weiteren können positive Gefühle, genau wie Orchideen, nicht in kaltem Klima gedeihen. Sie brauchen eine warme, manchmal sogar feuchtheiße Umgebung. Wärme kann durch Berührung, köperliche Zuwendung, Lächeln, Aufmerksamkeiten, Umarmungen und sexuelle Intimität geschaffen und ausgedrückt werden.

Darüber hinaus ist offen gezeigte gegenseitige Achtung unabdingbar für die Entwicklung gesunder Emotionen in einer Beziehung. Achtung kann auf unterschiedlichste Weise gezeigt werden – durch das, was Sie tun und sagen, wie auch durch nicht Getanes und Gesagtes. Dazu gehört aufmerksames Zuhören und Beachten dessen, was der andere sagt; Stolz auf gegenseitige und gemeinsam erbrachte Leistungen; Verwenden einer achtungsvollen Sprache.

Man erweist sich auch Achtung, indem man sich bemüht, *keine* herabwürdigenden, bevormundenden oder in anderer Form erniedrigenden Ausdrücke zu verwenden, weder untereinander noch in Gegenwart anderer; indem man die Meinungen oder Ansichten des anderen *nicht* ignoriert oder beiseite wischt und die jeweiligen Gefühle oder Reaktionen *nicht* negiert oder ablehnt.

Positive Emotionen können nur in einer emotional sicheren

Umgebung gedeihen. In einem abträglichen Klima voller Furcht, Angst, Unvorhersehbarkeit oder Unaufrichtigkeit können sie keine Wurzeln schlagen. Eine sichere Umgebung wird von Partnern geschaffen, die sich bemühen, miteinander aufrichtig zu sein, die Übereinkommen, Zusagen, Kontrakte und Versprechen erfüllen und durch ihr Verhalten Beständigkeit und Verläßlichkeit signalisieren. Mit diesen Mitteln wird das gegenseitige Vertrauen verstärkt.
Viele der heilsamen Emotionen wie Glaube, Optimismus, Zielstrebigkeit, Entschlossenheit, Hoffnung und Lebenswille leiten sich auch aus den expliziten Wertvorstellungen ab, die beide Partner miteinander teilen. Partner, die zusammen Sinn und Zweck ihrer speziellen Beziehung festlegen, schaffen eine Gemeinsamkeit, an die sie glauben und der sie vertrauen können. Ein den Wertvorstellungen dieser Partnerschaft entsprechendes Verhalten fördert die Zusammengehörigkeit und stärkt die gemeinsame Basis, von der aus man zukünftigen Unsicherheiten begegnen kann.
Freude schafft ein optimales Klima für positive Emotionen. Ausgelassenheit, Lachen, Spontaneität und Humor sind heilsame Emotionen. Außerdem fördern sie das Entstehen und Wachstum weiterer positiver Gefühle. Physisches und psychisches Vergnügen sind wirksame Mittel gegen Depression, Ängste, Streß und andere toxische Emotionen.

Übergreifende Lebensbereiche schaffen

Wenn sich giftige Emotionen in einer Beziehung ausbreiten, suchen die Partner meist durch Außenaktivitäten oder andere Menschen dieser unguten Atmosphäre zu entfliehen. Folglich wird die Identität der Beziehung – die mehr oder anders ist als nur die Summe zweier Individuen – verschwommen und geht schließlich ganz verloren.
Um sich der Wichtigkeit dieses Punktes bewußt zu werden,

müssen Sie sich klarmachen, daß eine Liebesbeziehung aus *drei* Komponenten besteht: aus Ihnen, Ihrem Partner und der Beziehung selbst. Diese dritte Dimension – das »Wir« – verkörpert die *Identität* der Beziehung.

Wenn Partner sich voneinander distanzieren und vermeiden, Zeit miteinander zu verbringen, miteinander zu reden und gemeinsam etwas zu unternehmen, bleibt das »Wir« irgendwann auf der Strecke.

Die Interaktionsformen einer Beziehung müssen erkennbar sein, um einen Heilungsprozeß in Gang zu setzen. Überdies muß ein deutliches Gefühl für das »Wir« bestehen, damit die Partner sich und der Beziehung gegenüber zu einer positiveren Einstellung kommen. Es ist mindestens so wichtig – wenn nicht sogar wichtiger –, die Beziehung ebenso zu lieben wie den Partner.

Das »Wir« läßt sich am einfachsten schaffen oder erneuern, wenn Möglichkeiten zur Überschneidung der jeweiligen Lebensbereiche gefunden werden. Jedes Individuum hat seine eigenen Aktivitäten und Interessen, also »Lebensbereiche« wie zum Beispiel Arbeit, Freizeit, soziales Engagement, Kindererziehung, Familienverpflichtungen, Gemeindearbeit und anderes mehr. Findet man Überschneidungsmöglichkeiten der jeweiligen Bereiche, wird daraus ein »Wir« entstehen.

Das heißt, die grundsätzliche Bereitschaft zu gemeinsamen Aktivitäten, vorzugsweise in mehreren Bereichen, ist eine wichtige Voraussetzung zur Stärkung der »Wir«-Identität und zur Entgiftung Ihrer Beziehung. Wieviel Zeit sollte man darauf verwenden? Das ist eine Frage individueller Präferenzen und Vereinbarungen zwischen den Partnern.

Natürlich läßt sich an der Länge der Zeit, die Sie miteinander verbringen wollen, deutlich ablesen, wie positiv die Beziehung ist. Wenn die gemeinsam verbrachte Zeit Sie beide nur anödet, wird keiner von Ihnen bereit sein, mehr davon in die Beziehung zu investieren. Doch je mehr Sie die positiven Emotionen verstärken und die giftigen reduzieren, desto wertvoller wird das »Wir«, und die zu seinem Erhalt und Schutz erforderliche Zeit und Anstrengung wird immer lohnender.

Erst handeln, dann denken

Sind Sie in eine giftige Beziehung verwickelt, werden Sie auf die Vorstellung, ein positives emotionales Klima und sich überschneidende Lebensbereiche zu schaffen, zunächst mit aller Wahrscheinlichkeit ablehnend reagieren. Sie werden nichts von dem oben oder in den folgenden Kapiteln Beschriebenen unternehmen *wollen*, weil Sie im Moment einfach zu wütend, deprimiert, ausgebrannt, pessimistisch oder starrköpfig sind, um zu glauben, daß es irgendwas an Ihrer kaputten Beziehung ändern würde. Das entspricht genau dem grundsätzlichen Denkschema erworbener Hilflosigkeit. Gehen Sie nicht davon aus, daß Sie erst positive Gefühle *empfinden* müssen, um Ihr Verhalten ändern zu können. Wäre das die wichtigste Vorbedingung, hätten nur wenige giftige Beziehungen die Chance, geheilt zu werden, da die Partner verständlicherweise oft kaum noch über positive Emotionen verfügen. Meist soll eine vergiftete Beziehung zunächst einmal nicht darum gerettet werden, weil man sie auf Grund positiver Gefühle unbedingt *halten* möchte, sondern weil man *nicht gehen* will. Mit anderen Worten, man möchte weitere, und möglicherweise schlimmere, negative Gefühle vermeiden.

Sie werden mehr Erfolg haben, wenn Sie einfach ein *Verhalten einüben*, das positive Gefühle schafft, ungeachtet der Tatsache, daß Sie mit Kopf oder Herz nicht voll bei der Sache sind. Obwohl das jeder Intuition zu widersprechen scheint, ist Verhaltensänderung gewöhnlich die *Ursache* veränderter Stimmungen, Gefühle und Ansichten, und nicht das Resultat.

Wenn Sie sich auf den Versuch eingelassen haben, eine negative Beziehung zu entgiften, ist ein Verhalten, das sich zunächst nicht mit den tatsächlichen Gefühlen deckt, weder scheinheilig noch verlogen. Im Gegenteil, mit dem Bemühen, mehr Zuneigung oder Entgegenkommen zu zeigen – obwohl es erst etwas zaghaft wirken mag –, folgen Sie einer erprobten Strategie zur Erzeugung positiver Emotionen.

Die Gegenmittel-Denkweise

Ihrem Verstand fällt eine ausschlaggebende Rolle bei der Heilung Ihrer vergifteten Beziehung zu. Obwohl Ihre Gefühle für die Beziehung und den Partner nicht überwiegend positiv sind, muß das auf Ihre geistige Einstellung gegenüber dem Entgiftungsprozeß auf jeden Fall zutreffen.

Um psychische Gifte wirkungsvoll bekämpfen zu können, sollten Sie sich geistig die drei wesentlichen Elemente *Kontrolle, Herausforderung* und *Verantwortungsgefühl*, die ich in Kapitel 2 beschrieben habe, zu eigen machen. Diese bilden, wie Sie sich erinnern werden, das Geheimnis psychischer Widerstandsfähigkeit – jener Geisteshaltung, die bestimmte Menschen befähigt, mit Streß auch in größerem Ausmaß fertig zu werden, ja sogar davon zu profitieren, ohne den negativen Auswirkungen zu erliegen.

Konzentrieren Sie sich zunächst auf die Tatsache, daß Sie durch positives Denken Ihrer Beziehung gegenüber und durch das Üben der auf den folgenden Seiten vorgestellten Techniken aus einem rein reaktiven Kreislauf ausbrechen und statt dessen in einen gesünderen, aktiveren Zyklus eintreten. Sie werden neue Verhaltensweisen annehmen, statt sich weiter in dem gefährlichen Tanz zu wiegen, den Sie mit Ihrem Partner solange perfektioniert haben. All das bedeutet, daß Sie *Kontrolle* ausüben.

Akzeptieren Sie, daß Veränderung unweigerlich mit Streß

verbunden ist. Doch Sie sind nun darauf eingestellt, die *Herausforderung* anzunehmen, Ihr Ziel zu erreichen. Vergessen Sie schließlich aber vor allem nicht die *Verantwortung*, die Sie sich und Ihrer Gesundheit gegenüber haben. Ihre Bemühungen, die Beziehung zu entgiften, sind darauf ausgerichtet, sowohl die Qualität Ihres Gefühlslebens als auch Ihr körperliches Wohlbefinden zu verbessern. So gesehen, nimmt die Anstrengung, Ihrer Beziehung eine positive Richtung zu geben, größere Bedeutung an, da sie dazu beiträgt, Ihr Leben zu verlängern und Ihre Lebensqualität zu steigern.

15
Beziehungs-Entgiftung
I. Techniken zur Abschwächung giftiger Emotionen

Betrachten Sie Ihre Beziehung als einen Patienten, der Gift geschluckt hat. Die Gifte, die das Überleben der Beziehung bedrohen, sind die negativen Gefühle – Hilflosigkeit, Depression, Zynismus, Feindseligkeit, Angst, Verlust des Selbstwertgefühls, Frustration und Hoffnungslosigkeit –, die Sie, und vielleicht auch Ihr Partner, empfinden. Nun ist es höchste Zeit, mit der Entgiftung des Patienten zu beginnen.

Um weiter in der Sprache der Mediziner zu bleiben: Sie brauchen dazu drei Behandlungsstrategien. In diesem Kapitel werden Sie Techniken zur *Verdünnung* oder *Abschwächung* der Gifte lernen. Sie werden lernen, das gesamte System Ihrer Beziehung gründlich mit positiven Emotionen zu durchspülen, um die in schädlicher Konzentration aufgetretenen giftigen Gefühle zu verdünnen und abzuschwächen.

In den folgenden Kapiteln lernen Sie, die Beziehungsgifte *auszusondern* und sie mit den entsprechenden Gegengiften zu *neutralisieren*.

Die Prognose für Ihre Beziehung hängt größtenteils davon ab, in welchem Maße Sie und Ihr Partner sich um eine Genesung und das Überleben der Beziehung bemühen. Besonders die Entgiftung einer Liebesbeziehung erfordert die Zusammenarbeit beider Partner.

Doch Veränderung kann auch bis zu einem gewissen Grad erreicht werden, wenn nur einseitige Anstrengungen erfolgen. In solchen Fällen kann die Verhaltensumstellung eines Partners möglicherweise ausreichen, um Veränderungen –

bewußter oder unbewußter Art – im Verhalten und Empfinden des anderen zu bewirken. Einseitige Veränderung ist unter bestimmten Umständen oft die einzig mögliche Vorgehensweise – wie zum Beispiel bei Arbeitsbeziehungen, Familienbindungen oder widerspenstigen Partnern, bei denen andere Faktoren (wie zum Beispiel Kinder) gegen ein Aufgeben der Beziehung sprechen. Hier könnte es sich als nötig erweisen, zum Schutz der *eigenen* Gesundheit völlig einseitig vorzugehen, da der oder die andere nicht mitmachen wird.

Der Hauptteil der beschriebenen Techniken ist für Partner in Liebesbeziehungen gedacht, und die meisten erfordern die gemeinsamen Bemühungen beider Beteiligten. Doch die Grundprinzipien jeder Methode lassen sich auf fast alle giftigen Beziehungen anwenden, und die Techniken können daher, bei entsprechenden Adaptionen, auch zur Entgiftung anderer schädlicher Verbindungen eingesetzt werden.

Achten Sie darauf, dem Patienten – Ihrer vergifteten Beziehung – genügend Zeit zu lassen, auf die Behandlung anzusprechen. Es hat zweifellos seine Zeit gedauert, bis die Gifte sich entwickelten, und der Patient braucht verständlicherweise weitere Zeit, um seine Gesundheit wiederzuerlangen.

Wie lange wird der Heilungsprozeß dauern?

Da jede Beziehung anders ist, sind absolute Zeitangaben unmöglich. Es gibt allerdings die Erfahrung, daß psychische Krisen im allgemeinen ungefähr sechs Wochen dauern. Als Krise bezeichnet man den Wendepunkt zum Besseren oder Schlechteren. In diesem Sinne hat Ihre Beziehung nun eine Vergiftungskrise erreicht, und der Entgiftungsprozeß, den Sie jetzt beginnen, ist der Wendepunkt.

Ich empfehle Ihnen also, Ihr Urteil über die Wirksamkeit der Behandlung frühestens nach sechs Wochen zu fällen.

Stellen Sie Überlegungen über das Ergebnis hintan und konzentrieren Sie all Ihre Energien auf die Aufgabe, den Patienten – Ihre Beziehung – über die Krise hinwegzubringen.

Wenn Sie sechs Wochen lang die nachfolgenden Techniken gewissenhaft angewandt haben, sollten Sie eigentlich erkennen können, ob Ihre Beziehung über den Berg ist und auf eine Genesung zusteuert; oder ob sich ihr Zustand nicht gebessert, vielleicht sogar verschlechtert hat.

Wenn das Ergebnis nach sechs Wochen hoffnungsvoll aussieht, wird Sie der Schwung der positiven Veränderungen zu weiteren, verstärkten Anstrengungen treiben, die Genesung Ihrer Beziehung zu vollenden. Denken Sie daran: Der Verbesserungs-Prozeß endet nie.

Sollte sich andererseits nach sechs Wochen noch keine Besserung abzeichnen, werden Sie Ihre Möglichkeiten neu beurteilen müssen. Falls Sie bisher noch keine professionelle Hilfe in Anspruch genommen haben, ist jetzt der richtige Zeitpunkt dafür. Sie könnten auch feststellen, daß Sie die Techniken doch nur mangelhaft angewandt haben. In diesem Fall ist es zu empfehlen, den Prozeß um weitere sechs Wochen zu verlängern, vorausgesetzt, Sie können die nötige Motivation aufbringen, Ihr Bestes zu geben. Nach drei Monaten sollten Sie endgültig wissen, ob Ihre Beziehung positiv auf den Entgiftungsprozeß reagiert.

Manche Beziehungen sind allerdings, wie schon gesagt, so stark vergiftet, daß sie nicht mehr gerettet werden können oder sollten. In diesen Fällen haben die giftigen Emotionen bei beiden Partnern derartige Schäden angerichtet, daß ein Entgiftungsprozeß unwirksam bliebe. Und auch der erfahrenste Therapeut wird nicht in der Lage sein, oder auch nur willens, die Verbindung auf Kosten der Gesundheit eines oder beider Partner zu erhalten.

Techniken zur Abschwächung psychischer Gifte durch positive Emotionen

Giftige Beziehungen zeichnen sich durch eine hohe Konzentration negativer Emotionen aus. Das heißt, die Art, in der sich die Partner zueinander verhalten – oder nicht verhalten –, erzeugt ständig intensive negative Gefühle.

Zusätzlich übersteigt der Anteil negativer Gefühle in giftigen Beziehung den der positiven bei weitem, was zur Demoralisierung und Destabilisierung der Verbindung führt. Im Entgiftungsprozeß muß nun die Konzentration der Gifte durch eine Infusion positiver Gefühle verdünnt und abgeschwächt werden. Nur so wird sich das Gleichgewicht verlagern und die nötige Motivation zur Bewahrung und Verbesserung der Beziehung entstehen.

Im folgenden werden zehn Techniken zur Giftabschwächung durch Erzeugen positiver Emotionen aufgeführt, die ich seit Jahren erfolgreich bei meinen Patienten angewandt habe.

1. Die Vorteile auflisten. Erstellen Sie als erstes eine sorgfältig durchdachte Liste alles Positiven, das in Ihrer Beziehung existiert. Sie und Ihr Partner sollte dabei unabhängig voneinander vorgehen. Stellen Sie sich folgende Fragen:

- Welche psychischen Vorzüge oder positiven Gefühle weist die Beziehung *jetzt* für mich auf?
- Was hat mir die Beziehung und/oder mein Partner *jetzt* an Gutem oder Vorteilhaftem zu bieten?

Schreiben Sie Ihre Antworten in Form einer Liste auf; geben Sie der Liste den Titel »Jetzige Vorteile«. Zwingen Sie sich, so viele positive Aspekte wie möglich über Ihre Beziehung aufzulisten – sowohl psychische (z. B. Gefühle von Liebe und Sicherheit) als auch konkrete oder äußerliche (z. B. gutes Verstehen im Bett; Geld für Luxusgüter).

Als nächstes stellen Sie sich die gleichen Fragen in der Vergangenheitsform:

- Welche psychischen Vorzüge oder positiven Gefühlen wies die Beziehung *früher* für mich auf?
- Was *hatte* mir die Beziehung und/oder mein Partner an Gutem und Vorteilhaftem zu bieten?

Geben Sie der zweiten Liste den Titel »Frühere Vorteile«.

Stellen Sie schließlich eine dritte Liste mit der Überschrift »Zukünftige Vorteile« auf. Diese Liste sollte sowohl einige der früheren Vorteile enthalten, die Sie wiederzugewinnen hoffen, als auch Vorzüge, die Sie bisher nie hatten, sich aber in Zukunft von der Beziehung und/oder dem Partner am meisten wünschen.

Gehen Sie bei jeder Liste so gründlich wie möglich vor. Wenn Sie mit Ihrer Bestandsaufnahme fertig sind, überprüfen Sie die Listen und kreisen jeweils die drei Ihnen wichtigsten Vorteile ein.

Vergleichen Sie dann Ihre Liste mit der des Partners. Dadurch gewinnen Sie ein besseres Verständnis für die Bedürfnisse und Prioritäten Ihres Partners und einen ersten, kurzen Eindruck, inwieweit Übereinstimmungen oder Ähnlichkeiten bestehen. Achten Sie besonders auf Angaben, die in beiden Auflistungen vorkommen.

Diese Bestandsaufnahme wird Ihnen helfen, die positiven Seiten Ihrer Beziehung – entweder in der Vergangenheit oder jetzt – stärker im Kopf zu haben. Der momentane Vergiftungsgrad hat wahrscheinlich Ihr Denken so stark auf das Negative gelenkt, daß alle vorhandenen oder möglichen guten Aspekte verwischt wurden.

Sprechen Sie mit Ihrem Partner so ausführlich wie möglich über die Listen. Erzählen Sie von den Einsichten und dem neuen Verständnis, die Sie bei der Bestandsaufnahme von sich selbst und Ihrem Partner gewonnen haben. Ein gemeinsames Gespräch über die positiven Emotionen, die Sie beide momentan haben, früher hatten und als zukünftiges Ziel anstreben, wird das »Wir«-Gefühl verstärken und ein günstigeres Licht auf die Beziehung werfen.

2. Bedürfnisse befriedigen. Die Befriedigung Ihrer emotionalen Bedürfnisse ist der wichtigste Vorzug, den die Beziehung Ihnen bieten kann. Mit dieser Übung werden Sie lernen, Ihren Partner direkt auf Ihre Bedürfnisse anzusprechen. Sie werden ebenfalls zum Zuhören und Eingehen auf die Wünsche Ihres Partners ermutigt.

Schreiben Sie als erstes ein ganz allgemein formuliertes Bedürfnis auf, das Ihr Partner innerhalb der nächsten drei Tage erfüllen soll. Wie zum Beispiel: »Ich habe das Bedürfnis, mich geliebt zu fühlen«, »Ich habe unerfüllte sexuelle Bedürfnisse« oder »Ich habe das Bedürfnis, mich besser zu fühlen«. Das angegebene Bedürfnis kann alles sein, was Sie wollen, solange Ihr Partner es erfüllen oder Ihnen bei der Erfüllung helfen kann. Gleichzeitig sollte auch der Partner sein Bedürfnis aufschreiben. Gehen Sie als nächstes genauer auf das Verhalten ein, mit dem Ihr Partner Ihnen bei der Erfüllung Ihres Bedürfnisses helfen kann. Wenn Sie zum Beispiel erklärt haben, Sie hätten das Bedürfnis, sich mehr geliebt zu fühlen, könnten Sie Ihren Partner bitten, Ihnen all seine positiven Gefühle Ihnen gegenüber mitzuteilen, oder durch Umarmungen und Küsse Zuneigung zu zeigen, oder Ihnen einen besonderen Gefallen zu tun.

Der Schlüssel zu dieser Technik liegt darin, Ihrem Partner sehr deutlich zu erklären, *wie* er oder sie sich verhalten soll, um Ihr Bedürfnis zu befriedigen. Zu oft bleiben Bedürfnisse entweder unausgesprochen oder werden so vage formuliert, daß der Partner überhaupt nicht weiß, wie er sie erfüllen soll.

Achten Sie darauf, Ihre Anliegen positiv und eindeutig zu halten. Machen Sie Ihr Bedürfnis nicht durch Kritik an früherem Fehlverhalten Ihres Partners deutlich. Bitten Sie ihn oder sie nur, Ihnen jetzt bei der Befriedigung Ihres Bedürfnisses zu helfen. Und wechseln Sie sich ab.

Dann erklären Sie Ihrem Partner *genau*, was er oder sie *tun soll*, um Ihr Bedürfnis zu erfüllen.

Wenn Sie beide Ihre Bitte geäußert und Verhaltensanweisungen gegeben haben, setzen Sie einen Zeitraum von drei Tagen für die Erfüllung des Versprechens fest. Vereinbaren Sie, sich am vierten Tag zusammenzusetzen, um die Ergebnisse der Übung zu besprechen. Nutzen Sie die Gelegenheit, sich gegenseitig Anerkennung auszusprechen für das Bemühen, das Bedürfnis des anderen zu erfüllen, und sprechen Sie darüber, was Sie dabei empfunden haben.
Wiederholen Sie die Übung noch zweimal oder bis zu dem Zeitpunkt, an dem es Ihnen beiden zur zweiten Natur wird, sich nach den Bedürfnissen des anderen zu erkundigen.

3. Selbstloses Handeln als Zeichen der Liebe. Wollen Sie Ihrem Partner Ihre Liebe zeigen, tun Sie das am besten durch eine selbstlose, altruistische Tat oder eine, die nicht in Ihrem eigenen Interesse steht. Das muß nichts Großes sein. Im Gegenteil, kleine, regelmäßige Aufmerksamkeiten zum Wohle Ihres Partners, statt zum eigenen, können sich zu einem starken, fortwährenden Liebesbeweis summieren.
Vereinbaren Sie mit Ihrem Partner, eine Woche lang täglich etwas zu tun, was nur dem anderen zugute kommt. Zum Beispiel könnten Sie Ihrem Partner einen Gefallen tun, ihm oder ihr ein kleines Geschenk machen, einen Auftrag erledigen, gemeinsam in ihrem oder seinem Lieblingsrestaurant essen, etwas zusammen unternehmen, das ihm oder ihr mehr Spaß macht als Ihnen, und so weiter. Wichtig ist nur, daß Sie beide versuchen, etwas zu tun, was eindeutig im Interesse des Partners und nicht im eigenen liegt.
Verfolgen Sie in dieser Woche aufmerksam die Handlungen Ihres Partners. Merken Sie sich all die Dinge, die Ihr Partner tut, um Ihnen positive Gefühle zu zeigen. Achten Sie darauf, die Handlungen Ihres Partner wahrzunehmen und anzuerkennen. Sprechen Sie am Ende der Woche gemeinsam über die Ergebnisse und die Gefühlsveränderungen, die auf Grund der Übung eingetreten sind.

4. Erhöhtes Selbstwertgefühl durch das Geben und Empfangen positiven Feedbacks. Wird eine Beziehung giftig, beschränkt sich die Kommunikation oft auf einen negativen Feedback-Zyklus. Das heißt, Sie beide stecken höchstwahrscheinlich in einem Sumpf gegenseitiger Kritik, Vorwürfe, Forderungen, Bitterkeit und sogar Beschimpfungen. Oder Sie ignorieren einander. Die nun folgende Technik zielt darauf ab, den negativen Feedback-Zyklus zu durchbrechen und ihn durch einen positiven zu ersetzen.

Suchen Sie sich einen ruhigen Ort, an dem Sie mit Ihrem Partner allein sein können und möglichst nicht abgelenkt werden. Ihr Ziel ist, zehn oder fünfzehn Minuten damit zu verbringen, einander ehrliches, positives Feedback zu geben.

Sie können jeden der folgenden Vorschläge oder auch eine Kombination daraus benutzen, um Ihren Austausch zu strukturieren:

- Nehmen Sie sich ein paar Minuten Zeit, um einander genau zu betrachten. Nennen Sie mindestens drei Dinge, die Ihnen am Aussehen des Partners gefallen.
- Nennen Sie die drei Ihrer Meinung nach größten Persönlichkeits- oder Charakterstärken Ihres Partners; führen Sie eindeutige Verhaltensweisen an, um sie zu veranschaulichen.
- Nennen Sie mindestens ein positives Merkmal, das Ihren Partner von anderen Menschen, die Sie kennen, unterscheidet oder abhebt; geben Sie Beispiele; erklären Sie, warum Sie gerade das an Ihrem Partner so schätzen.
- Führen Sie mindestens zwei Dinge auf, die Ihr Partner Ihrer Meinung nach besonders gut macht; geben Sie eindeutige Beispiele.
- Sagen Sie Ihrem Partner, auf welche Weise Sie gern mehr wie er oder sie wären; geben Sie Beispiele; erklären Sie, warum Sie diesen Zug an Ihrem Partner besonders schätzen.

5. Den Partner erfreuen. Vereinbaren Sie mit Ihrem Partner, etwas zu überlegen, was beim anderen Überraschung, Begeisterung oder Heiterkeit hervorruft. Lassen Sie den Zeitpunkt absichtlich vage – z. B. »irgendwann innerhalb des nächsten Monats«. Die geplante »freudige Überraschung« könnte mit einem besonderen Tag zusammenfallen, wie dem Geburtstag oder einem Feiertag. Sie können Ihren Partner aber auch ganz spontan überraschen, aus keinem anderen Grunde als dem schieren »Spaß an der Freud«.
Die für diese Übung notwendige kreative Energie wird Ihnen helfen, in sich die kindlichen Qualitäten wiederzuerwecken, die für den Erwachsenen so wesentlich sind, um die heilsame Wirkung von Fröhlichkeit, Lachen und Freude erleben zu können. Eine solche Überraschung zu planen und sich auf die Reaktion des Partners zu freuen, trägt dazu bei, der Zukunft im allgemeinen positiver entgegenzusehen, woraus wiederum so heilsame Emotionen wie Hoffnung, Optimismus und Glaube entstehen.

6. Emotionale Unterstützung geben und bekommen. Die Möglichkeit, den Partner um emotionale Unterstützung zu bitten und sie zu bekommen, gehört zu den wertvollsten Vorzügen einer engen Beziehung. Natürlich ist die umgekehrte Situation – sich vom Partner gebraucht zu fühlen und ihm oder ihr die nötige Unterstützung geben zu können – genauso befriedigend.
Als erstes müssen Sie beide jeweils eine Situation benennen, die Ihrer Erwartung nach streßreich, schwierig oder ungemütlich werden wird und für die Sie sich daher emotionale Unterstützung wünschen. Wie zum Beispiel ein von ihrem Chef anberaumter Termin, bei dem über Ihre Arbeitsleistung gesprochen werden soll; oder ein bevorstehendes, besonders heikles Gespräch mit einem Freund oder Ihren Eltern.
Erzählen Sie Ihrem Partner von der Situation und beson-

ders von den Aspekten, über die Sie sich Sorgen machen. Ihr Partner sollte aufmerksam zuhören und Ihre Gefühle akzeptieren, ohne Ihre Reaktion in Frage zu stellen oder Ihnen vorschnelle Ratschläge zu geben. Emotionale Unterstützung setzt vor allem einen guten, *kritikfreien* Zuhörer voraus.

Beschreiben Sie als nächstes, wie Sie mit der Situation umgehen wollen. Wenn Sie möchten, bitten Sie Ihren Partner um seine oder ihre Meinung, einen Ratschlag oder Hinweis. Doch Ihr Partner sollte nicht von sich aus dazu Stellung nehmen, da das als Kritik mißverstanden werden könnte. Wenn Ihnen klar ist, wie Sie mit der zu erwartenden Situation umgehen werden, kann es sein, daß Sie nur Bestätigung für Ihre Entscheidungen wollen.

Versuchen Sie, so deutlich wie möglich auszudrücken, welche Art emotionaler Unterstützung Sie brauchen. Sie könnten Ihren Partner zum Beispiel bitten, die Situation im Rollenspiel mit Ihnen durchzugehen oder Sie vorher und nachher anzurufen oder Sie einfach nur mit ein paar beruhigenden und ermutigenden Worten aufzumuntern.

Wenn Ihr Partner über sein oder ihr Bedürfnis nach Ihrer emotionalen Unterstützung spricht, folgen Sie den gleichen Regeln. Achten Sie darauf, sich genau und umfassend zu erkundigen, welche Art emotionaler Unterstützung Ihr Partner von Ihnen erwartet.

Diese Technik bietet wirksame emotionale Unterstützung für eine bevorstehende Streßsituation und schult beide Partner, einander wirkungsvoll zu unterstützen. Wiederholtes Üben und Einsetzen dieser Technik wird das gegenseitige Gefühl, vom anderen emotional gebraucht zu werden, stärken.

7. Positive Emotionen nonverbal zeigen. Manchmal sagen eine sanfte Berührung, eine liebevolle Umarmung, ein Klopfen auf den Rücken oder ein leidenschaftlicher Kuß viel

mehr als Worte. Am vorteilhaftesten für das »Durchspülen« Ihrer Beziehung mit positiven Emotionen ist eine Kombination verbaler *und* nonverbaler Ausdrucksmittel.
Wählen Sie mit Ihrem Partner zunächst nach dem Zufallsprinzip je einen Tag der Woche aus, und erklären Sie ihn zum »Tag der nonverbalen Ausdrucksmittel«. Dazu schreiben Sie einfach die Namen der sieben Wochentage auf kleine Zettel, falten die Zettel zusammen und legen sie in eine Schale oder Hut. Dann ziehen Sie beide je einen Zettel heraus, um Ihren Tag für die kommende Woche festzulegen. Zeigen Sie einander die Zettel nicht.
Kommt der von Ihnen gezogene Tag, haben Sie die Aufgabe, Ihrem Partner *nonverbal* soviel positive Emotionen wie möglich zu zeigen. Das kann auf unterschiedlichste Weise geschehen: Anerkennung (Händeschütteln), Zuneigung (Umarmungen), Verlangen (ein leidenschaftlicher Kuß), Liebe, Bestätigung (ein Klopfen auf den Rücken), Freude und vieles mehr.
Diese Übung hat den Zweck, Sie für die große Anzahl nonverbaler Kommunikationsformen zu sensibilisieren, durch die »stumme« positive Emotionen sowohl ausgedrückt als auch empfangen werden können. Durch diesen Tag der Beschränkung auf ausschließlich nonverbale positive Ausdrucksformen werden Sie Ihre allgemeine Fähigkeit zu positiver Kommunikation erhöhen.
Nebenbei hat diese Übung auch noch den Vorzug, eine Herausforderung zu sein und Spaß zu machen. Mit ihr kann durch absichtlich übertriebene und witzige Weise das Eis einer giftigen Beziehung, die in ungesundem Maße distanziert und kalt geworden ist, gebrochen werden.
Wiederholen Sie diese Übung oft, um regelmäßige Gelegenheiten für nonverbale Ausdrucksformen zu schaffen.

8. Sich auf eine gemeinsame Zukunft einstellen. Hoffnung, Optimismus, Glaube, Zielgerichtetheit und Lebenswille hängen von einer positiven Zukunfsteinstellung ab. Die Angst vor dem Unbekannten wird sich deutlich verringern, wenn Ihnen die Gemeinschaft mit dem Partner Stärke gibt. Überdies leiten sich die Identität und Bedeutung Ihrer Beziehung aus Ihren gemeinsamen Zukunftsvorstellungen und der Bestimmung gemeinsamer Ziele ab.

Wieder sollten Sie und Ihr Partner getrennte Listen erstellen, auf denen Sie individuelle und gemeinsame Beziehungsziele für folgende Zeitabschnitte aufführen: Für die nächsten sechs Monate; ein Jahr, zwei Jahre, fünf Jahre und zehn Jahre vom jetzigen Zeitpunkt an. Spezifizieren Sie Ihre Ziele so genau wie möglich. Individuelle Ziele könnten zum Beispiel berufliche Beförderung, Gewichtsabnahme oder das Erlernen einer neuen Sprache sein. Gemeinsame Ziele können die Erweiterung des Freundeskreises, der Kauf eines Hauses oder öfter miteinander schlafen sein.

Kreisen Sie für jeden Zeitabschnitt das Ihnen wichtigste individuelle und partnerschaftliche Ziel auf ihren Listen ein. Dann zeigen Sie einander die Listen und besprechen die mögliche Verwirklichung und Wichtigkeit Ihrer jeweiligen Zielsetzungen.

Lenken Sie Ihre Aufmerksamkeit besonders auf das jeweilige wichtigste individuelle Ziel für die nächsten sechs Monate. Überlegen Sie sich Möglichkeiten, einander beim Erreichen dieses Ziels zu helfen; bitten Sie Ihren Partner um Mithilfe, wobei Sie Ihre Bitte wieder so exakt wie möglich formulieren sollten.

Vergleichen Sie dann Ihre Listen der *Beziehungsziele* für die nächsten sechs Monate. Durch die Entdeckung von Überschneidungen – oder Abweichungen – dieser Ziele vertiefen Sie Ihre Kenntnis voneinander und Ihr Verständnis füreinander. Wählen Sie ein Beziehungsziel aus, das Ihnen beiden wichtig ist, und erarbeiten Sie eine Strategie zur Maximierung der Wahrscheinlichkeit, dieses Ziel verwirklichen zu können.

9. Das Rede-Zeit Ritual. Kommunikation ist eine wichtige Brücke zwischen unterschiedlichen, sich nicht überschneidenden Lebensbereichen. Sich gegenseitig zu erzählen, was man in der getrennt verbrachten Zeit erlebt hat, gehört zu den wesentlichen Abläufen einer gesunden Beziehung. Daher soll diese Übung Ihnen helfen, ein tägliches Ritual für einen ausschließlich dem Gespräch gewidmeten Zeitraum zu entwickeln.

Sie müssen sich mit Ihrem Partner auf eine bestimmte Zeit des Tages einigen, in der Sie allein miteinander reden können, ohne gestört zu werden. Trotz aller sonstigen Planungsschwierigkeiten *müssen* Sie jeden Tag Zeit finden, miteinander zu reden. Dafür gibt es *keine Ausrede* und *keine Entschuldigung*.

Während der ersten Woche müssen Sie jeden Tag mindestens zehn Minuten für das gemeinsame Gespräch einplanen. Sie können über alles mögliche reden, müssen aber eine wichtige Voraussetzung respektieren: Jeder muß dem anderen *zuhören*, ohne ihn oder sie zu unterbrechen.

Je mehr Sie einander an Ihren Gedanken, Gefühlen oder Ihrem Verhalten teilhaben lassen, desto intimer wird Ihre Beziehung werden. In der Psychologie wird Intimität durch den Grad der Selbstoffenbarung innerhalb einer Beziehung definiert, nicht durch sexuelle oder körperliche Handlungen. Fühlen Sie sich aber nicht in der Lage, Intimitäten zu offenbaren, können Sie auch jedes andere Thema wählen, wie zum Beispiel Politik, die Nachrichten, amüsante Anekdoten oder nur locker miteinander plaudern.

Nach der ersten Woche sollten Sie Ihre Rede-Zeit um fünf Minuten verlängern. Während der zweiten Woche werden Sie also täglich fünfzehn Minuten in ungestörtem Gespräch verbringen. Denken Sie daran, die Regel des respektvollen Zuhörens zu beachten.

Verlängern Sie die Rede-Zeit jede Woche um weitere fünf Minuten, bis Sie in der fünften Woche dreißig Minuten pro

Tag erreicht haben. Danach sollten Sie Ihr nun eingeführtes Ritual des täglichen dreißigminütigen, ungestörten Gesprächs fortsetzen. Selbstverständlich können Sie auch mehr Zeit darauf verwenden.

Zuerst mag Ihnen die Rede-Zeit gezwungen oder schrecklich unpassend vorkommen, doch Sie sollten daran festhalten. Sie können Ihr Ritual natürlich Ihrem jeweiligen Zeitplan anpassen – während der Woche vielleicht abends und am Wochenende tagsüber. Wichtig ist nur, daß Sie sich verpflichten, diese Zeit miteinander zu verbringen. Gehen Sie nicht ans Telefon, und sorgen Sie dafür, daß Sie nicht von den Kindern gestört werden. Ihre Kinder werden lernen, Ihre Rituale zu beachten und zu respektieren, wenn sie merken, daß auch Sie es tun.

Versuchen Sie, Ihre Gespräche in möglichst entspannter Atmosphäre und angenehmer Umgebung stattfinden zu lassen. Und je besser Ihre Beziehung wird, desto mehr werden Sie sich schließlich auf Ihre Rede-Zeit freuen und auf die Gelegenheit, Erlebnisse mit Ihrem Partner auszutauschen.

10. »Meinen Tag«, »deinen Tag«, und »unseren Tag« einrichten. Einige positive Emotionen, wie innerer Frieden, Lebensbejahung und hohes Selbstwertgefühl, leiten sich sowohl aus allein verbrachter als auch zusammen verbrachter Zeit ab. Diese Übung zielt darauf ab, ein Gleichgewicht zwischen allein und zusammen verbrachter Zeit herzustellen, wobei das Hauptgewicht auf Freude und Entspannung liegt.

Am Anfang jedes Monats sollten Sie sich mit Ihrem Partner zusammensetzen und drei Tage festlegen: Je einen Tag, der jedem ganz allein gehört und den er nach seinen eigenen Wünschen gestaltet; und einen Tag, der als besonderer, gemeinsam zu gestaltender Tag bestimmt wird.

An »meinem Tag« sollte Ihr Ziel sein, Ihre Zeit mit Aktivitäten, Vorhaben oder Freizeitbeschäftigungen zu verbringen, die Entspannung, inneren Frieden, Lebensfreude, Entschlossenheit oder Ihr Selbstwertgefühl stärken. Sie könnten sich zum Beispiel entschließen, Unterricht zu nehmen, einem Hobby nachzugehen, zu lesen, Ihre Freunde oder Familie zu besuchen, freiwillig für eine Wohltätigkeitsorganisation oder eine andere sinnvolle Einrichtung zu arbeiten, eine Autofahrt zu unternehmen, spazierenzugehen, oder sich einen ausgedehnten Schönheitstag zu gönnen. Es spielt keine Rolle, was Sie machen; wichtig ist nur, *daß* Sie es allein tun und es Ihnen Spaß macht.

Ihr Partner hat an diesem besonderen Tag die Aufgabe, durch seine oder ihre Unterstützung dafür zu sorgen, daß Sie das tun können, was Sie wollen. Er oder sie könnte zum Beispiel auf die Kinder aufpassen, Besorgungen erledigen, Sie mit Ideen versorgen, Ihre Aktivitäten bezahlen oder Sie einfach ermutigen, Ihren speziellen Tag auszunützen und zu genießen.

In der Verantwortung, »unseren Tag« zu planen, sollten Sie sich monatlich abwechseln. Das Ziel »unseres Tages« sollte sein, Freude, Spaß und Entspannung zu bieten, sowie die Möglichkeit, gemeinsam etwas Neues zu erleben. Es ist wichtig, sich als guter Kamerad zu erweisen und bereit zu sein, alles mitzumachen, ohne Kritik zu äußern. Der für die Planung Verantwortliche sollte soviel positive Anerkennung wie möglich bekommen.

»Unser Tag« kann als Überraschung geplant werden oder auch gemeinsam, doch die endgültige Entscheidung und die Organisationsverantwortung sollte beim Planer bleiben. Dieses Konzept kann natürlich ausgedehnt werden, auf »unser Wochenende« zum Beispiel – vielleicht für besondere Gelegenheiten –, oder auch auf längere Zeiträume.

16
Beziehungsentgiftung
II. Techniken zum Aussondern giftiger Emotionen

Die zweite Methode zielt darauf ab, emotionale Gifte aus Ihrer Beziehung auszusondern. Das erreichen Sie durch die Verwendung bestimmter Techniken, mit denen sich spezielle Probleme oder Streßquellen auffinden, isolieren und eliminieren lassen. Sie werden ebenfalls lernen, giftige Emotionen durch den Austausch mit anderen, gesünderen Gefühlen zu beseitigen.
Negative Emotionen sind eindeutig die hervorstechendsten Merkmale vergifteter Beziehungen. Da es nicht möglich ist, eine Beziehung gänzlich von schlechten Gefühlen zu befreien, liegt Ihre Aufgabe darin, die Menge und Intensität der momentan existierenden Negativität zu reduzieren.
Wie schon bei den Techniken des vorherigen Kapitels, sind die aufgeführten Methoden am erfolgreichsten, wenn sie von den Partnern gemeinsam angewandt werden. Mit leichten Modifizierungen können sie jedoch auch von nur einem der Partner eingesetzt werden, in der Erwartung, daß selbst einseitige Veränderung negative Muster durchbricht und eine entsprechende Veränderung im anderen hervorrufen kann.

1. Bestandsliste der Beziehungskosten. Ihr Partner und Sie sollten getrennte Listen der sieben Hauptprobleme oder Mängel Ihrer Beziehung aufstellen. Sie müssen sich auf sieben Angaben beschränken, denn eine längere Problemliste würde vermutlich Ihre Moral und Motivation untergraben. Wenn es Ihnen gelingt, sieben Hauptprobleme zu beseitigen oder deren Bedrohlichkeit zu mindern, haben Sie schon wesentliche Fortschritte bei der Entgiftung Ihrer Beziehung gemacht.

Neben jedes der aufgelisteten Probleme notieren Sie, welche vordringlichen Gründe oder Streßauslöser Ihrer Meinung nach dafür verantwortlich sind. Sie könnten zum Beispiel sexuelle Unzufriedenheit oder Schwierigkeiten als eines der Hauptprobleme Ihrer Beziehung genannt haben. Und der Grund könnte Ihrer Meinung nach die zwischen Ihnen angestaute Wut sein, oder Streß und Angst, ausgelöst durch Probleme am Arbeitsplatz.

Listen Sie dann bis zu fünf Dinge auf, die Ihr Partner tut (oder nicht tut) und die bei Ihnen negative Gefühle auslösen. Machen Sie möglichst präzise Angaben.

Schreiben Sie als letztes bis zu fünf Dinge auf, die *Sie* tun (oder nicht tun) und die Ihrer Meinung nach negative Gefühle bei Ihrem Partner auslösen.

Nachdem Sie beide Ihre Bestandslisten aufgestellt haben, sprechen Sie gemeinsam darüber. Diese Übung wird Ihnen helfen, Ihre Wahrnehmung der Beziehung zu verdeutlichen. Partner haben oft sehr unterschiedliche Ansichten über ein und dieselbe Beziehung. Das gemeinsame Durchsehen, Vergleichen und Besprechen Ihrer Listen wird daher Ihr Verständnis füreinander vertiefen. Sobald es Ihnen gelingt, bei den Hauptproblemen zu einer gewissen Übereinstimmung zu kommen, werden Sie klarer erkennen, worauf sich Ihre Bemühungen richten müssen.

Eine Diskussion über die fünf Negativitätsverstärker – Dinge, die Ihr Partner tut; Dinge, die Sie tun – wird ebenfalls zu größerem Verständnis und besserer Kommunikation führen. Sie sollten unbedingt darauf achten, daß Sie der Versuchung widerstehen, defensiv oder wütend zu werden. Da diese Techniken das Ziel haben, negative Gefühle zu vermindern oder auszumerzen, sollten Sie unter allen Umständen vermeiden, diese und andere Übungen als Gelegenheit zu erneuten Feindseligkeiten zu nutzen.

2. Gemeinsame Problembewältigung. Ist Ihre Beziehung in hohem Maße vergiftet, werden Sie kaum mehr in der Lage sein, Probleme gemeinsam zu bewältigen. Möglicherweise hat Ihnen diese Fähigkeit sogar schon von vornherein gefehlt, was zum Teil erklären würde, warum Ihre Probleme immer größer wurden und ungelöst blieben.

Die Methode, die Sie in dieser Übung anwenden, nennt sich die »Sieben-Schritte-Lösung«. Im Laufe der Übung werden Sie den *Prozeß* gemeinsamer effektiver Problembewältigung lernen. Haben Sie sich diesen Prozeß erst einmal zu eigen gemacht, werden Sie merken, daß Sie *jedes* Problem – egal, ob es sich Ihnen allein oder als Paar stellt – erfolgreich mit der Sieben-Schritte-Lösung angehen können.

Und das sind die sieben grundlegenden Schritte:

1. Identifizieren des Problems
2. Analysieren seiner Ursachen
3. Denkbare Lösungsmöglichkeiten finden
4. Abwägen der Vor- und Nachteile jeder Lösungsmöglichkeit
5. Auswählen einer Lösung
6. Umsetzen der Lösung
7. Einschätzen der Wirksamkeit der Lösung und Neueinschätzung des Problems

Um die sieben Schritte anzuwenden, gehen Sie erneut und unabhängig voneinander die Liste der Hauptprobleme Ihrer Beziehung durch. Entscheiden Sie, welches der aufgelisteten Probleme Ihrer Meinung nach das *geringste* ist.

Sprechen Sie als nächstes gemeinsam über das Problem, *um zu verstehen, was Ihr Partner für die Ursache des Problems hält*, und *um Ihrem Partner zu erläutern, worin Sie die Ursache sehen.*

Vergessen Sie dabei nicht den eigentlichen Zweck der Übung: das Erlernen von Problembewältigungstaktiken. Sie dient *nicht* dazu, einen Streit vom Zaun zu brechen. Achten Sie also darauf, nicht defensiv zu werden, Streit anzufangen

oder sich von Ihrem Partner provozieren zu lassen. Sie müssen die Ursache des Problems so objektiv wie möglich analysieren.
Der dritte Schritt ist vielleicht der wichtigste, da unter Streßbedingungen gewisse Veränderungen der Wahrnehmung stattfinden. Eine dieser Veränderungen wird als *kognitive Konstriktion* oder *übereilte Schlußfolgerung* bezeichnet. Das heißt, daß Ihr Verstand unter Streß nicht in der Lage ist, die volle Bandbreite aller Lösungsmöglichkeiten eines Problems in Betracht zu ziehen.
Kognitive Konstriktion und übereilte Schlußfolgerungen sind in hohem Maße für die Hartnäckigkeit vieler lähmender Beziehungsprobleme verantwortlich. Denn wenn Sie noch nicht einmal an eine Lösung denken können, wird es Ihnen kaum gelingen, das Problem wirksam zu bewältigen oder abzumildern.
Um diesem Streßeffekt entgegenzuwirken, sollten Sie mit Ihrem Partner alle nur denkbaren Lösungsmöglichkeiten überlegen, bis Sie beide überzeugt sind, *sämtliche* Alternativen bedacht zu haben – selbst solche, die beim ersten Hinsehen zu weit hergeholt, dumm oder sogar unmöglich erscheinen.
Erst nachdem Sie Ihre Überlegungen abgeschlossen und alle Lösungsmöglichkeiten notiert haben, gehen Sie zu Schritt vier über – einer systematischen Abwägung aller Pros und Kontras jeder Möglichkeit. Nehmen Sie sich jede einzelne vor und diskutieren Sie ausführlich, welche Vor- und Nachteile ein Umsetzen dieser Lösung haben kann.
In Schritt fünf überprüfen Sie noch einmal Ihre Abwägungen und *wählen eine Lösung aus.*
Denken Sie daran: Verworrene Probleme zeichnen sich vor allem dadurch aus, daß sie eine Lösung erschweren. Daher wird Ihnen vielleicht keine der Lösungsmöglichkeiten optimal vorkommen. Doch Sie müssen sich trotzdem für eine entscheiden.

In Schritt sechs müssen Sie die gewählte Lösung *umsetzen*. Arbeiten Sie dafür einen Plan aus, und führen Sie ihn entsprechend durch. Ohne diesen kritischen Schritt wird es zu keiner Problemlösung kommen.
Schließlich werden Sie den Problemlösungs-Prozeß nach ein oder zwei Wochen damit abschließen, noch mal von vorn zu beginnen. Anders gesagt, Sie müssen einschätzen, ob Ihre Lösung funktioniert, und herausfinden, ob sich dadurch weitere Probleme ergeben haben, die eine Neueinschätzung erforderlich machen.
Die Sieben-Schritte-Lösung ist ein unschätzbares Werkzeug. Durch erfolgreiches Einkreisen, Lösen und schließlich Beseitigen Ihrer Probleme werden Sie Ihre Beziehung von schädlichen Giften und Streß befreien.

3. Verhaltensänderungs-Verträge. Diese Technik zielt darauf ab, zwei der größten Irritationsmomente Ihrer Beziehung zu beseitigen: etwas, das Ihr Partner tut (oder nicht tut) und das bei Ihnen toxische Emotionen auslöst; und etwas, das Sie tun (oder nicht tun) und das Ihren Partner veranlaßt, mit negativen Gefühlen zu reagieren. Die Liste, die Sie in Übung 1 dieses Kapitels aufstellten, diente dazu, für jeden von Ihnen mindestens fünf solcher kränkender Verhaltensweisen zu benennen.
Sie sollten beide je eine Verhaltensweise des anderen angeben, die Sie verändern oder abschaffen möchten. Einziges Kriterium für die zu verändernde Verhaltensweise ist Ihre oder Ihres Partners negative Reaktion darauf.
Bei der Formulierung Ihrer Forderung sollten Sie beschreiben, was Ihr Partner *tut*, nicht wie er oder sie *ist*. Statt zum Beispiel zu sagen: »Hör auf, so kalt und abweisend zu sein«, *beschreiben* Sie das kalte und abweisende Verhalten Ihres Partners. Sie könnten sagen: »Es kränkt mich und macht mich wütend, wenn du dich im Bett einfach umdrehst, mir den Rücken zukehrst und so weit wie möglich auf deine Seite

rüberrutschst.« Konkrete Beschreibungen ermöglichen es Ihrem Partner, sich direkt auf das Sie verletzende Verhalten zu konzentrieren. Und Sie beide werden daraufhin besser einschätzen können, ob sich wirklich etwas ändert.

Zusätzlich müssen Sie Ihrem Partner so genau und präzise wie möglich die Art der negativen Gefühle beschreiben, die das kränkende Verhalten in Ihnen auslöst. Statt zum Beispiel zu sagen: »Du gibst mir ein mieses Gefühl«, sollten Sie erklären: »Dieses Verhalten gibt mir das Gefühl, abstoßend und häßlich zu sein. Das deprimiert mich und macht mich wütend.«

Der nächste Schritt dieser Übung ist der Schlüssel zu ihrem Erfolg. Sie werden sich nicht nur damit begnügen, Ihren Partner zu bitten, sein für Sie kränkendes Verhalten zu ändern, sondern Sie werden darüber hinaus Ihrem Partner helfen herauszufinden, was getan werden kann, damit Sie sich besser fühlen.

Es ist von größter Wichtigkeit, gemeinsam ein alternatives oder Ersatz-Verhalten zu entwickeln, das den Platz des verletzenden Verhaltens einnimmt.

Nachdem Sie und Ihr Partner eine Analyse der problematischen und der Ersatz-Handlungen durchgeführt haben, sollten Sie nun einen *Verhaltens-Vertrag* aufsetzen. Das heißt, daß Sie *beide* einwilligen, Ihr Verhalten entsprechend der von Ihnen entwickelten Anweisungen zu ändern.

Sie sollten beide dem anderen das Versprechen abnehmen, eine Verhaltensweise, die zur Quelle von Unglücklichsein und Irritation geworden ist, zu verändern. Denken Sie jedoch daran, daß Verhaltensänderungen im allgemeinen nicht schnell oder leicht durchzuführen sind. Sie sollten sich auf Rückfälle einstellen, auf Zeiten, in denen Sie oder Ihr Partner wieder in die alten Muster verfallen. Bei solchen Gelegenheiten ist eine freundliche Ermahnung viel wirkungsvoller und weniger schädlich für die Beziehung als ein Wutausbruch, wie gerechtfertigt er auch sein mag.

Haben sich Ihre Verhaltensänderungs-Verträge positiv ausgewirkt, denken Sie daran, Ihren Partner in seinen oder ihren Bemühungen zu bestärken. Worte der Anerkennung, des Lobes und der Bestätigung sind bei der Verhaltensformung des Erwachsenen genauso wichtig wie bei der Erziehung von Kindern oder Tieren. Positive Verstärkung unterstützt die erwünschten Reaktionen und erhöht die Wahrscheinlichkeit, daß das neue und verbesserte Verhalten bald zum tiefer verwurzelten Ersatz für die problematischen Handlungsweisen wird.

4. Wiedervereinigungs-Zeit. In vielen giftigen Beziehungen kann der Zeitpunkt, zu dem die Partner nach einer normalen, täglichen Trennungsperiode wieder zusammentreffen, explosive Emotionsausbrüche hervorrufen. Durch den tagsüber erlebten Streß steht der Kessel kurz vorm Platzen, und jeder wird für den anderen zum Ziel fehlgeleiteter Aggressionen. Da sie einander nicht mehr als Trost und Stütze zur Verfügung stehen, betrachten Partner in vergifteten Beziehungen einander oft nur noch als zusätzliche Druckverursacher oder als starke Irritation. Und da keiner der Partner von der Beziehung das bekommt, was er emotional so dringend braucht, erzeugt das Zusammentreffen immer wieder tiefe Frustrationsgefühle, die wiederum eine ganze Reihe anderer negativer Emotionen hervorrufen.
Die meisten Paare treffen am Ende des Arbeitstages, beim Nachhausekommen, wieder zusammen. Sind beide Partner berufstätig, bleibt im allgemeinen wenig oder keine Zeit für einen Übergang vom hektischen Arbeitsbereich zum Privatleben. Folglich lassen berufstätige Partner oft ihren Streß am anderen aus, was nicht zu Streßabbau führt, sondern zu Streßverstärkung.
Ist nur einer der Partner berufstätig, findet das Zusammentreffen ebenfalls meist am Ende des Tages statt. Doch in diesem Fall waren die Tagesrhythmen der Partner völlig un-

terschiedlich. Zum Beispiel bringt der Mann in einer traditionellen Familienkonstellation den Streß und Druck der Außenwelt mit nach Hause, während sich auf die Frau – sofern sie »Nur-Hausfrau« ist – der Streß der Kindererziehung und Haushaltsführung auswirkt.
Diese Übung soll Ihnen helfen, eine Übergangszeit zu schaffen, eine »Wiedervereinigungsphase«, in der sich negative Emotionen abbauen. Ziel ist es, ein Ritual zu entwickeln, das Ihnen beiden sehr viel zuträglicher sein wird als Ihr jetziges explosives Aufeinandertreffen.
Vielleicht hatten Sie bisher die Angewohnheit, Ihren Partner an der Haustür zu begrüßen und ihn oder sie sofort mit einem vollständigen Bericht Ihres Tages und aller aufgetretenen Probleme zu überschütten. Und Ihr Partner kann es vielleicht nicht lassen, seine oder ihre Kritik gleich nach der Begrüßung in voller Breitseite auf Sie abzufeuern – was Sie alles falsch gemacht oder mal wieder vergessen haben.
Sie müssen sich bewußt machen, in welcher Form dieses Zusammentreffen normalerweise abläuft. Sie müssen feststellen, ob der Ablauf negative Emotionen hervorruft. Wenn das auf einen der Partner zutrifft, sollte es als Problem für beide betrachtet werden.
Fragen Sie sich, welche Art der Übergangszeit zwischen Ihren täglichen Verpflichtungen oder Aktivitäten und dem Zusammentreffen mit Ihrem Partner Ihnen am liebsten wäre. Vielleicht brauchen Sie eine Stunde für sich allein, um Ihre Post durchzusehen, ein Nickerchen zu machen oder ein Bad zu nehmen; oder Sie wollen sich erst mal sportlich austoben oder nur in aller Ruhe Ihre Zeitung lesen.
Andererseits könnten Sie sich am Ende des Tages aber auch verzweifelt nach einer vernünftigen Unterhaltung sehnen; oder Sie wollen umarmt, geküßt und beruhigt werden. Oder Sie möchten mit Ihren Kindern spielen, ihnen bei den Hausaufgaben helfen oder mit ihnen rumtoben.
Der Punkt ist, daß Menschen ganz unterschiedliche Wün-

sche und Bedürfnisse für die Gestaltung einer angenehmen, erfreulichen Übergangszeit zwischen Arbeitstag und Privatleben haben. Und diese Unterschiedlichkeit erweist sich für Paare oft als eines der größten Probleme. Wo der eine Zeit für sich allein braucht, sehnt sich der andere nach Gesellschaft und Unterhaltung; wo der eine sich ein bißchen Schmusen und einen Cocktail wünscht, muß der andere erst mal raus und fünf Kilometer laufen. Das Problem besteht natürlich darin, das Zusammentreffen so zu gestalten, daß die Bedürfnisse beider erfüllt und keine negativen Emotionen freigesetzt werden.
Hat jeder von Ihnen seinen bevorzugten Wiedervereinigungs-Modus gewählt, stellen Sie fest, in welchem Maße sich Übereinstimmungen ergeben. Im allgemeinen läßt sich mit Kreativität und Kooperationsbereitschaft ein neues, für beide gleichermaßen erfreuliches Ritual entwickeln.
Möglicherweise werden Sie verschiedene Methoden ausprobieren müssen; ständige Verbesserungen und Anpassungen sind fast unvermeidlich. Wichtig ist vor allem die beidseitige Bereitschaft, alte Muster zu durchbrechen. Haben Sie eindeutig festgestellt, wodurch die Negativität beim Zusammentreffen ausgelöst wird, sollten Sie sich sofort der Aufgabe widmen, diese Auslöser zu beseitigen. Das Zusammentreffen kann nur verbessert werden, wenn Sie Möglichkeiten finden, Ihre gegenseitigen Bedürfnisse zu befriedigen.

5. Auszeit. Negative Emotionen werden durch provokative Verhaltensmuster hervorgerufen. Diese Grundschritte des gefährlichen Tanzes sind die eingeübten Sequenzen von Aktion und Reaktion, angefeuert durch Ärger und Frustration. Provokatives Verhalten erzeugt weitere giftige Emotionen, die für einen immer schnelleren, immer schwindelerregenderen Wirbel sorgen.
Das Ausmerzen negativer Emotionen in Ihrer Beziehung er-

fordert daher einen Mechanismus, mit dem sich der gefährliche Kreislauf unterbrechen und schließlich ganz einstellen läßt. Die folgende Technik, »Auszeit« genannt, wird die Aktion/Reaktion-Sequenz erfolgreich aus dem Takt bringen und dadurch die negativen emotionalen Folgeerscheinungen verhindern.

Zu wissen, wann eine Auszeit angesagt ist, erfordert, daß Sie und Ihr Partner lernen, schon die ersten Anzeichen dafür zu erkennen. Versprechen Sie einander, Ihre Beziehung von gefährlichen Verhaltensmustern, die zu negativen Emotionen führen, zu säubern. Sichern Sie sich darüber hinaus zu, jederzeit bereitwillig und ohne zu argumentieren auf die Forderung des Partners nach einer Auszeit einzugehen.

Und so funktioniert der Auszeit-Mechanismus: Wann immer Sie merken, daß Sie auf eine Handlung Ihres Partners negativ reagieren, bitten Sie um eine fünfminütige Pause. Verlassen Sie sogar, wenn möglich, den Raum oder bringen Sie eine andere Distanz zwischen sich und Ihrem Partner. Ist das durch äußere Umstände nicht möglich – zum Beispiel im Auto –, müssen Sie Ihre Auszeit nur einfach schweigend verbringen. Doch die beste Methode ist auf jeden Fall, sich für diese Zeit auch räumlich zu trennen.

Die Auszeit ist dazu gedacht, Ihr festgefahrenes Reaktionsmuster zu durchbrechen. Das ist leicht zu erreichen, wenn Sie Ihren Geist mit einer unwichtigen, aber ein wenig fordernden Denkaufgabe ablenken, wie zum Beispiel von der Zahl 73 in Fünferschritten rückwärts zu zählen. Zweck der Übung ist, Ihre Gedanken von dem ausgetretenen Pfad negativer Gefühle und Aktionen abzubringen. Gehen Sie dabei langsam vor; konzentrieren Sie sich beim Zählen auf das Regulieren Ihrer Atmung, bis Sie entspannt und tief einatmen, langsam und vollständig ausatmen. Das Atmen wird Sie beruhigen; die Denkaufgabe lenkt Sie von der negativen Interaktion ab, die Sie gerade verlassen haben.

Dann wenden Sie sich wieder der gegenwärtigen Situation

zu. Überprüfen Sie Ihre Reaktion auf das Verhalten Ihres Partners. Versuchen Sie, sich an den Auslöser des Streits oder des negativen Verhaltensmusters zu erinnern. In manchen Fällen, wenn der gefährliche Kreislauf zum atemlosen Wirbel geworden ist, kann sich keiner mehr an die eigentliche Ursache des Problems erinnern. Falls Sie sich absolut nicht darauf besinnen können, ziehen Sie die Möglichkeit in Betracht, daß es letztlich viel zu unwichtig war, um Ihre Beziehung zu vergiften.
Am wichtigsten aber ist, daß Sie Ihre Auszeit dazu benutzen, die *Kontrolle wiederzuerlangen.*

6. Kampfauswahl. Diese Technik ist für Partner in vergifteten Beziehungen gedacht, die sich viel und dann immer wieder um ein und dieselbe Sache streiten. In toxischen Beziehungen streiten sich Partner oft nur aus Gewohnheit.
Da Auseinandersetzungen emotional anstrengend und auslaugend sind, sollten sie äußerst selektiv eingesetzt werden, und nur als Mittel, einen Konflikt zu bewältigen. Ihre subjektive Beurteilung, wie wichtig, bedeutungsvoll oder mit tieferliegenden Wertvorstellungen verbunden die Angelegenheit ist, sollte den Ausschlag geben bei dem Beschluß, sich auf einen Streit einzulassen.
Konflikte erweisen sich im allgemeinen als destruktiv, wenn der Kommunikationsfluß unterbrochen ist; Drohungen oder Zwang eingesetzt werden; grundlegende, die Beziehung erhaltende Werte in Frage gestellt werden; eine realisierbare Lösung gefunden wird. Womit der Boden fürwiederholte und ähnliche zukünftige Auseinandersetzungen bereitet ist.
Auch in gesunden Beziehungen kommt es von Zeit zu Zeit zu Konflikten. Doch wird hier in konstruktiver Weise damit umgegangen, da es den Langzeitinteressen der Beziehung dient. Beide Partner bemühen sich um eine flexible Haltung und aufrichtige Bereitschaft, sich um der Beziehung willen

damit auseinanderzusetzen, statt um jeden Preis »gewinnen« zu wollen. Außerdem werden durch konstruktive Konflikte vernünftige Lösungen erreicht und zukünftige Auseinandersetzungen über das gleiche Thema ausgeschlossen.

Um die Regeln der Kampfauswahl anwenden zu können, müssen Sie lernen, sich für die Signale einer beginnenden Auseinandersetzung zu sensibilisieren; möglicherweise werden bestimmte »Signal«-Worte oder Redewendungen benutzt wie: »Das macht mich wirklich wütend« oder »Ich kann es nicht fassen, daß du das getan hast – hoffentlich hast du eine verdammt gute Erklärung dafür!«

Sie und Ihr Partner müssen sich darauf einigen, die Regeln der Kampfauswahl zu befolgen. Wann immer einer von Ihnen spürt, daß sich ein Streit anbahnt, sollten Sie auf diese Regeln hinweisen. Wenn Sie zum Beispiel spüren, daß gleich ein Streit darüber ausbrechen wird, wo Sie den Abend verbringen wollen, könnten Sie sagen: »Moment mal. Laß uns an die Regeln denken. Wollen wir uns wirklich darüber streiten?«

Nehmen Sie sich dann ein paar Minuten Zeit, um über die Frage nachzudenken. Antworten Sie beide mit nein, sollten Sie genügend motiviert sein, um das Problem sofort zu bewältigen. Antwortet einer von Ihnen mit ja, wird der Konflikt vermutlich trotzdem beigelegt. Denn schließlich braucht es zwei, um sich zu streiten, und wenn einer nicht zum Kampf bereit ist, kann der andere schlecht allein kämpfen. Wenn Sie beide entscheiden, die Sache sei eine Auseinandersetzung wert, können Sie nun in dem Wissen fortfahren, daß die Angelegenheit für beide Partner von Bedeutung ist. Falls Sie den Kampf gewählt haben, geben Sie sich äußerste Mühe, Ihr Verhalten den Richtlinien einer konstruktiven Konfliktbewältigung anzupassen. Sorgen Sie dafür, daß der Informationsfluß zu- statt abnimmt. Das heißt, kein Einsatz der Schweigemethode oder verbaler Tricks, um die Unterhaltung abzubrechen, wie: »Ich habe keine Lust, überhaupt noch mit dir zu reden« oder »Was soll die ganze Rederei? Du verstehst mich ja doch nicht.« Nutzen Sie den Konfliktanlaß als Gelegenheit, Ihre Gefühle über damit zusammenhängende Dinge zu erklären, die Sie bisher nie angesprochen haben. Arbeiten Sie darauf hin, den Standpunkt Ihres Partners so genau wie möglich zu verstehen und ihm Ihren Standpunkt zu verdeutlichen.

Achten Sie darauf, flexibel zu bleiben und Verhandlungsbereitschaft zu zeigen. Zum Kampf bereit zu sein, darf nicht heißen, den Streit um jeden Preis gewinnen zu wollen. Sorgen Sie dafür, daß sich die Diskussion auf das eine Thema beschränkt, ohne zu generalisieren und die grundlegenden Werte in Frage zu stellen, die Ihre Beziehung zusammenhalten.

Wenn Sie sich zum Beispiel um Geld streiten, beschränken Sie die Diskussion ausschließlich auf das Finanzthema. Bemühen Sie sich mit aller Kraft, Vorwürfe zu vermeiden wie etwa, Ihr Partner könne Sie ja wohl nicht lieben, wenn er oder sie das Geld auf diese Weise verpulvere, oder Sie würden Ihrem Partner wegen dieser Geldangelegenheiten generell nicht mehr trauen können. Grundlegende Werte wie Liebe oder Vertrauen als Geschütze aufzufahren, wird sich als zerstörerischer Sabotageakt auf Ihre Beziehung auswirken, Sie und Ihren Partner stärker voneinander entfremden und Sie weiter von einer machbaren, gemeinsam zu findenden Lösung wegführen.

Wenn Sie beide beschlossen haben, sich über eine bestimmte Sache zu streiten, arbeiten Sie auf eine konstruktive Lösung hin. Nehmen Sie den Streitpunkt nicht zum Vorwand, sich gegenseitige Charakterschwächen um die Ohren zu hauen oder sich lange zurückgehaltene Respektlosigkeiten, Kraftausdrücke und Schimpfnamen an den Kopf zu werfen. Das heizt den Konflikt nur an und bringt Sie einer Lösung keinen Schritt näher.

Konzentrieren Sie Ihre Auseinandersetzung schließlich auf dieses Ziel: Wie können wir zukünftig vermeiden, immer wieder um das gleiche oder ähnliche Problem zu streiten? Versuchen Sie, gewisse Regeln aufzustellen oder Vereinbarungen zu treffen, die es unnötig machen, die gleiche Auseinandersetzung erneut zu führen.

7. Stopp für negative Gedanken. Die moderne Psychologie geht von dem zentralen Grundsatz aus, daß unsere Art zu denken für unsere Stimmungen verantwortlich ist. Verzerrtes, negatives Denken ist daher der Ursprung depressiver Stimmungen; übertriebenes, extremes und unrealistisches Denken bildet die kognitive Basis für Angstzustände.
Da Gedanken Emotionen auslösen, steht zu erwarten, daß die direkte Beseitigung negativer Gedanken auch die giftigen Emotionen beseitigt oder sie zumindest stark reduziert.
Doch wie lassen sich Gedanken aufhalten? Das mag wie ein unmögliches Unterfangen klingen, trotzdem gibt es eine sehr wirkungsvolle und doch einfache Methode, negative Gedanken zu beseitigen. Diese Methode stammt aus der Tradition der Verhaltenstherapie (denn Denken ist, wie Sie sich erinnern, eine Form des Verhaltens) und nennt sich *Gedankenstopp*.
Identifizieren Sie zunächst die speziellen Gedanken, die Ihre negativen Emotionen auslösen. Notieren Sie eine Woche lang sorgfältig Ihre Gefühle. Fragen Sie sich viermal am Tag zu einer festgelegten Zeit – um 9 Uhr, 12 Uhr, 15 Uhr und 21 Uhr –, welche Art negativer Emotionen Sie seit dem letzten Aufschreiben erlebt haben (z. B. Ärger, Angst, Traurigkeit, Selbstverachtung, Frustration). Sie sollten besonders auf die giftigen Emotionen achten, die Sie in Reaktion auf Ihren Partner empfunden haben, oder auf eine andere Person, mit der Sie eine schwierige oder vergiftete Beziehung verbindet.

Schreiben Sie so anschaulich wie möglich alle negativen Empfindungen auf, an die Sie sich erinnern können. Dann versuchen Sie, sich bei jeder Emotion zu erinnern, was direkt vor und/oder während des Empfindens geschah. Das ermöglicht Ihnen, sich ein geistiges Bild der Situation zu machen, aus der sich Ihre negativen Gefühle entwickelten.

Als nächstes notieren Sie, was Sie in Reaktion auf die beschriebene Situation gedacht haben. Zensieren Sie Ihre gedanklichen Reaktionen auf keinen Fall; niemand außer Ihnen wird diese Aufzeichnungen lesen, und es ist unabdingbar, daß Sie den Inhalt Ihrer Gedanken kennenlernen, indem Sie so aufrichtig wie möglich alles aufschreiben, was Ihnen durch den Sinn ging. Ihr Ziel ist es, den Auslöser für Ihre negativen Emotionen zu finden. Zum Beispiel: »Als Brian Mary statt meiner bat, den Bericht vorzustellen, dachte ich: ›Ich bin einfach nicht gut genug für diesen Job... Nie werde ich gefragt... Irgendwann werden sie merken, daß ich eine Niete bin, und dann schmeißen sie mich raus. Ich fühle mich Mary so unterlegen.‹«

Die Gedankenstopp-Technik ist darauf ausgerichtet, eine Unterbrechung und letztendliche Beseitigung jener Gedanken zu bewirken, die Ihre negativen Emotionen verursachen. Wenn Sie lernen, Ihre Gedanken zu regulieren, wird sich Ihr Kontrollgefühl ungemein verstärken. Da Sie das Verhalten anderer nicht direkt ändern können – und das auch keinesfalls versuchen sollten –, bietet Ihnen diese Methode die Möglichkeit, selbst *aktiv* etwas zu tun, um Ihren Gefühlszustand zu verändern. Das heißt, Sie werden durch Veränderung Ihrer kognitiven Reaktionen lernen, anders mit Situationen und/oder Verhaltensformen umzugehen, die Sie in der Vergangenheit erbost oder beunruhigt haben.

Nachdem Sie eine Woche lang Ihre Aufzeichnungen durchgeführt haben, werden Sie genauer wissen, welche negativen Gedanken Ihnen am häufigsten durch den Kopf gehen und daher am meisten zu Ihren negativen Emotionen beisteuern. Wählen Sie einen bestimmten Gedanken aus Ihren Aufzeichnungen zur Veränderung aus.

Lassen Sie nun dieses negative Gedankenmuster in Ihr Bewußtsein eintreten. Vielleicht machen Sie sich zum Beispiel Sorgen oder geben negative Prognosen oder abwertende Kommentare über sich selbst ab. Schließen Sie dann Ihre Augen, und stellen Sie sich ein Stop-Schild vor. Lassen Sie vor Ihrem inneren Auge ein rotes achteckiges Verkehrsschild mit weißem Rand entstehen, auf dem in großen weißen Buchstaben das Wort S-T-O-P steht.

Konzentrieren Sie sich auf das Stop-Schild. Nun stellen Sie sich vor, daß Sie rückwärts von dem Schild weggehen, bis Sie ungefähr sechs Meter entfernt sind. Sehen Sie, wie die Buchstaben immer kleiner werden, je weiter Sie sich entfernen. Stellen Sie sich als nächstes vor, ganz nahe an das Schild heranzutreten, bis Sie fast mit der Nase dranstoßen. Schauen Sie auf das verschwommene Weiß vor sich, das kein klares Erkennen einzelner Buchstaben mehr möglich macht, weil Sie so nahe dran sind. Dann gehen Sie wieder rückwärts, bis Sie das »STOP« ganz deutlich erkennen.

Benutzen Sie Ihr inneres Auge wie eine Kameralinse, lassen Sie das »STOP« aus der Schärfe gleiten und verschwimmen. Stellen Sie dann die Linse wieder scharf, bis die Buchstaben wie gestochen aussehen. Beachten Sie die Klarheit und Schärfe Ihrer geistigen Linse. Behalten Sie das Bild des Stop-Schildes noch weitere zehn Sekunden vor Augen und zählen Sie dabei langsam: »Eins – ich habe meinen Gedanken gestoppt: zwei – ich habe meinen Gedanken gestoppt« und so weiter.

Wenn Sie bei zehn angelangt sind, oder auch schon davor, werden Sie feststellen, daß der negative Auslösergedanke aus Ihrem Kopf verschwunden ist. Das liegt daran, daß Ihr Geist sich nicht gleichzeitig einer bildhaften Vorstellungsaufgabe widmen und dabei den Inhalt des Auslösergedan-

kens behalten kann. Durch das Ablenken mit geistigen Bildern und das Einsetzen der »STOP«-Botschaft haben Sie Kontrolle über den kognitiven Ablauf gewonnen, der Ihre giftigen Gefühle hervorruft.
Wenn Sie geübter sind in der Gedankenstopp-Technik, werden Sie ein Gefühl der Entspannung und Erleichterung beim Abstoßen negativer emotionaler Reaktionen verspüren. Durch die bildliche Vorstellung wird das Verhalten oder die Situation, die Sie ursprünglich verärgert hat, natürlich nicht verschwinden. Aber es wird Ihnen helfen, den tückischen Gedankenkreislauf unter Kontrolle zu bekommen, der Ihre negativen Reaktionen erzeugt und verstärkt.
Diese Techniken gehören alle zur Reinigungs- und Ausscheidungsphase der Entgiftung. Die Behandlungsmethode, der wir uns im nächsten Kapitel zuwenden, ist die Neutralisierung negativer Emotionen durch den Einsatz von Verhaltens-Gegengiften.

17
Beziehungsentgiftung
III. Techniken zur Neutralisierung giftiger Emotionen

Um die emotionalen Gifte einer Beziehung zu *neutralisieren*, müssen bestimmte Verhaltens-Gegengifte angewandt werden.
Der menschliche Verstand ist nicht in der Lage, ein bestimmtes Gefühl gleichzeitig mit einem anderen, unvereinbaren Gefühl, Gedanken oder Handeln aufrechtzuerhalten. Der Grund dafür wird *kognitive Dissonanz* genannt – eine unangenehme Spannung, die bei geistigen Unvereinbarkeiten auftritt. Sie haben sicher schon erlebt, wie unwohl Sie sich fühlen, wenn Ihr Denken nicht mit Ihrem Verhalten übereinstimmt. Diese Reaktion ist uns allen eigen, bedingt durch die Konstruktion der menschlichen Psyche.
Wenn Gefühl und Verhalten unvereinbar sind, entsteht der Drang, eines von beiden zu ändern, um beides in Einklang zu bringen. Nur dann wird sich die Unverträglichkeits-Spannung lösen.
Bei den folgenden Techniken werden Sie das Prinzip der kognitiven Dissonanz anwenden, um Ihre Emotionen zu neutralisieren. Sie werden sich mit Dingen befassen, die mit Ihren vergifteten Gefühlen unverträglich, mit Ihren negativen Emotionen unvereinbar sind, und diese Emotionen dadurch zwingen, sich zu verändern.

1. Entspannung, sportliche Betätigung und Lachen als Gegengifte. Viele der gefährlichsten giftigen Emotionen in einer Beziehung können durch Entspannung, sportliche Betätigung und/oder Lachen neutralisiert werden. Kognitive Dissonanz macht es praktisch unmöglich, sich gleichzeitig ängstlich und entspannt zu fühlen. Ebenso können Feindseligkeit, Zynismus und Wut durch Lachen neutralisiert werden, wie auch durch Streßreduzierung als Ergebnis intensiver körperlicher Betätigung. Auch Kontrollverlustgefühlen und, in gewissem Ausmaß, vermindertem Selbstwertgefühl wird durch Entspannung und sportliche Aktivitäten entgegengewirkt.

Sie sollten sich ein Aktivitätsprogramm zusammenstellen, das Ihnen hilft, Entspannung, das richtige Ausmaß an körperlicher Bewegung und einen Anreiz für Ihre Lachmuskeln zu finden. Wählen Sie dafür mindestens je eine der Aktivitäten aus den nachfolgenden Vorschlägen. Natürlich können Sie für Ihr persönliches Programm aus jeder Kategorie soviele Aktivitäten aufnehmen, wie Sie wollen. Vielleicht werden Sie darüber hinaus noch eigene Methoden entwickeln. Wichtig ist nur, daß Sie spezielle Techniken zur Verfügung haben, die Ihnen helfen, sich zu entspannen, körperlich zu betätigen und zu lachen.

A. Sportliche Betätigung

- Gehen Sie zwanzig bis dreißig Minuten in mittlerem Tempo spazieren. Sie können dazu die Straße, einen Trimmpfad oder ein Laufband wählen.
- Joggen Sie zwanzig bis dreißig Minuten.
- Springen Sie zehn Minuten mit dem Springseil.
- Machen Sie zwanzig bis dreißig Minuten Aerobic, gymnastische Übungen oder Tanzgymnastik.
- Gehen Sie fünf Minuten lang Treppenstufen hinauf und hinunter oder benutzen Sie dazu einen »Stepper«.
- Fahren Sie zwanzig bis dreißig Minuten lang Fahrrad, oder benutzen Sie ein Trimmrad.

B. Entspannung

- Legen Sie sich auf ein Bett oder Sofa, schließen Sie die Augen, und atmen Sie tief und langsam durch die Nase ein. Zählen Sie dabei bis fünf. Halten Sie Ihren Atem zwei Sekunden lang an. Atmen Sie dann fünf Sekunden lang durch den Mund aus. Setzen Sie dieses rhythmische Atmen zehn Minuten fort. Spüren Sie, wie Ihre Arme, Beine, Hände, Ihr Kopf und Körper allmählich warm und schwer werden, während Sie sich immer entspannter fühlen.

- Nehmen Sie zehn bis fünfzehn Minuten lang ein warmes oder heißes Bad. Lauschen Sie leiser, entspannender Musik, während Sie in der Wanne liegen. Stellen Sie das Licht schwächer, oder beleuchten Sie das Badezimmer nur mit sanftem Kerzenlicht.
- Setzen Sie sich fünf bis zehn Minuten in eine Sauna oder ein Dampfbad. Schließen Sie die Augen, und spüren Sie, wie die Spannung Ihren Körper verläßt, während Sie schwitzen.
- Lassen Sie sich massieren.

C. Lachen

- Spielen Sie ein Tonband oder Video Ihres Lieblingskomikers.
- Sehen Sie sich im Kino oder auf Video eine gute Komödie an.
- Lesen Sie ein witziges Buch, Comics oder einen amüsanten Artikel.
- Denken Sie an die komischsten Dinge, die Ihnen je passiert sind. Schreiben Sie sie auf möglichst witzige Weise auf, und erzählen Sie sie dann einem Freund oder einer Freundin; versuchen Sie, Ihre ursprüngliche Heiterkeit wiederzubeleben.

Um Bewegung, Entspannung oder Lachen (oder eine Kombination daraus) als Gegengift gegen toxische Gefühle anwenden zu können, müssen Sie sich bei Einsetzen einer negativen Emotion nur so schnell wie möglich einer der oben angeführten – oder einer anderen, Ihrer Erfahrung nach zum gleichen Ergebnis führenden – Beschäftigung widmen.

Bedenken Sie bei der Wahl des Gegengiftes, was Sie empfinden. Wählen Sie eine Aktivität, die am wenigsten zu Ihrer

negativen Emotion paßt. Lassen Sie sich nicht durch störende Gefühle ablenken, während Sie sich der gewählten Gegengift-Beschäftigung widmen. Konzentrieren Sie sich statt dessen auf das Gefühl, entspannt, angeregt oder amüsiert zu sein. Lassen Sie die toxische Emotion in den Hintergrund Ihres Bewußtseins treten. Wenn Sie Ihre Gegengift-Aktivität beendet haben, werden Sie feststellen, daß die negative Emotion abgenommen hat oder total verschwunden ist.
Tritt die Negativität nach kurzer Zeit wieder auf, können Sie entweder die Gegengift-Aktivität wiederholen oder versuchen, sich an die positiven Gefühle zu erinnern.

2. Visualisierungs-Übung. Diese Methode macht sich unsere außerordentliche Vorstellungskraft zunutze. Die Macht bildlicher Vorstellungen ist so groß, daß Verstand und Körper darauf oft wie auf tatsächliche, in der Realität stattfindende Ereignisse reagieren.
Menschen in vergifteten Beziehungen haben oft das Verlangen, an einen Ort zu fliehen, wo sie frei von Sorgen, Ärger, Belästigung, Druck und anderen Irritationen sind. Während Flucht in der Realität kaum möglich ist, gelingt sie durch bildliche Vorstellungen ohne weiteres.
Es gibt drei spezielle Vorstellungen, die sich besonders gut gegen giftige Emotionen einsetzen lassen: Szenen, die Friedlichkeit und Gelassenheit vermitteln; Szenen, die Sicherheit und Geborgenheit suggerieren; Szenen, in denen Stolz und hohes Selbstwertgefühl im Vordergrund stehen.
Zur Entwicklung Ihrer bildlichen Vorstellungskraft brauchen Sie ein sehr persönlich gehaltenes Drehbuch, das Ihren Bedürfnissen und Ihrem Geschmack genau entspricht. Entwerfen Sie zunächst eine Szene, die Gefühle von Friedlichkeit, Gelassenheit und Ruhe hervorruft, und notieren Sie diese so detailliert wie möglich. Vielleicht haben Sie dabei eine Bergwiese vor Augen, mit einem plätschernden

Bach und vielen Wildblumen; vielleicht ein Segelboot auf ruhigem, blauem Wasser; oder Sie sehen sich am Strand liegen und in der Sonne braten. Geeignet ist jede Vorstellung, die Frieden und Ruhe vermittelt.

Ihr Drehbuch sollte in der ersten Person Präsens geschrieben sein und folgendermaßen beginnen: »Ich sitze (oder stehe oder schaue)...« Sie können auch eine weitere Person in Ihr Drehbuch einfügen, vorausgesetzt, sie oder er trägt zu Ihrem Gefühl von Friedlichkeit bei.

Entwerfen und notieren Sie dann eine zweite Szene, die Gefühle von Sicherheit und Geborgenheit vermittelt. Das kann die Erinnerung an ein Kindheitserlebnis sein, bei dem Sie sich besonders geborgen gefühlt haben. Oder eine frei erfundene Szene, von der Sie glauben, sie könnte Ihnen ein solches Gefühl geben.

Schreiben Sie dann ein drittes Drehbuch für eine Szene, die Gefühle von Meisterschaft, Stolz und hoher Selbstachtung erzeugt. Diesmal müssen Sie ein Bild von sich entwerfen oder sich an eins erinnern, bei dem es um das Erreichen eines begehrten Zieles geht, in dem Sie sich von anderen für Ihre Leistungen feiern lassen, einen Wettkampf gewinnen oder eine körperliche Wunschvorstellung, zum Beispiel Ihr Idealgewicht, verwirklichen. Auch hier ist inhaltlich alles nur auf *Sie* ausgerichtet. Denn es geht ausschließlich darum, daß *Sie* bei der Visualisierung dieser Szene eine Steigerung des Selbstwertgefühls erleben.

Als nächstes sollten Sie Ihre drei Szenen auf Kassette sprechen. Lesen Sie Ihre drei Drehbücher vor, und sprechen Sie bei der Aufnahme mit langsamer, sanfter Stimme. Das Resultat wird sich als äußerst wirksame Selbsthypnose erweisen. Wenn Sie ein bestimmtes Gefühl hervorrufen wollen, brauchen Sie nur eine Ihrer drei Szenen auszuwählen. Sie stellen Ihr Band an, legen sich vielleicht hin, schließen die Augen und stellen sich die Szene vor. Das Band wird Ihnen helfen, eine klare bildliche Vorstellung heraufzubeschwö-

ren. Ist das Band abgelaufen, sollten Sie Ihre Visualisierung noch mindestens zehn Minuten lang fortsetzen. Behalten Sie einfach das Bild vor Augen, das die gewünschten Gegengift-Gefühle erzeugt.
Sie können Ihr Visualisierungs-Band immer dann einsetzen, wenn Sie negative Emotionen in sich aufsteigen fühlen. Wählen Sie dafür das jeweils geeignete Gegengift-Drehbuch.
Fühlen Sie sich zum Beispiel aggressiv oder wütend, wäre das Frieden und Gelassenheit vermittelnde Szenario das geeignetste Gegengift. Empfinden Sie aber vor allem Angst, dann brauchen Sie die Sicherheits- und Geborgenheitsvorstellung. Haben Sie ein Gefühl von Unzulänglichkeit und Wertlosigkeit, benutzen Sie die Bilder, die Ihre Selbstachtung stärken.

3. Eine rosa Brille tragen. Negative Gefühle verzerren Ihre Wahrnehmung und Interpretation der Ereignisse. Depressionen und Unglücklichsein erzeugen einen grauen, undurchsichtigen Nebel, der den Ausblick auf Ihr gesamtes Leben verdüstert – selbst auf die besten Teile davon. Negative Stimmungen können die Zukunft hoffnungslos und bitter erscheinen lassen.
Wenn Sie mit graugetönten Brillengläsern durchs wirkliche Leben gingen und folglich Ihre Welt nur düster und schattenhaft sehen würden, wäre die offensichtlichste Lösung, sie durch rosafarbene oder ungetönte Gläser zu ersetzen. Und genauso sollten Sie, um den verzerrenden, negativen Auswirkungen giftiger Gefühle auf Ihre Weltsicht entgegenzuwirken, eine imaginäre, psychische rosa Brille tragen.
Obwohl Ihre giftige Beziehung definitionsgemäß Negativität erzeugt, können Ihnen die Probleme viel schlimmer erscheinen, als sie in Wirklichkeit sind. Ihre negativen Emotionen bewirken, daß Sie bei Ihrem Partner oder der Beziehung nur nach Negativem Ausschau halten, während Sie

die positiven Aspekte übersehen oder unberücksichtigt lassen.

Die als Gegengift wirkende rosa Brille ist bei richtiger Einstellung, entsprechender Disziplin und mit ein wenig Phantasie relativ leicht zu beschaffen. Stellen Sie sich morgens beim Aufstehen einfach vor, eine spezielle magische Brille aufzusetzen, die Ihnen alles im besten Licht erscheinen läßt. Natürlich sitzt diese Brille nicht sichtbar auf Ihrer Nase, sondern ist wie eine Art unsichtbare rosa Kontaktlinse. Stellen Sie sich weiter vor, wie Sie die negativen Merkmale Ihrer emotionalen und physischen Umgebung ausfiltern und die positiven Merkmale besonders betonen.

Tragen Sie Ihre rosa Brille/Kontaktlinse einen ganzen Tag lang, und notieren Sie Ihre Erlebnisse. Wenn Sie anderen Menschen begegnen, besonders solchen, die Sie mit negativen Emotionen in Verbindung bringen, achten Sie auf deren beste Seiten und spezielle Stärken; bemühen Sie sich, Schwächen zu übersehen und Unzulänglichkeiten zu verkleinern.

Gehen Sie durch Ihre Wohnung, und erfreuen Sie sich an den schönen Dingen, die Sie sehen – dem Licht, das durch ein Fenster fällt; der Farbe eines Kissens; der Wärme und Gemütlichkeit eines Raumes. Schauen Sie in den Spiegel, und filtern Sie mit der magischen Linse all die negativen Dinge aus, die Sie normalerweise sehen. Richten Sie Ihre Aufmerksamkeit auf die anziehendsten Aspekte Ihres Aussehens, und schreiben Sie diese auf.

Versuchen Sie den ganzen Tag, nur das Beste an Ihrer Beziehung, anderen Menschen, Ihrer Umgebung zu entdecken. Ihre imaginäre Brille/Linse wird sich als wirksames Gegengift erweisen, wenn Sie durch sie hindurch Ihre giftige Beziehung betrachten. Mit einer rosagetönten Psyche werden Sie die Fehler anderer Menschen übersehen oder ihnen keine schlechten Absichten und Böswilligkeiten mehr unterstellen. Für diesen einen Tag mögen Sie zwar emotional

etwas ungeschützt sein, doch der Vorteil, Ihrer üblichen Wahrnehmung einmal kräftig entgegenzuwirken, ist so groß, daß die vorübergehende Schutzlosigkeit in Kauf genommen werden kann. Sie müssen nur darauf achten, nicht ins andere Extrem zu verfallen und allzu blauäugig oder optimistisch zu werden. Statt dessen sollten Sie sich bemühen, die durch Ihre vergiftete Beziehung entstandene negative Sichtweise auszugleichen und zu korrigieren.
Setzen Sie die rosarote Brille auf, wann immer Sie sich durch Negativität überwältigt oder aus dem Gleichgewicht gebracht fühlen. Stellen Sie sich vor, daß schlechte Stimmungen und negative Emotionen Ihren Blick verdüstern und die magische Linse als neutralisierendes Gegengift die dunklen Schatten beseitigt.

4. Soziale Unterstützung als Gegengift. Soziale Unterstützung steht in direkter Wechselwirkung mit dem Erhalt der Gesundheit. Mit anderen Menschen zusammen zu sein – besonders mit Menschen, denen Sie etwas bedeuten und die Ihnen echte Zuneigung und Unterstützung entgegenbringen –, gehört zu den besten Gegenmitteln gegen giftige Emotionen. Familienbindungen können zum Beispiel große Heilkraft haben, vorausgesetzt, sie sind grundsätzlich gesund und nicht selbst eine Giftquelle. Nahe Verwandte bieten den Vorteil, daß sie uns schon das ganze Leben lang kennen und wir mit ihnen Vergangenheit, Wertvorstellungen und oft auch Stärken und Verletzlichkeiten teilen.
Wenn zumindest einige Ihrer Verwandtschaftsbeziehungen gesund sind, bemühen Sie sich, sie zu verstärken und zu pflegen. Gehen Sie so oft wie möglich zu Familientreffen, und organisieren Sie selbst gemeinsame Unternehmungen. Viele Familien verfallen in den Trott immer gleicher Sonntagsessen oder ritualisierter Festtagsabläufe. Obwohl auch das wichtig ist, denken Sie sich neue, kreative Möglichkeiten aus, Familienfeste anders zu feiern.

Die Familie ist das ursprünglichste Unterstützungssystem und kann unter Idealbedingungen in Zeiten von Schmerz, Verlust und Schwierigkeiten Trost und Geborgenheit bieten. Wenn Sie bisher bei keinem Ihrer Familienangehörigen emotionale Unterstützung gesucht haben, unternehmen Sie Schritte in dieser Richtung, und bieten Sie im Gegenzug auch Ihre Unterstützung an.

Auch Freunde sind eine wichtige Quelle sozialer Unterstützung. Wenn Sie in schwierigen Zeiten für Ihre Freunde da sind, ist das für beide Seiten ein Gewinn, denn das Gefühl, gebraucht zu werden und Menschen zu helfen, die Ihnen nahestehen, ist auch für sie befriedigend und fördert Ihre Gesundheit. Obwohl Sie Freundlichkeit und Zuwendung nicht unter dem Gesichtspunkt geben sollten, in gleicher Münze zurückgezahlt zu werden, ist das letztlich meist doch der Fall.

Solange es in Ihrem Leben einige wertvolle Freundschaften und enge Familienbindungen gibt, werden Sie sich weniger leicht auf eine abhängige Beziehung einlassen. Viele emotional gebende Beziehungen, aus denen Sie Befriedigung und positive Verstärkung Ihrer Selbstachtung ableiten können, vermindern Ihre überstarke Abhängigkeit von einer einzigen Beziehung als ausschließlichem Maßstab Ihres Selbstwertgefühls.

Zusätzlich zu der entgiftenden Wirkung sozialer Unterstützung vermindern die positiven Emotionen, die Ihnen aus vielen, gleichermaßen wichtigen Beziehungen zufließen, die giftigen Wirkungen einer einzelnen Beziehung. Anders gesagt, wenn Sie viele emotionale Eisen im Feuer haben, werden Sie unter dem Effekt einer einzelnen, giftig gewordenen Verbindung nicht so sehr leiden müssen.

5. Praktizieren Ihrer religiösen Überzeugung. Auch der Glaube steht in enger Verbindung mit physischer Gesundheit und selbstheilenden Emotionen. Sind Sie ein religiöser

Mensch, können die Tröstungen des Glaubens als wirksames Gegengift gegen toxische Emotionen dienen.
Gehören Sie und Ihr Partner der gleichen Religion an, könnte das gemeinsame Praktizieren Ihres Glaubens einige der giftigen Gefühle zwischen Ihnen neutralisieren. Besonders die Gegengifte Liebe und Vergebung sind ein durchgängiges Thema religiöser Predigten und Liturgien.
Ein gestärkter Glaube wird dazu beitragen, Gefühlen wie Hoffnungslosigkeit, Depression, Angst, Hilflosigkeit und Kontrollverlust entgegenzuwirken. Außerdem bieten Glaubensgemeinschaften dem einzelnen Menschen wie auch Paaren starke soziale Unterstützungssysteme.

6. Das Selbstwertgefühl stärken. Bemühungen zur Verbesserung des Selbstbildes und des Selbstwertgefühls sind mächtige Gegengifte gegen giftige Emotionen. Wenn Sie ein gutes Gefühl für sich selbst haben, sind Sie besser in der Lage, mit schwierigen Problemen fertigzuwerden. Ist Ihr Selbstwertgefühl stabil, wirkt sich das auch auf viele andere Bereiche Ihres Lebens und Ihrer Beziehungen aus: Sie haben das Gefühl, die Dinge in der Hand zu haben, fühlen sich hoffnungsvoller, weniger verletzlich, weniger ängstlich und vor allem weniger hilflos.
Es gibt mehrere Möglichkeiten, das Selbstwertgefühl zu stärken. Sie können sich den zwar nur äußerlichen, aber trotzdem wichtigen Aspekt Ihres Erscheinungsbildes vornehmen, Ihre Garderobe auffrischen, einen neuen Haarschnitt ausprobieren, sich eine Maniküre, Pediküre und/oder Gesichtsbehandlung gönnen oder Ihre Haare färben. Auch das Erlernen neuer Fähigkeiten oder Erweitern der bisherigen stärkt das Selbstwertgefühl. Sie könnten zum Beispiel eine Fremdsprache lernen, eine neue Sportart beginnen, einen Mal- oder Töpferkurs machen. Es lohnt sich immer, Neues zu lernen, es macht Spaß, erweitert den Horizont, bringt neue Kontakte, was sich wiederum positiv auf

das generelle Kontrollgefühl auswirkt. Wenn Sie die Herausforderung annehmen, etwas Neues zu lernen, wird Sie das befähigen, sich auch anderen Herausforderungen erfolgreicher zu stellen.

Ihr beschädigtes Selbstwertgefühl kann, zumindest teilweise, dadurch repariert werden, daß Sie sich einer Bestandsaufnahme Ihrer besten Eigenschaften widmen, statt sich ständig mit Ihren Fehlern zu beschäftigen. Denn vermutlich hat sich Ihre vergiftete Beziehung äußerst negativ auf die Einschätzung Ihrer persönlichen Vorzüge ausgewirkt.

Stellen Sie eine Liste all Ihrer positiven Eigenschaften auf – Charaktereigenschaften, Aussehen, Talente, Interessen und so weiter. Da Ihr negatives Denken Sie daran hindern könnte, eine genaue oder umfassende Liste zu erstellen, betrachten Sie sich aus der Sicht eines Menschen, der Sie kennt und mag; die beste Freundin/der beste Freund oder ein naher Verwandter. Versuchen Sie, sich genauso zu sehen, wie sie oder er Sie sieht. Sie können Ihre Liste sogar mit diesem Menschen durchgehen. Fragen Sie, ob es weitere gute Eigenschaften gibt, die Sie vielleicht übersehen haben. Ihre guten Seiten aufzuzählen, wird dazu beitragen, Ihnen eine weniger verzerrte Sicht Ihres Selbstwertes zu vermitteln und die giftigen Emotionen zu neutralisieren.

Natürlich läßt sich ein gutes, stabiles Selbstwertgefühl nicht von heute auf morgen aufbauen. Das Ganze ist ein längerer Prozeß, der unterstützendes, positives Verhalten und tiefere Selbsterkenntnis und Selbstannahme erfordert. Doch diese drei Vorgehensweisen – Verbesserung des äußeren Erscheinungsbildes, Erlernen neuer Fähigkeiten und Bestandsaufnahme guter Eigenschaften – bieten wirkungsvolle Möglichkeiten für die Stärkung des Selbstwertgefühls.

Bewahren des Erreichten und positive Verstärkung

Sie haben nun gelernt, wie Sie Ihre Beziehungen auf unterschiedlichste Weise entgiften können. Die Wirksamkeit dieser Techniken hängt von Ihrer Bereitschaft ab, sie als Langzeit-Therapie zu benutzen und sich Ihre Motivation zu bewahren, selbst wenn Sie nur geringe Fortschritte machen.

Welche Erfolge Sie auch immer erzielen bei der Einführung positiver Verhaltensstrategien, Aussonderung negativer Gefühle und Neutralisierung giftiger Emotionen, wichtig ist, daß Sie dabei zwei Konzepte nie aus dem Auge verlieren und sie in die Praxis umsetzen:

Konzept Nr. 1: Um gesund, positiv und selbstbewußt zu bleiben, *bedarf der Funktionszustand Ihrer Beziehung ständiger Wartung.* Betrachten Sie Ihre frisch entgiftete Beziehung, als wäre sie ein schnittiger, hoch empfindlicher Sportwagen, an dem vorübergehend einiges kaputt war. Stellen Sie sich weiter vor, Sie hätten eine ganze Zeit lang an ihm gearbeitet, und nun würde er wieder einwandfrei laufen.

Sie wissen genug über so einen aufwendigen, hochtourigen Wagen, um sich darüber im klaren zu sein, daß er ständig gewartet werden muß, damit er seine Spitzenleistung erbringt. Leider ist den meisten Menschen nicht klar, daß das genauso auf Beziehungen zutrifft. Sie nehmen fälschlicherweise an, daß eine Beziehung, wenn sie einmal läuft, keinerlei Aufmerksamkeit oder Arbeit mehr erfordert. Statt dessen warten sie ab, bis die Beziehung kaputtgeht, bevor sie sich darum kümmern.

Doch eine gute Beziehung braucht, genau wie ein schnittiger Sportwagen, ständige Aufmerksamkeit, Wartung und Pflege. Ihre Anstrengungen werden sich durch das glatte, befriedigende Funktionieren Ihrer Beziehung mehr als bezahlt machen. Und an der Wartungsarbeit werden Sie schließlich sogar Spaß haben.

Pflege- und Wartungsarbeiten an einer Beziehung bestehen darin, die Erträge hoch und die Kosten niedrig zu halten. Das heißt, Sie und Ihr Partner müssen regelmäßig überprüfen, wie die Sache läuft. Beschränken Sie sich dabei nicht nur auf Probleme – obwohl die natürlich wichtig genommen werden sollten; führen Sie auch die guten Dinge an. Fragen Sie sich, was getan werden kann, um positive Interaktionen zu verstärken und die Erträge hoch zu halten.

Probleme stehen für die Kosten. Gehen Sie sie an, sobald sie auftauchen, bevor sie sich ausweiten können und wieder Gift produzieren. Sie verfügen nun über die Fähigkeit, Probleme gemeinsam zu bewältigen, und kennen die Techniken, mit denen Sie die Beziehung von weiteren besorgniserregenden Kosten befreien können.

Verharmlosen Sie die Probleme nicht. Wenn irgend etwas Sie beunruhigt, ist es wichtig genug, darüber zu sprechen, und mit Sicherheit bedeutsam genug, es aus der Welt zu schaffen. Vermeiden Sie es, Beunruhigendes einfach abzutun oder sich darüber hinwegzusetzen, und gehen Sie immer auf die Probleme ein, die Ihr Partner zur Sprache bringt.

Hüten Sie sich aber andererseits vor Übertreibung und Panikmache. Probleme müssen nicht aus dem Ruder laufen oder gleich Krisenform annehmen. Betrachten Sie Probleme selbstquälerisch, liegt das vermutlich an dem verzerrenden Effekt von Depression und Angst. Ist die Entgiftung Ihrer Beziehung erfolgreich verlaufen, werden – wenn überhaupt – nur noch wenige Beziehungsprobleme derartige Ausmaße annehmen oder zu einer echten Krise eskalieren. Und selbst dann werden Sie, auf Grund Ihrer gesunden, unterstützenden Beziehung, in der Lage sein, zusammen den unvermeidlichen Streß und die Probleme, die das Leben mit sich bringt, zu meistern.

Konzept Nr. 2: Vergessen Sie nie den unschätzbaren Wert *positiver Verstärkung*. Wir alle sind ohne weiteres bereit zuzugeben, wie wichtig es ist, Kinder zu ermutigen und zu belohnen; Hunde für richtiges Verhalten mit einem Streicheln und einem Hundekuchen zu loben. Doch allzuoft wird übersehen, daß auch Erwachsene ein starkes Bedürfnis nach positiver Verstärkung haben.

Beziehungen geraten ins Wanken, wenn sie nur mittels negativer Verstärkung (z. B. nörgeln, kritisieren) und Bestrafung funktionieren. Beziehungen und die Menschen, die sie führen, gedeihen, wenn all das, was gut und richtig an ihnen ist, positiv verstärkt wird.

Es gibt viele Formen sinnvoller positiver Verstärkung. Die bedeutendsten sind verbale Äußerungen (z. B. »Ich bin dir wirklich dankbar für das, was du für mich getan hast« oder »Ich liebe dich sehr«) und Gesten körperlicher Zuneigung. Liebevolle kleine Botschaften, witzige Karten, Geschenke und besondere Überraschungen bieten ein Element von Spontaneität, Vergnügen und Freude und sorgen gleichzeitig für die notwendige Verstärkung, um die Beziehung gesund und glücklich zu erhalten.

Die Wichtigkeit, Vergnügen und Spaß in Ihre Beziehung zu integrieren und aus ihr abzuleiten, kann nicht genug betont werden. Leider haben zu viele Erwachsene – besonders, wenn sie sich in einer unglücklichen Beziehung befinden – vergessen, wie man Spaß haben kann. Daher sollen Sie nun in einer kurzen Lektion lernen, wieder Leichtigkeit in Ihre Beziehung einzubringen.

18
Lachen ist die beste Medizin

Menschen in chronisch unglücklichen Beziehungen gewöhnen sich oft an ihren Schmerz und ihren Kummer. Sie mögen sogar zu der Überzeugung gelangen, daß Leiden ein unvermeidlicher Bestandteil jeder Beziehung ist und sie bestenfalls darauf hoffen können, gelegentlich für kurze Zeit ihrer Misere zu entkommen.

Diese niedrige Erwartungshaltung zeugt eher von einer ausgesprochen depressiven Einstellung als von realistischem Denken. Eine erfüllende, gesunde Beziehung ist viel mehr als ein bloßes Nachlassen oder Nichtvorhandensein von Schmerz. Eine gute Beziehung schafft Vergnügen, während qualvolle Erlebnisse selten sind.

Stellen Sie sich eine Skala vor, die von -10 über 0 bis $+10$ reicht, um darauf den ganzen Umfang emotionaler Erfahrungen in einer Beziehung darzustellen. Im Minusbereich sind die schmerzlichen, leidvollen, giftigen Emotionen anzusiedeln; Null steht für die neutralen, letztlich flachen Emotionen; und der Plusbereich gibt die höhere Ebene positiver Gefühle und Freuden wieder, die eine Beziehung bieten kann.

Solange Sie damit beschäftigt waren, Ihre Beziehung zu entgiften, ging es Ihnen vermutlich hauptsächlich darum, dem unmittelbaren Schmerz so schnell wie möglich zu entkommen. Das ist gewöhnlich das Primärziel von Menschen, die sich mit giftigen Emotionen herumschlagen, und als solches äußerst wichtig und erstrebenswert.

Doch auf der Skala der Beziehungserfahrungen nur den neutralen Punkt zu erreichen – dem Schmerz zu entrinnen –, reicht als Ziel nicht aus, um den Kriterien einer gesunden, erfüllenden Beziehung zu entsprechen. Nachdem Sie Ihre Beziehung entgiftet haben, sollte Ihr nächstes Ziel ein Vordringen auf das Gebiet des *Vergnügens*, eine Reise ins Land des Lachens sein. Positive, erfreuliche Emotionen fördern Ihre körperliche und geistige Gesundheit; sie geben Ihnen Schwung und die nötige Motivation, Ihre Beziehung kontinuierlich zu verbessern.

Sie erreichen die positive Seite der Skala auf dem direktesten Wege, wenn Sie Gelegenheit für Spaß, Spiel, Vergnügen und Lachen in Ihre Beziehung einbringen. Gemeinsam zu lachen und Freude zu haben, erhöht die positiven Assoziationen der Beziehung als Ganzes. Wir alle neigen dazu, Menschen zu mögen, mit denen wir Spaß haben. Und Sie werden einem Partner, der Ihnen Vergnügen bereitet, höchstwahrscheinlich auch andere positive Eigenschaften zuschreiben.

Mit Ihrem Partner zu lachen, Freude und Vergnügen zu haben, wird Ihr emotionales Band stärken und in Ihnen beiden liebevollere Gefühle füreinander hervorrufen. Wenn Ihnen das gelingt, wird die Motivation für ein reibungsloses Funktionieren der Beziehung um so größer.

Doch da Ihre Beziehung vergiftet war, müssen Sie erst wieder – oder vielleicht ganz neu – lernen, wie man Spaß zusammen haben kann. Die in diesem Kapitel beschriebenen Techniken werden Ihnen helfen.

Haben Sie heute schon gelacht?

Als ersten Schritt sollten Sie sich bewußtmachen, wie viel – oder wie wenig – Vergnügliches Sie momentan erleben.

Bewerten Sie während der nächsten zwei Wochen täglich, wieviel Spaß Sie hatten. Benutzen Sie dazu die vorher beschriebene Werteskala: Beginnend bei –10 für einen absolut scheußlichen Tag, an dem Sie nichts zu lachen hatten, bis hin zu +10 für einen überaus erfreulichen, fröhlichen Tag. Nehmen Sie Ihre Einschätzungen immer abends vor, am besten stets zur gleichen Zeit.

Nachdem Sie Ihren Heiterkeitspegel ermittelt haben, merken Sie an, wieviel Prozent des jeweiligen Tages Sie mit Ihrem Partner verbracht haben. Dadurch können Sie auf einen Blick feststellen, welcher Zusammenhang zwischen dem Pegelstand und der mit dem Partner verbrachten Zeit besteht. Ihr Endziel sollte sein, diesen Zusammenhang größtmöglich auszuweiten und positiv zu besetzen. Mit anderen Worten, Sie arbeiten darauf hin, den höchsten Pegelstand bei ausgedehntestem Zusammensein zu erreichen. Nun heißt das aber nicht, daß Sie sich in der Zeit, die Sie getrennt voneinander verbringen, schlecht fühlen sollten. Im Gegenteil, war diese Zeit ebenfalls erfreulich, werden Sie in viel besserer Laune sein, wenn Sie wieder zusammentreffen. Doch die gemeinsame Zeit sollte vor allem wegen der damit verbundenen Freude und Hochstimmung geschätzt werden. Selbst alltägliche Routineaufgaben, wie Hausarbeit oder Versorgen der Kinder, können zum Spaß werden, wenn Sie Möglichkeiten finden, die gemeinsame Arbeit kurzweilig und unterhaltend zu gestalten.

Als dritte Komponente Ihrer Bewertung müssen Sie herausfinden, wodurch Ihre Fähigkeit, Spaß zu haben, gehemmt oder blockiert wird. Vielleicht stehen Sie unter zuviel Streß oder sind zu ängstlich. Vielleicht herrscht zuviel Aggressivität zwischen Ihnen und Ihrem Partner. Oder Sie haben sich bisher einfach nicht die Zeit genommen oder die Mühe gemacht, Ihren Tag erfreulicher zu gestalten. Wenn Sie sich klarmachen, wer oder was Ihrem Spaß im Wege steht, wird es Ihnen eher gelingen, die Hindernisse zu beseitigen.

Nach zwei Wochen sollten Sie in der Lage sein, Ihren Heiterkeitspegel richtig einzuschätzen und zu sehen, ob Ihre Beziehung dazu beiträgt oder ihm abträglich ist.

Die täglichen Bewertungen geben Ihnen eine *Ausgangspo-*

sition, von der aus Sie Verbesserungen vornehmen und an der Sie Ihre Fortschritte messen können.
Nach der vierzehntägigen Bewertungszeit sollten Sie die Ergebnisse und die von Ihnen identifizierten Hindernisse mit Ihrem Partner durchsprechen.

Unbegrenzte Möglichkeiten, sich zu freuen

Haben Sie unter giftigen Emotionen, insbesondere Depressionen, gelitten, können Sie sich meist kaum noch vorstellen, was Ihnen Freude machen würde. Das ist eine der häufigsten Klagen unglücklicher Menschen.
Auch hier müssen Sie sich wieder klarmachen, daß Ihre scheinbare Unfähigkeit, sich Erfreuliches und Amüsantes vorzustellen, ein Symptom Ihres Problems ist und keine Widerspiegelung der Realität. Es *gibt* viele Möglichkeiten, Spaß zu haben und fröhlich zu sein.
Sie brauchen dazu nur ein Aktivitäts-Programm, aus dem Sie frei und unbegrenzt wählen können. Um die Liste der erfreulichen Aktivitäten möglichst effektiv und sinnvoll zu gestalten, sollte sie mit dem Partner gemeinsam erstellt werden. Führen Sie mindestens zwanzig Dinge auf, die Sie zusammen unternehmen können und die Ihnen beiden Spaß machen. Stellen Sie ein möglichst vielseitiges Programm auf. Es sollte sowohl Dinge enthalten, die Sie momentan tun – oder früher unternahmen –, als auch Aktivitäten, die Sie gerne ausprobieren möchten. Manche sollten nur wenig Zeit in Anspruch nehmen – höchstens fünf bis zehn Minuten –, andere eine längere Planung erfordern. Und auch die Kosten sollten unterschiedlich hoch sein; einiges umsonst, anderes mit Geldausgaben verbunden. Selbstverständlich können dem Programm jederzeit neue Aktivitäten hinzugefügt werden.
Zusätzlich zu dem gemeinsamen Aktivitätsprogramm sollten Sie beide individuelle Listen mit mindestens zehn er-

freulichen Dingen aufstellen, die Sie allein oder mit Freunden, aber ohne Ihren Partner, unternehmen können. Achten Sie auch hier wieder darauf, die erforderliche Zeit und die Kosten unterschiedlich hoch anzusetzen, Vertrautes und Neues aufzunehmen und die Liste zu erweitern, wann immer Ihnen etwas dazu einfällt.
Wenn Sie mit Ihrer gemeinsamen oder den individuellen Listen nicht weiterkommen, bitten Sie Freunde oder Verwandte um Vorschläge. Finden Sie heraus, was andere Menschen zu ihrem Vergnügen unternehmen.

Höhepunkte

Bei dieser Übung sollten Sie zunächst unabhängig voneinander vorgehen, um dann Ihre Ergebnisse miteinander vergleichen und diskutieren zu können. Überlegen Sie rückschauend, welche Höhepunkte an gemeinsam erlebtem Spaß, Vergnügen und Fröhlichkeit es in Ihrer Beziehung gegeben hat.
Listen Sie die fünf erfreulichsten, fröhlichsten und/oder begeisterndsten Erlebnisse auf, die Sie je mit Ihrem Partner hatten. Gehen Sie Ihre Antworten gemeinsam durch und versuchen Sie, einige der Gefühle nachzuvollziehen, die Sie bei diesen Beziehungs-Höhepunkten empfunden haben. Dann kreisen Sie jene Erlebnisse ein, die Sie, falls möglich, wiederholen möchten. Vielleicht läßt sich keines davon wiederholen; oder Sie möchten sich Ihre schönsten Erinnerungen nicht durch eine möglicherweise enttäuschende Wiederholung verderben.
Doch vielleicht entwickeln sich aus diesen Erinnerungen neue Ideen für Dinge, die Sie gern zusammen unternommen haben, dann jedoch fallenließen, und die sich leicht wieder aufnehmen lassen. Außerdem können Sie Ihre Höhepunkts-Liste als zusätzliches Material für das Aktivitätsprogramm aus der vorherigen Übung verwenden.

Durch den Vergleich Ihrer Höhepunkts-Erlebnisse mit denen Ihres Partners werden Sie erfahren, an welchen Punkten Ihre Erinnerungen übereinstimmen und an welchen nicht. Nutzen Sie die Gelegenheit, über Ihre jeweiligen Empfindungen zu sprechen, um gegenseitig besser verstehen zu können, was dem Partner Freude bereitet und wo seine oder ihre Vorlieben liegen.

Das Heilprogramm erfreulicher Aktivitäten

Drei Veränderungen werden einen meßbaren Unterschied Ihres täglichen Heiterkeitspegels und Ihres allgemeinen Glücklichseins bewirken. Als erstes müssen Sie so viele Hindernisse wie möglich beseitigen, die Ihre Fähigkeit blokkieren, Spaß zu haben. Wenden Sie auf jedes Problem die »Sieben-Schritte-Lösung« an, und unternehmen Sie alles Notwendige, um die Hindernisse aus dem Weg zu räumen.

Als nächstes wird eine Veränderung Ihrer Ansichten und Denkweise das Vergnügen erhöhen, das Sie aus Ihren täglichen Aktivitäten beziehen. Denken Sie daran, daß fröhliche Menschen gesünder sind und das Leben weit mehr genießen als jene, die nur Trübsal blasen. Wenn Sie sich also mehr Spaß und Vergnügen gönnen, wirkt sich das sogar auf etwas so Grundsätzliches wie Ihre Überlebensfähigkeit aus.

Auch das Überleben und die Lebendigkeit Ihrer Beziehung hängen davon ab, gemeinsam Freude und Vergnügen zu erleben. Ohne diese Elemente werden Sie nur nebeneinander her leben und bestenfalls bis in die neutrale Erfahrungszone vordringen. Sie können und sollten mehr als das von Ihrer Beziehung erwarten.

Vergnügen zu empfinden und fröhlich zu sein, sind hauptsächlich geistige Zustände. Es ist notwendig, die eigene Perspektive zu verändern, um täglich nach Möglichkeiten Ausschau zu halten, den Heiterkeitspegel zu erhöhen.

Die letzte Veränderung ist die wichtigste: *Sie müssen Ihr Verhalten ändern.* Sie müssen gemeinsam Dinge unternehmen, die Sie beide zum Lachen bringen, fröhlich machen und Ihnen Vergnügen bereiten, und auch unabhängige Aktivitäten starten, die Ihnen Spaß machen. Sie müssen Ihr Vergnügen genau so wichtig nehmen wie Ihre Arbeit. Da Ihre Gesundheit davon abhängt, ist Spaß eine sehr ernste Angelegenheit.

Sie und Ihr Partner können den Weg ins Land des Lachens sofort antreten: Planen Sie pro Wochentag mindestens eine gemeinsame erfreuliche Aktivität ein; pro Wochenende mindestens vier. Wählen Sie Aktivitäten aus Ihren individuellen Listen, die Ihren gemeinsamen Spaß vergrößern. Wählen Sie Ihre gemeinsamen Aktivitäten aus beiden Listen – Ihrer und der Ihres Partners. Was Sie tun, ist letztlich egal – Hauptsache, Sie *tun* es.

Sobald Sie das Heilprogramm der erfreulichen Aktivitäten starten, fangen Sie auch wieder mit Ihrer Bewertungs-Übung an. Stellen Sie Ihren täglichen Heiterkeitspegel fest, den prozentualen Anteil der gemeinsam verbrachten Zeit und die Hindernisse, die Ihre Freude blockieren. Sehen Sie wöchentlich Ihre Bewertungen gemeinsam durch. Stellen Sie fest, welche Aktivitäten bei Ihnen beiden die höchsten Punktzahlen erreichen, und arbeiten Sie gemeinsam daran, die Hindernisse zu beseitigen.

Vergleichen Sie Ihre momentanen wöchentlichen Durchschnittswerte mit denen vor Beginn des Heilprogramms. Achten Sie darauf, auf welche Weise sich die Beziehung in anderen Bereichen verbessert hat, seitdem Sie mehr Spaß zusammen haben. Stellen Sie zusätzlich fest, inwieweit sich Ihr Streßlevel durch die gemeinsamen und individuellen erfreulichen Aktivitäten Ihres täglichen Lebens gesenkt hat.

Einander zum Lachen bringen

Einen geliebten Menschen zum Lachen zu bringen kann ungeheuer befriedigend sein. Zum einen profitieren beide von der gesundheitsfördernden Wirkung des Lachens. Zum anderen wird der Lachende unwillkürlich von positiven Gefühlen für denjenigen durchströmt, der ihn zum Lachen gebracht hat. Wodurch sich dieser wiederum anerkannt und bestärkt fühlt.

Jede Beziehung, in der viel gelacht wird, ist ein Himmel für Streßgeplagte und ein Ort, an dem man sich gern aufhält. Das heißt nicht, daß Sie über alles und jedes lachen sollten – mit Sicherheit nicht über Trauriges, Tragisches oder wirklich Ernstes. Und Sie würden sich auch kaum eine nur auf Lachen basierende Beziehung wünschen, ohne jede ernsthafte oder tiefere Dimension. Abgesehen von solchen ungewöhnlichen Exzessen, ist Lachen aber nach wie vor die beste Medizin, sowohl für den einzelnen als auch für Beziehungen.

Gewöhnlich bemühen sich Partner in frühen Beziehungsstadien sehr darum, einander zum Lachen zu bringen. Sie versuchen unterhaltsam, witzig oder humorvoll zu sein; sie schicken einander spaßige, aufmunternde Briefchen oder Karten. Doch im Laufe der Zeit, wenn die Beziehung sich etabliert hat, nehmen diese Bemühungen ab, und mit ihnen das Lachen. Ihre Beziehung ins Land des Lachens zurückzuführen bedeutet, diese Bemühungen erneut aufzunehmen.

Die Möglichkeiten, jemanden zum Lachen zu bringen, sind zu zahlreich, um sie hier aufzuführen, und hängen zudem sehr vom individuellen Sinn für Humor ab. Sie brauchen Ihre Bemühungen aber keineswegs zu übertreiben oder ausufern zu lassen. Kaufen Sie eine witzige Karte, schneiden Sie einen amüsanten Cartoon aus, oder besorgen Sie ein Band oder eine Videokassette von ihrem oder seinem Lieblingskomiker – kleine Gesten, die große Wirkung haben können. Eine gelegentliche größere Anstrengung zahlt sich dann ebenfalls aus. Sie werden merken, daß Ihnen die Planung und Vorfreude mindestens ebensoviel Spaß machen wird wie Ihrem Partner.

Feiern Sie Ihre Bemühungen!

Feiern bringt Freude. Nachdem Sie nun den Entgiftungsprozeß Ihrer Beziehung hinter sich gebracht haben und im Land des Lachens angelangt sind, haben Sie etwas ganz Besonderes zu feiern: Ihre gemeinsame Bemühung um die Genesung Ihrer Beziehung.

Sie müssen damit nicht warten, bis die Beziehung durch und durch gesundet ist. Feiern Sie zwischendurch immer wieder Ihre Bemühungen, denn das bestärkt Sie in der wichtigen Arbeit, die Sie leisten, und unterstützt den Genesungsvorgang.

Feiern Sie einmal im Monat ein Fest; immer an dem Tag, an dem Sie angefangen haben, Ihre Beziehung zu entgiften (oder einem möglichst nahe gelegenen Tag). Planen Sie etwas Festliches zusammen, und rechnen Sie es als die erfreuliche Aktivität des Tages. Versuchen Sie, jeden Monat etwas anderes zu unternehmen, um den festlichen Charakter des Tages zu bewahren und ihn nicht zur Routine werden zu lassen.

Sie verdienen eine ausgefallenere Feier, wenn Sie die ersten sechs Monate hinter sich gebracht haben, und noch etwas Extravaganteres beim einjährigen Entgiftungs-Jubiläum. Vielleicht einen Wochenendtrip oder ein erlesenes Essen in einem teuren Restaurant. Wozu Sie sich auch immer entscheiden, achten Sie darauf, daß Sie es beide genießen, und vergessen Sie nicht, sich gegenseitig für die harte Arbeit zu loben, die Sie geleistet haben.

Nehmen Sie sich Zeit, Ihrem Partner zu sagen, was für Sie bei seinem oder ihrem Tun von besonderer Bedeutung war.

Lassen Sie Ihren Partner wissen, auf welche Art sich Ihr Gefühl für die Beziehung verbessert hat. Nützen Sie die Gelegenheit, sich bestimmte Ziele vorzunehmen, die Sie bis zu Ihrer nächsten Monatsfeier verwirklichen wollen.

Sie feiern wahrhaftig die Wiedergeburt Ihrer Beziehung. Gemeinsam haben Sie sie aus dem gefährlichen, tödlichen Vergiftungsstadium erlöst und gleichzeitig Ihre Gesundheit gerettet. Herzlichen Glückwunsch für Sie beide!

19
Was tun, wenn nichts mehr zu retten ist?

In diesem Kapitel geht es nicht um Versagen. Es geht um die Aufrechterhaltung Ihrer psychischen Freiheit – um die Bestätigung, daß Sie viele Möglichkeiten haben, Ihr Unglücklichsein zu erleichtern und Ihre physische und emotionale Gesundheit wiederzuerlangen, auch wenn Sie nicht den Wunsch haben, Ihre zerstörte Beziehung zu entgiften, oder wenn Ihre Versuche keinen Erfolg hatten.
Die über einen längeren Zeitraum erlittenen, geballten, giftigen Auswirkungen negativer Emotionen können Ihnen den Blick auf Möglichkeiten zur Verbesserung Ihrer Lebensqualität vollständig verstellt haben. Die negativen Gefühle haben Sie unter Umständen derart emotional ausgebrannt und demoralisiert, daß Sie an Ihrer Kraft zweifeln, verfügbare Chancen auszuschöpfen.
Von Selbstzweifel geplagt und dem Gefühl überwältigt, in der Falle zu sitzen, könnten Sie dann nur noch den einen Gedanken haben, »Versagen« um jeden Preis zu vermeiden. Was hieße, daß Ihnen ein Beenden Ihrer derzeitigen Beziehung wie »aufgeben«, »ein Verlierer sein«, »versagt zu haben« oder »klein beigeben« vorkäme.
Dieses Denken lähmt verständlicherweise jedes Handeln. Sie haben den vielleicht einzigen Ausweg aus einer untragbaren Situation als Versagen Ihrerseits mißgedeutet oder, schlimmer noch, betrachten sich selbst als »Versager«. Alternative Herangehensweisen an Ihr Problem sollen Ihnen zeigen, daß in der Tat Licht am Ende Ihres dunklen Tunnels leuchtet.
Erwägen Sie als erstes eine andere Interpretation des Be-

griffs *Versagen.* Betrachten Sie einen Menschen, der versagt, als jemanden, der es gar nicht erst versucht. Nehmen wir ein Beispiel aus dem Fußball. Selbst der beste Torschütze schießt oft daneben. Doch er hat jedesmal *versucht,* den Ball ins Tor zu bringen. Hätte er nie an einem Spiel teilgenommen, wäre ihm natürlich die Enttäuschung seiner Fehlschüsse erspart geblieben. Aber er hätte auch niemals das Glück eines erfolgreichen Torschusses kennengelernt. Jemand, der nie den Mut aufgebracht hat, aufs Spielfeld zu laufen und sein Bestes zu geben, hat versagt, denn er hat es ja gar nicht erst versucht.

Falls Sie – wenn auch vergeblich – versucht haben, Ihre Beziehung zu erhalten, haben *Sie* nicht versagt. Zugegeben, Sie haben keinen Erfolg errungen, aber Sie sind zu einer Klärung gekommen, und das ist positiv. Es ist also keine Frage des Versagens, sondern eine Frage, was zu tun ist, wenn sich Ihre Beziehung als schlechte Investition für Ihre Gesundheit und Zukunft erwiesen hat.

Wann sollten Sie der Sache ein Ende machen?

Die Entscheidung, eine enge Beziehung zu beenden, weil sie irreparabel toxisch und schädlich für Ihre Gesundheit geworden ist, kann schwerfallen. Es könnte aber auch Ihre wichtigste und beste Entscheidung sein, da unter Umständen Ihr Leben davon abhängt.

Ich kann Ihnen nicht sagen, ob und wann Sie Ihre vergiftete Beziehung beenden sollten. Das muß letztlich Ihre eigene Entscheidung bleiben. Doch ich kann Ihnen zumindest Möglichkeiten zur Einschätzung Ihrer Situation nennen, die auf meiner jahrelangen Erfahrung mit Menschen in dieser schwierigen Entscheidungsphase basieren.

Es gibt ein paar nützliche Analogien zu der Entscheidung, die Sie jetzt abwägen müssen. Stellen Sie sich als erstes vor, Sie hätten Geld bei einer Investition verloren, die sich als schlecht erwiesen hat. Noch stehen Ihnen gewisse Geldmittel zur Verfügung. Sie müssen sich nun fragen, ob Sie Ihr restliches Geld in die gleiche Sache stecken wollen, in der Hoffnung, irgendwie Ihre Verluste wettzumachen und vielleicht doch noch Gewinne einzustreichen, oder ob Sie Ihre Mittel nicht lieber für zukünftige, möglicherweise gewinnbringendere Investitionen aufsparen. Sie wollen Ihr Geld ja schließlich nicht zum Fenster rauswerfen.

Ihre Lebensjahre und Ihre Lebensqualität, Ihre körperliche und geistige Gesundheit, Ihre Zeit, Mühe, Selbstachtung und Energie sind einige der Mittel, die Sie in Ihre Beziehung investiert haben und auch weiterhin investieren können. Sie müssen entscheiden, wieviel Ihres emotionalen Vermögens – und anderer materieller Güter – Sie noch zu riskieren bereit sind, bevor Sie die Hoffnung auf eine schmerzfreiere Beziehung aufgeben.

Oder stellen Sie sich vor, Ihre Beziehung würde durch eine Art Beatmungsmaschine künstlich am Leben erhalten. Sie unter diesen Bedingungen fortzusetzen bedeutet andauerndes Leiden, sehr hohe Kosten und nur geringe Erfolgsaussichten. Sie müssen nun entscheiden, ob Sie die Vortäuschung einer lebendigen Beziehung aufrechterhalten wollen, trotz der Tatsache, daß fast all Ihre positiven Gefühle abgestorben und die qualvollen Kosten Ihrer negativen Emotionen so gut wie oder völlig untragbar geworden sind.

Vergessen Sie nicht, es geht hier darum, das Leben von Menschen in einer »klinisch toten« Beziehung zu retten. Wenn Sie versucht haben, Veränderungen durchzuführen, dabei aber nur zu enttäuschenden oder unbedeutenden Ergebnissen gekommen sind, bleibt Ihnen möglicherweise nichts anderes übrig, als alle Drähte rauszureißen und die Beziehung sterben zu lassen, damit *Sie* leben können.

Mit einer durch diese Entscheidung hervorgerufenen Ambivalenz oder möglichen Schuldgefühlen sollte man sich erst später befassen. Haben Sie Ihre Entscheidung getroffen, können Sie Ihre Wahl mit einer Rückschau auf die von Ihnen unternommenen Anstrengungen untermauern, mit den erlittenen Qualen, der Gefährdung Ihrer Gesundheit und schließlich der Tatsache, daß kaum noch Aussichten für die Heilung und volle Funktionstüchtigkeit Ihrer Beziehung bestanden.

Ein Chirurg machte mich einmal auf die Parallele zwischen dem Verlust einer Liebesbeziehung und dem Verlust eines Körpergliedes aufmerksam. Der Arzt erklärte, daß Patienten, denen eine Amputation bevorsteht, oft mit Panik reagieren, weil sie Angst haben, einen Teil ihres Körpers zu verlieren.

Wie er mir sagte, versucht er immer, Patienten in dieser schwierigen Situation klarzumachen, daß sie das Körperglied ja bereits verloren hatten, als es durch die Infektion zerstört wurde. Nun verlieren sie zwar einen Arm oder ein Bein, befreien sich damit aber von einem vergifteten Auswuchs, der den Rest ihres Körpers zerstören würde, wenn man ihn nicht amputierte. Der Patient mag über den Verlust seines Körpergliedes weinen, aber er muß sich klarmachen, daß dieser Verlust lange vor der Entscheidung zur Amputation geschah.

Genauso müssen Sie eine Beziehung, die derart toxisch geworden ist, daß sie Ihre Gesundheit und Ihr Leben bedroht, mit einem sauberen Schnitt abtrennen, um sich selbst zu retten. Verständlicherweise werden Sie über den Verlust Ihrer Liebe weinen. Doch in Wahrheit haben Sie die Liebe schon vor längerer Zeit verloren; nun haben Sie nur noch eine Beziehung voll negativer Emotionen, die schon seit langem schwären und Sie schwächen.

Wenn Sie diesen Vergleich im Zusammenhang mit der Ihnen bevorstehenden Entscheidung betrachten, wird sich Ihre Perspektive erweitern, und Sie werden eher erkennen, warum es Ihnen so widerstrebt, Ihre giftige Beziehung zu

beenden. Für viele meiner Patienten hatte die Diskussion über diese Analogien zentrale Bedeutung bei der Lösung ihrer Beziehungskrisen.
Natürlich müssen noch weitere Aspekte Ihrer momentanen Situation untersucht und abgewogen werden, um zu einer Entscheidung zu kommen. Im Vordergrund sollte dabei vor allem Ihr physischer und psychischer Gesundheitszustand stehen. Sind Sie auf Grund der giftigen Emotionen, die durch Ihre Beziehung hervorgerufen wurden, vielleicht schon krank geworden? Zeigt sich keine Besserung, weil der Beziehungsstreß einfach nicht nachläßt? Wenn Sie diese Fragen bejahen müssen, dann sollten Sie, um sich selbst zu retten, dem Ende der Beziehung schon einen Schritt näher sein.
Vielleicht sind Sie bisher von dem Ausbruch einer physischen oder emotionalen Krankheit verschont geblieben, obwohl Sie zweifellos viele Anzeichen chronischer Streßeinwirkung zeigen, wenn Sie in eine giftige Beziehung verwickelt sind. Doch bedenken Sie Ihre Krankengeschichte und die Ihrer Familie. Hatten Sie je eine Krankheit oder Beschwerden, die zwar zurückgegangen sind, unter erhöhter Streßeinwirkung aber wieder auftreten können? Hat es in Ihrer Familie Fälle von Herzkrankheiten, Krebs, Diabetes oder Arthritis gegeben? Das sind nur einige der Krankheiten, deren Ursachen oder Verschlimmerung in einer körperlichen Anlage vermutet werden, die durch erhöhten Streß und übermäßigen Ausstoß negativer Emotionen zum Tragen kommt. Wenn Sie in Ihrer eigenen oder der Geschichte Ihrer Familie um eine solche Krankheit wissen, die durch Ihre vergiftete Beziehung zum Ausbruch kommen könnte, sollten Sie sorgfältig das Risiko abwägen, die Beziehung weiterzuführen, und sich entsprechend verhalten.
Betrachten Sie als nächstes aufmerksam Ihre jetzigen Lebensgewohnheiten und Ihren Umgang mit Streß. Trinken Sie mehr, als Sie sollten? Wenden Sie sich dem Alkohol zu,

um sich zu beruhigen oder Ihre Stimmung zu heben, weil Ihre Beziehung Sie so belastet? Nehmen Sie andere Drogen aus dem gleichen Grund, oder um Schmerz und Verletztheit zu betäuben?

Rauchen Sie und fühlen sich zu gestreßt, gereizt oder ungenügend motiviert, um damit aufzuhören, weil Sie zu sehr mit Ihren Beziehungsproblemen beschäftigt sind? Können Sie Ihr Gewicht nicht mehr unter Kontrolle halten, weil Sie sich abgelehnt fühlen, frustriert und wütend sind? Und wie steht's mit Ihrem allgemeinen Fitneßzustand – ist auch der inakzeptabel?

Sich an eine vergiftete Beziehung zu klammern, liefert einen praktischen Entschuldigungsgrund, nicht auf sich selbst zu achten und sich um die eigene Gesundheit zu kümmern. Ist das der Fall, denken Sie erneut an den hohen Preis, den Sie zahlen, und daran, daß Sie durch Ihr Verharren in einer destruktiven Verbindung ein Desaster geradezu herausfordern.

Schreiben Sie sich schließlich die »Sieben kritischen Stadien einer giftigen Beziehung« auf, und tragen Sie diese Liste fünf Tage lang bei sich. Jedesmal, wenn Sie Ihrer Beziehung gegenüber eines der giftigen Gefühle empfinden, kreuzen Sie es auf der Liste an.

Nehmen Sie sich nach diesen fünf Tagen die Liste vor, und gehen Sie Ihre Ergebnisse aufmerksam durch. Stellen Sie sich jedes Ihrer Kreuze als kleine Dosis psychischen Gifts vor. Dann rechnen Sie die in fünf Tagen empfundenen giftigen Emotionen auf ein ganzes Jahr um. Und dann stellen Sie sich vor, wieviel Gift Sie in den nächsten *fünf* Jahren schlucken müssen, wenn Sie die Beziehung fortsetzen. Sind Sie immer noch bereit dazu?

Wie Sie Ihren destruktiven Partner verlassen

Der Liedermacher Paul Simon hat einmal gesagt, es gäbe »fifty ways to leave your lover« (fünfzig Arten, die/den Geliebte/n zu verlassen). Doch alle laufen in etwa auf das gleiche hinaus: Aufstehen und gehen. Alles andere sind bloße Details, um die man sich später kümmern kann.

Bis Sie diese fundamentale Wahrheit nicht eingesehen haben, werden Sie in Ihre gefährliche, giftige Beziehung verstrickt bleiben. Zusätzlich wird der anhaltende Schmerz des Rauswollens aber nicht Rausgehens sich genauso verheerend auf Ihr Selbstwertgefühl und Ihre Gesundheit auswirken wie andere Arten selbstzerstörerischen Suchtverhaltens.

Will ein Alkoholiker sein Leben retten, muß er mit dem Trinken aufhören. Will ein Kokainsüchtiger das verzehrende Verlangen durchbrechen und seine Gesundheit wiedererlangen, muß er die Droge aufgeben. Wollen Sie aus der Abhängigkeit von einem destruktiven Partner oder einer vergifteten Beziehung entkommen, müssen Sie gehen.

Mir ist natürlich klar, daß diese Lösung einfacher klingt, als deren Umsetzung zu bewerkstelligen ist, doch vergessen Sie nicht: Ich verdiene meinen Lebensunterhalt damit, Menschen bei solchen Problemen zu helfen. Ich weiß und erkenne durchaus an, wieviel Mut dazu gehört, eine Abhängigkeit zu durchbrechen und/oder eine Beziehung zu beenden. Aber wenn Sie sich selbst retten wollen, müssen Sie diesen Mut aufbringen.

Schieben Sie die Ausführung Ihrer Entscheidung nicht auf, bis Sie sich mit Ihrem Liebes- oder Ehepartner auf die Gründe zur Beendigung Ihrer Beziehung geeinigt haben, oder darauf, ob sie überhaupt beendet werden soll. Und verzögern, verschieben oder warten Sie mit Ihrem Abgang nicht, bis Sie und Ihr Partner jede Einzelheit der Trennung festgelegt haben. Es steht zu erwarten, daß Sie sich nicht einigen werden. Da Sie sich schon während der Beziehung uneins waren, können Sie kaum davon ausgehen, daß es bei der Trennung nun plötzlich anders sein soll.

Die Trennung von Ihrer giftigen Beziehung kann noch für einige Zeit negative Emotionen auslösen. Doch das ist genau der Punkt: für *einige Zeit,* nicht bis ins Unendliche. Wenn Sie beschließen, Ihre Beziehung zu beenden und Ihren destruktiven Partner zu verlassen, ist die Erlösung von der Negativität in Sicht. Ausschlaggebend für das Erreichen der Erlösung ist die Intensität, mit der Sie sich um Ihre Genesung kümmern.

Wieviel Kontakt oder Umgang Sie nach der Trennung noch mit Ihrem früheren Ehe- oder Liebespartner haben sollten, hängt davon ab, wieviel Gemeinsamkeiten vorhanden sind – gemeinsamer Besitz, gemeinsame Freunde und/oder vor allem Kinder. Wenn es keine Gründe für einen Kontakt mit Ihrem Expartner gibt, ist es ratsam, die Verbindung völlig abzubrechen. Ein Vermissen Ihres destruktiven Partners sollte *nicht* als Entschuldigung dienen, sich wieder mit ihm zu vereinen. Der Süchtige, der beschlossen hat, vom Heroin oder Kokain loszukommen, kann sich nicht erlauben, die Droge gelegentlich wieder zu nehmen, nur weil er sie vermißt.

Wenn es andere Gemeinsamkeiten gibt, vor allem Kinder, wird es notwendig sein, Kontakt zu halten. Unter diesen Umständen ist es wünschenswert, die Beziehung in einigermaßen zivilisierten Bahnen verlaufen zu lassen. Sie werden bestimmte Entscheidungen betreffend der Kinder besprechen, Besuchsrechte und andere Dinge gemeinsam regeln müssen. Feindseligkeit und ablehnendes Verhalten schaden sowohl Ihnen als auch den Kindern. Sie sollten professionelle Hilfe in Anspruch nehmen, um die noch vorhandenen negativen Emotionen zu neutralisieren, Übereinkünfte auszuhandeln und Möglichkeiten zu finden, als geschiedene Eltern Ihre Kinder zu deren Besten zu erziehen.

Wenn Sie den Kontakt zu Ihrem Expartner nicht vollständig

abbrechen, müssen Sie Ihre Beziehung auf jeden Fall neu definieren. Sie sollten sich bemühen, die giftige Verbindung zu beenden und sie als andersgeartete und weniger intime Beziehung zu sehen, die ohne die bisherige Negativität auskommen kann. Ein geschiedenes Paar könnte sich dann zum Beispiel als Eltern der gleichen Kinder aufeinander beziehen, ohne die Intensität und Negativität ihrer ehelichen Rollen.

Andere ehemalige Liebes- oder Ehepartner beschließen, ihre Beziehung in eine Freundschaft umzuwandeln. Manchmal gelingt das; doch meiner Erfahrung nach hat die destruktive Verbindung, die das romantische Band zerstörte, auch im Zusammenhang einer Freundschaft noch negative Auswirkungen. Es ist jedenfalls recht schwierig, Intimität in Freundschaft zurückzuverwandeln, ohne eine längere Trennungsphase, in der jeglicher Kontakt unterbrochen ist und beide Partner neue Primärbeziehungen zu anderen Menschen aufnehmen.

Wie man andere vergiftete Beziehungen beendet

Das Beenden anderer Arten gesundheitsschädigender Beziehungen hängt davon ab, ob die Verbindung freiwillig oder unfreiwillig besteht.

Freiwillige Beziehungen sind solche, die Sie aus freien Stükken eingegangen sind und daher ebenso frei beendet werdeen können. Zu ihnen zählen zum Beispiel Freundschaften und engere Bekanntschaften. Auch gewisse Arbeitsbeziehungen, bei denen Sie entweder Kontrolle über die Anstellung des anderen haben (er oder sie arbeitet zum Beispiel für Sie) oder die Flexibilität, Arbeitsbedingungen zu verändern oder Ihre jetzige Stelle aufzugeben.

Unfreiwillige Beziehungen sind vor allem familiäre Bindungen, besonders Blutsverwandtschaften. Letztere sind natürlich Beziehungen, in die Sie hineingeboren wurden und die

Sie sich nicht aussuchen konnten. Auch Arbeitsbeziehungen können als unfreiwillig betrachtet werden, wenn Sie keinen Einfluß auf die Anstellung des anderen haben (d. h. wenn Sie für ihn oder sie arbeiten, oder Sie beide in untergeordneten Positionen sind), oder wenn Sie nur wenig Flexibilität haben und ein Wechsel des Arbeitsplatzes mit hohen Kosten verbunden ist.

Sie können und sollten eine hochgiftige, freiwillige Beziehung beenden, indem Sie die Verbindung völlig abbrechen. Es hat keinen Sinn, Freundschaften aufrechtzuerhalten, die Ihnen soviel Streß, Ärger, Aufregung oder Schmerz verursachen, daß Ihre Gesundheit in Gefahr ist. Denn: »Bei solchen Freunden braucht man keine Feinde.«

Auch eine freiwillige Arbeitsbeziehung, die irreparabel toxisch geworden ist, müssen Sie auf jeden Fall beenden. Wenn das Verhalten der anderen Person sich sichtlich negativ auf Ihre Arbeitsleistung oder Ihr Geschäft auswirkt, und wenn Sie in der Lage sind, diesen Menschen zu entlassen, bleibt Ihnen gar nichts anderes übrig, um sich selbst, Ihr Geschäft und die Arbeitsmoral Ihrer anderen Angestellten zu schützen.

Wenn der Kollege, mit dem die Interaktion giftig und gefährlich für Ihre Gesundheit geworden ist, Ihnen nicht untersteht, werden Sie sich nach Alternativen zu Ihrer jetzigen Anstellung umsehen müssen. Wenn Sie sich in eine andere Abteilung versetzen lassen oder leicht eine andere Stelle finden können, tun Sie das so bald wie möglich; ansonsten versuchen Sie, Ihr Problem zu vermitteln und zu erreichen, daß die andere Person versetzt oder entlassen wird.

Ist eine Arbeitsbeziehung unfreiwillig und haben Sie kaum Möglichkeiten, Ihren Job zu wechseln, müssen Sie zwischenzeitliche Schritte unternehmen, um den Schaden so gering wie möglich zu halten, bis eine formale Änderung Ihrer derzeitigen Arbeitsbedingungen erreicht werden kann. Wenn Ihre Karriere oder Stellung auf dem Spiel steht, dürfte

Ihre Motivation, die Beziehung zu entgiften, sehr hoch sein.

Falls Sie die Verbindung nicht entgiften können, werden Sie einen sicheren psychischen Abstand zwischen sich und der streßverursachenden Person schaffen müssen. Reduzieren Sie die Interaktion auf rein arbeitsbedingte Kommunikation. Besteht die vergiftete Beziehung zwischen Ihnen und Ihrem Arbeitgeber oder Abteilungsleiter, sollten Sie professionelle Hilfe in Anspruch nehmen. Eine Arbeitsbeziehung ist in vieler Hinsicht mit einer Ehe vergleichbar, und eine toxische Beziehung am Arbeitsplatz kann Ihrer Gesundheit ebenso schaden wie ein destruktiver Partner. Um Ihr Wohlergehen, Selbstwertgefühl und Ihre langfristigen Berufsziele zu bewahren, müssen Sie unter Umständen doch eine Trennung von Ihrem derzeitigen Arbeitgeber in Betracht ziehen.

Schließlich bleibt noch das äußerst schwierige Thema, wie mit unfreiwilligen, irreparabel toxischen Familienbeziehungen umzugehen ist, besonders bei Blutsverwandtschaft. Auf Grund ihrer Komplexität kann der Schaden, den giftig gewordene Familienbeziehungen Ihrer emotionalen und physischen Gesundheit zufügen können, außergewöhnlich ernst und lebensbedrohlich sein. Auseinandersetzungen zwischen Eltern und Kindern und geschwisterliche Konflikte sind die gängigsten Beispiele.

Es gibt keine einfache oder vollständige Bewältigung toxischer Familienbeziehungen. Sie müssen entscheiden, ob Sie diese Beziehung total abbrechen wollen oder nicht. Obwohl solche Totalbrüche selten sind, kommen sie doch vor. Und sie sind ein absolutes Muß, wenn das Verhalten eines Familienmitglieds wirklich pathologisch wird und es zu körperlichen Mißhandlungen, sexuellem Mißbrauch oder Psychoterror kommt.

Abgesehen von diesen Extremen, sind giftige Familienbeziehungen, die starken Streß, Unbehagen, Spannung, Verärgerung oder Unglücklichsein verursachen, relativ häufig.

Wenn möglich, sollten Anstrengungen unternommen werden, die Beziehungen durch verbesserte Kommunikation, Problembewältigung, positive Verstärkung und wenn nötig professionelle Hilfe zu entgiften, denn Familienbindungen haben viele Vorzüge, die die Mühe wert sind.

Um die eigene Gesundheit zu schützen, kann es jedoch nötig werden, eine größere psychische Distanz zwischen sich und dem destruktiven Familienmitglied zu schaffen. Psychische Distanz bedeutet weniger Nähe und verminderte gegenseitige Abhängigkeit. Sie werden darauf achten müssen, diesem Familienmitglied gegenüber nicht mehr so viel von sich preiszugeben, besonders an intimen oder sehr persönlichen Einzelheiten. Wenn Sie sich immer noch nach der Anerkennung eines abweisenden Elternteils sehnen, werden Sie lernen müssen, sich auf die eigene Selbstbestätigung und auf das Feedback von Menschen zu verlassen, mit denen Sie gesündere Beziehungen haben.

Gestörte Verhältnisse zwischen Familienmitgliedern haben oft weitreichende Auswirkungen auf den gesamten Rest der Familie. Zum Beispiel wird ein Bruch zwischen Geschwistern meist auch negative Folgen für die Eltern und andere Geschwister haben, vielleicht sogar für entferntere Verwandte. Doch genau wie bei anderen irreparablen toxischen Beziehungen müssen Sie entscheiden, was an notwendigen Schritten zu unternehmen ist, um sich vor Schädigungen zu schützen. Und Sie werden wahrscheinlich auch einige Anstrengung aufwenden müssen, um sich die Beziehungen zu anderen Familienmitgliedern zu bewahren, die Sie lieben und die von diesem Bruch betroffen sind oder ihn nicht gutheißen.

Beziehungsstreß überleben

Nur wenige Menschen werden in ihrem Leben nie die Erfahrung einer schwierigen und zerstörerischen Beziehung

machen müssen. Grundsätzlich gibt es nur zwei Möglichkeiten, Beziehungsstreß heil zu überstehen: Veränderungsfähige Verbindungen müssen entgiftet werden; irreparable sollte man beenden oder zumindest gehörig auf Abstand gehen. Es ist keinesfalls von Vorteil, Schmerz und Streß einfach zu ertragen und still vor sich hin zu leiden.
Um dem unvermeidlichen Lebensstreß standzuhalten, ohne einer Krankheit zu erliegen, muß man die Mentalität eines Überlebenskünstlers entwickeln – und darum geht es im folgenden Schlußkapitel.

20 Widerstandsfähige Liebesbeziehungen schaffen

Zum ersten Mal in ihrer elfjährigen Ehe sind Linda und Peter gemeinsam bereit, sich mit aller Kraft um die Aufrechterhaltung einer harmonischen, auf gegenseitiger Liebe, Anerkennung, offener Kommunikation und ehelicher Treue basierenden Beziehung zu bemühen.

Nachdem sie mehrere Monate lang unter dem Wissen um Peters dritte außereheliche Affäre gelitten hatte, brachte Linda endlich den Mut auf, ihren Mann damit zu konfrontieren. Die Psychotherapie plus einer ernsthaften Warnung ihres Arztes vor dem Risiko, Darmkrebs zu bekommen, überzeugten Linda von der Notwendigkeit zu handeln, um sich ihre körperliche und geistige Gesundheit zu bewahren.

Zunächst weinte Peter nur, entschuldigte sich und flehte sie an, mit ihm an der Rettung ihrer Ehe und ihrer Liebe zu arbeiten. Dann erklärte er sich zu gemeinsamen Therapiesitzungen bereit. Dort mußte er schließlich zugeben, daß seine Untreue zum Teil durch seine unausgesprochene Wut und seinen Groll provoziert wurde, die sich jahrelang gegen Linda angestaut hatten, da sie ihm aus seiner Sicht das Gefühl gab, »schuldig und unzulänglich« zu sein.

Linda ihrerseits ließ nach wenigen gemeinsamen Therapiestunden ihre selbstgerechte Entrüstung fallen und bekannte sich zu ihrem Anteil am Verfall ihrer Ehe. In einem kritischen Moment wurden Linda und Peter gebeten, in sich zu gehen und zu entscheiden, ob ihre Beziehung noch über genügend positive Gefühle verfügte, die einen intensiven Entgiftungsprozeß rechtfertigen würden.

Sie waren bereit, einen Neubeginn zu wagen. Nach sechs Wochen Entgiftungsprogramm fühlten sich Linda und Peter ermutigt. Sie hatten viele der ursprünglichen Qualitäten ihrer Beziehung wiederentdeckt, die der eigentliche Grund für ihre Heirat gewesen waren. Sie arbeiteten hart daran, ihre Probleme zu lösen. Linda und Peter waren in ihrer Disziplin und ihrem Verlangen, ihre stark angegriffene Beziehung zu reparieren, ein beispielhaftes Paar.

Bisher sind sie erfolgreich. Ihre Ehe profitiert von den positiven Emotionen. Ein Zeichen für den Erfolg ist, daß sich auch Lindas und Peters Gesundheit im Laufe des Genesungsprozesses ihrer Ehe gebessert hat. Ihre physischen Beschwerden sind größtenteils zurückgegangen oder völlig verschwunden. Ihren emotionalen Zustand bezeichnen beide als den besten seit Geburt ihres ersten Kindes vor zehn Jahren.

Linda und Peter haben ihre Krise überlebt. Es ist ihnen gelungen, den Scheidungskrieg zu vermeiden und darauf hinzuarbeiten, verläßliche Freunde und aufrichtige Liebespartner zu werden. Gemeinsam und einzeln haben Linda und Peter gelernt, die Eigenschaften einer widerstandsfähigen Persönlichkeit zu entwickeln: Kontrollfähigkeit, Verantwortungsgefühl und Herausforderungsbereitschaft. Und so haben sie eine widerstandsfähige Beziehung geschaffen, die sie gegen den unvermeidlichen Streß abschirmt, dem sie in ihrem gemeinsamen Leben ausgesetzt sind.

Dan liegt nach einem schweren Herzanfall auf der Intensivstation der chirurgischen Abteilung des örtlichen Krankenhauses. Unfähig, sich seinem destruktiven Chef Hank zu widersetzen, konnte Dans Herz die giftigen Emotionen nicht mehr verkraften, die durch die doppelte Drucksituation im Büro und zu Hause ausgelöst wurden. Sein übermäßiger Alkohol- und Zigarettenkonsum waren zusätzliche Risikofaktoren.

Dans Frau hofft sehr auf seine Genesung. Sie hofft ebenfalls, daß Dan danach nicht in die Firma zurückkehrt. Sie weiß, daß er mit dem Trinken und Rauchen aufhören muß und daß ihnen gemeinsam die schwere Aufgabe bevorsteht, ihre zerbrochene Ehe zu kitten.
Obwohl der kritische Gesundheitszustand ihres Mannes sie stärker belastet als alles andere je zuvor, hat sie das Gefühl, damit fertigwerden zu können. Dank ihrer Widerstandsfähigkeit ist sie in der Lage, sich und die Familie durch diese Krise zu manövrieren.
Dans Frau bringt es fertig, seinem Herzanfall sogar eine positive Komponente abzugewinnen: »Vielleicht war das der Schock, den Dan brauchte, um aus dieser krankhaften Beziehung mit Hank auszubrechen.« Sie konzentriert sich ganz auf diese Herausforderung, auf ihren Mann und seine Genesung. Während der langen Stunden an seinem Krankenbett überlegt sie ständig, wie sie ihm helfen und ihn ermutigen kann. Sie überwindet ihre Angst durch die Möglichkeit, initiativ zu werden.
Dans Überleben ist eine offene Frage. Auch wenn er den Herzanfall überstehen sollte, müßte er langfristig einiges zu seiner Veränderung tun. Doch wenn er sich entschließt, den Rest seines Lebens auf gesündere Weise zu verbringen, kann er zum Glück damit rechnen, sowohl bei seiner Familie als auch Ärzten und Selbsthilfegruppen Unterstützung zu finden.

Erinnern Sie sich an Louise und Robert und ihren wilden Tanz auf dem Vulkan? Die beiden haben schließlich geheiratet, und Louise bekam ihr langersehntes Baby. Doch Louise und Robert tanzen immer noch ihren stürmischen Wirbel. Ihre Ehe ist nur eine weitere Variante der heftigen Eins-vor-zwei-zurück-Schrittfolge ihrer vorehelichen Zeit. Nicht lange nach der Hochzeit trennten sie sich bereits für einen Monat, um sich danach wieder zu vereinen.

Louise und Robert bleiben in ihrem giftigen Zyklus von Zurückziehen und Streit, gefolgt von verstärkter Nähe und erneuten »Flitterwochen« gefangen. Noch immer haben sie sich nicht mit ihren Motiven und ihrem Verhalten auseinandergesetzt. Trotz ihrer ehelichen Bindung sind sie nach wie vor destruktive Partner.

In den ersten beiden Ehejahren mußten sie mit verschiedenen Streßsituationen – sowohl positiven als auch negativen – fertigwerden. Eine wirtschaftliche Rezession und Louises ausgedehnter Mutterschaftsurlaub sorgten für finanzielle Schwierigkeiten; Robert wechselte die Stelle; das Baby wurde geboren; sowohl ihre als auch seine Eltern machten schwere Krankheiten durch. Statt sich gegenseitig zu stützen und zu bestärken, sind Louise und Robert beide noch verletzlicher geworden, und das sowieso schon dünne Band ist noch brüchiger.

Ganz eindeutig haben weder Louise noch Robert widerstandsfähige Persönlichkeiten. Wird der Streß zu stark, reagieren beide mit Ärger und machen den anderen dafür verantwortlich, während sie gleichzeitig ihr Schicksal beklagen, das ausgerechnet ihnen soviel Probleme beschert.

Louise und Robert verstehen nicht, daß Streß und Veränderungen unvermeidlich zum Leben gehören und sich nur durch eine kontrollierende, beständige und herausforderungsbereite Haltung bewältigen lassen. Im Gegenteil, beide fallen in den panischen Zustand der Hilflosigkeit und des Kontrollverlusts. Ihre Ehe, die auf genauso wackligen Beinen steht wie ihre voreheliche Beziehung, ist kaum als Verpflichtung auf Werte zu betrachten, die es zu bewahren lohnt.

Louise und Robert stolpern weiterhin durchs Leben und *reagieren* nur auf einen Streßauslöser nach dem anderen. Beide scheinen der Herausforderung nicht gewachsen, sich mit ihren Problemen direkt auseinanderzusetzen oder einige vielleicht sogar von vornherein zu vermeiden. Und sie haben auch wenig Hoffnung, aus ihrer Beziehung die Unterstützung und Stabilität zu gewinnen, die sie brauchen.

Streßresistente Beziehungen

Gesunde Beziehungen funktionieren wie ein Schutzwall gegen die unvermeidlichen Wechselfälle des Lebens. Sie weisen die gleichen Strukturen auf, die auch der widerstandsfähigen Persönlichkeit Schutz bieten. Weil sie über die Schlüsselelemente der Widerstandsfähigkeit – Kontrolle, Verantwortung und Herausforderung – verfügen, bieten gesunde Beziehungen den Partnern eine psychische Rüstung, die sie vor den schädigenden Auswirkungen des Lebensstresses schützt.

Da die innere Dynamik, die negative Emotionen und giftigen Streß produziert, in einer solchen Beziehung auf ein Minimum reduziert ist, werden die Partner durch ihre Verbindung nicht geschwächt oder ausgelaugt. In der Tat können beide Partner auf Grund ihres gesunden Verhaltens zueinander auch auf vielen Gebieten *außerhalb* der Beziehung viel effektiver agieren. Partner in streßresistenten Beziehungen sind zum Beispiel erfolgreicher im Beruf, führen bessere Freundschaften und unterhalten ausgewogenere, funktionsfähige Familienbeziehungen. Sie sehen gesünder aus und fühlen sich auch so, sind anziehender und erfreuen sich eines guten, soliden Selbstwertgefühls. Vor allem aber ist ihre allgemeine Widerstandskraft so gefestigt, daß sie selbst unter starkem Streß Krankheiten wirkungsvoll abwehren können.

In vieler Hinsicht ist es wesentlich fördernder, eine gesunde, streßresistente Beziehung aufzubauen und zu führen, als eine negative oder giftige Verbindung zu ertragen oder sich darin zu suhlen. Letzteres erfordert nur den Rückfall in das niederste Selbst, um sich ganz den giftigen Gefühlen hingeben zu können.

Die Mühe, eine gesunde Beziehung aufzubauen und die Liebe am Leben zu halten, ist lohnend. Die Herausforderung, eine Beziehung ehrlich, lebendig, voller Liebe und stark zu erhalten, erfordert, daß Sie Ihr Bestes geben. Und da eine solche Beziehung Ihnen gestattet, Ihre besten Eigenschaften zum Ausdruck zu bringen, ist ihre Beständigkeit garantiert.

Ständige Wachsamkeit gegenüber toxischen Prozessen in ihrer frühesten Anfangsphase ist unabdingbar, um eine gute Liebesbeziehung zu führen. Durch das Wahrnehmen negativer Emotionen in sich selbst und das Verständnis, welche Rolle die Interaktion mit dem Partner dabei spielt, werden Sie in der besten Ausgangsposition sein, psychische Gifte zu neutralisieren.

Um giftige Emotionen in Schach zu halten, müssen Sie und Ihr Partner ein emotionales Frühwarnsystem errichten. Wenn Sie Ihre Beziehung regelmäßig auf negatives Verhalten oder negative Gefühle hin überprüfen und auftretende Probleme gemeinsam bewältigen, wird Ihre Beziehung geschützt bleiben.

Schließlich stehen die Partner in einer streßresistenten Beziehung stets hilfreich füreinander ein, wenn Streßauslöser von außen auf sie eindringen. Sie schließen die Reihen und gehen gemeinsam gegen den Feind vor, statt sich gegeneinander zu wenden und ihre Verbindung durch Angst und Wut zu schwächen.

Gesunde Partner, die fähig sind, den Streß des Lebens zu bewältigen, werden einander ständig und bewußt daran erinnern, was sie für den anderen tun können, um ihr *Kontrollgefühl* im Auge eines Sturmes zu erhöhen. Sie haben gelernt, Streß als eine *Herausforderung* zu betrachten, die ihre Verbindung stärkt, weil sie ihre Probleme gemeinsam lösen. Und sie werden, was auch immer passiert, ihre gegenseitige *Verantwortung* wahrnehmen, sich zu lieben, ihre Gesundheit zu schützen und einander glücklich zu machen.

Ein abschließender Gedanke

Eine gesunde lebenslange Liebesbeziehung zu schaffen und aufrechtzuerhalten, hängt von Ihrer Fähigkeit ab, an diese Möglichkeit zu *glauben.* Giftige Beziehungen, destruktive Partner und negative emotionale Erfahrungen untergraben diesen Glauben und zerstören ihn manchmal sogar.

Ich hoffe, dieses Buch hat Ihnen zu einer neuen Glaubensgrundlage und zu der Erkenntnis verholfen, daß gute Beziehungen, die Streß und dem Test der Zeit widerstehen können, in der Tat möglich und machbar sind – nicht nur für andere, sondern auch für *Sie.*

Ich habe nicht versucht, Ihnen Märchen zu erzählen oder Ihnen die manchmal ziemlich brutale Wahrheit vorzuenthalten. Statt dessen habe ich Ihnen ganz real existierende Menschen vorgestellt, die mein professionelles Leben bereichert und mich viel gelehrt haben. Die meisten dieser Menschen haben die Probleme ihrer giftigen Beziehungen lösen können. Ich habe Ihnen ebenfalls viele Möglichkeiten aufgezeigt, sich selbst zu helfen, lebensverändernde und vielleicht sogar lebensrettende Entscheidungen zu treffen.

Letztendlich wird aber Ihre eigene Erfahrung der beste Lehrmeister sein.

21
Test: Wie hoch ist der Vergiftungsgrad Ihrer Beziehung?

Sollten Sie befürchten, daß mindestens eine Ihnen wichtige Beziehung sich als Bedrohung für Ihre physische und emotionale Gesundheit erweisen könnte, wird der nachfolgende Test Ihnen helfen, durch Berechnung und Einstufung des Vergiftungsgrades Ihrer Beziehung das Ausmaß und die Art der Bedrohung besser einordnen zu können.

Beim Aufbau des Fragebogens wurde darauf geachtet, daß er sich zur Berechnung des Vergiftungsgrades jeder Art von Beziehung eignet – Liebesbeziehung, Freundschaft, Arbeits- oder Familienbeziehung. Die verschiedenen Beziehungsarten müssen natürlich einzeln berechnet werden.

Der Test besteht aus vier Teilen. *Teil 1* bewertet die direkte emotionale Auswirkung Ihrer Beziehung, indem die Häufigkeit und Intensität der »Sieben kritischen Stadien einer giftigen Beziehung« entsprechend eingestuft werden. Auf diese Stadien sind wir in Kapitel 3 näher eingegangen.

Teil 2 befaßt sich mit Ihrer persönlichen Wahrnehmung der Beziehung. Anhand von Werteskalen sollen Sie die Beziehung aus *Ihrer Sicht* beschreiben. Kümmern Sie sich nicht darum, ob Ihre Wahrnehmung mit der Ihres Partners übereinstimmt oder wie ein unbeteiligter Außenstehender die Beziehung bewerten würde. Hier kommt es nur auf *Ihre eigenen* Ansichten an.

Teil 3 gibt Ihnen die Möglichkeit, die Persönlichkeitsmerkmale, Absichten und das Verhalten Ihres Partners zu beschreiben. Auch hier spielt es keine Rolle, ob er oder sie der Beschreibung zustimmen würde und damit einverstanden wäre. Für den Vergiftungsgrad Ihrer Beziehung ist allein ausschlaggebend, inwieweit Sie davon betroffen sind. Mit anderen Worten, der Vergiftungsgrad spiegelt das Ausmaß *Ihrer* Gesundheitsbedrohung wider.

In *Teil 4* können Sie schließlich noch Ihre derzeitigen streßbedingten Symptome berechnen.

Im Anschluß an den Fragebogen finden Sie Anleitungen für die Endausrechnung und die Interpretation. Sie sollten den Test aber nicht als unumstößliche Bemessung des Vergiftungsgrades Ihrer Beziehung betrachten. Er ist vor allem dazu gedacht, Sie für das relative Giftpotential zu sensibilisieren, das sich durch Ihre Antworten ergibt, und damit für die Möglichkeit eines persönlichen Gesundheitsrisikos. Haben Sie erst einmal den Vergiftungsgrad der Beziehung errechnet, wird es Ihnen leichter fallen, warnende Anzeichen innerhalb Ihrer Beziehung zu erkennen und die entsprechenden Gegenmaßnahmen zu ergreifen.

Fragebogen zum Vergiftungsgrad einer Beziehung

Wählen Sie eine Person, zu der Sie eine Beziehung haben, durch die negative Gefühle in Ihnen ausgelöst werden. Jedesmal, wenn in den nachfolgenden Fragen der Strich (__________) erscheint, setzen Sie den Namen dieser Person ein.

Versuchen Sie bei der Beantwortung der Fragen nachzuvollziehen, was Sie in den *vergangenen drei Monaten* der Beziehung mit dieser Person empfunden haben. (Sollte die Beziehung noch keine drei Monate alt sein, nehmen Sie den gesamten bisherigen Zeitraum; oder, falls Sie die Person in den vergangenen drei Monaten nicht gesehen haben oder nicht mit ihr in Verbindung standen, nehmen Sie die *letzten* drei Monate der Beziehung.)

Beantworten Sie jede Frage aus *Ihrer eigenen* Sicht. Kümmern Sie sich nicht darum, ob Ihre Antworten richtig oder

falsch sind, gut oder schlecht. Versuchen Sie nur, so ehrlich und genau wie möglich zu antworten.
Falls eine Frage Gefühle oder Verhalten anspricht, die für die *Art* der Beziehung, um die es Ihnen hier geht, eindeutig unzutreffend sind oder nicht zur normalen Interaktion innerhalb einer solchen Beziehung gehören, schreiben Sie nur »n. z.« (nicht zutreffend) neben diese Frage und gehen weiter zur nächsten. Beispiel: Fragen, bei denen es um die Treue des Partners geht, treffen normalerweise auf Arbeitsbeziehungen nicht zu.

Teil 1

1. Wie oft fühlen Sie sich hilflos, überwältigt oder handlungsunfähig, wenn sich innerhalb der Beziehung ein Problem ergibt oder wenn (__________) etwas tut, das Sie verletzt oder unglücklich macht?
  1) nie oder fast nie
  2) manchmal
  3) oft
  4) die meiste Zeit
  5) immer oder fast immer

2. Wie stark oder intensiv ist Ihr Gefühl der Hilflosigkeit, des Kontrollverlustes oder der Handlungsunfähigkeit?
  1) kaum wahrnehmbar
  2) mäßig
  3) sehr stark
  4) stärker als alles, was ich je empfunden habe

3. Wie oft fühlen Sie sich ängstlich oder unsicher gegenüber (__________) und/oder der Beziehung?
  1) nie oder fast nie
  2) manchmal
  3) oft
  4) die meiste Zeit
  5) immer oder fast immer

4. Wie stark oder intensiv empfinden Sie Ihre Angst oder Unsicherheit?

1) kaum wahrnehmbar
2) mäßig
3) sehr stark
4) stärker als alles, was ich je empfunden habe

5. Wie oft sind Sie wütend, aufgebracht oder irritiert über (__________) und/oder Ihre Beziehung?

1) nie oder fast nie
2) manchmal
3) oft
4) die meiste Zeit
5) immer oder fast immer

6. Wie stark oder intensiv ist Ihre Wut, Ihr Zorn oder Ihre Irritation?

1) kaum wahrnehmbar
2) mäßig
3) sehr stark
4) stärker als alles, was ich je empfunden habe

7. Wie oft fühlen Sie sich von (__________) und/oder Ihrer Beziehung frustriert?

1) nie oder fast nie
2) manchmal
3) oft
4) die meiste Zeit
5) immer oder fast immer

8. Wie stark oder intensiv ist Ihre Frustration?

1) kaum wahrnehmbar
2) mäßig
3) sehr stark
4) stärker als alles, was ich je empfunden habe

9. Wie oft empfinden Sie Zynismus, Eifersucht, Mißtrauen oder Pessimismus gegenüber (__________) und/oder Ihrer Beziehung?

1) nie oder fast nie

2) manchmal
3) oft
4) die meiste Zeit
5) immer oder fast immer

10. Wie stark empfinden Sie Ihren Zynismus, Ihre Eifersucht, Ihr Mißtrauen oder Ihren Pessimismus?
1) kaum wahrnehmbar
2) mäßig
3) sehr stark
4) stärker als alles, was ich je empfunden habe

11. Wie oft haben Sie in Reaktion auf (__________) und/oder Ihre Beziehung sich selbst gegenüber negative Gefühle – mangelndes Selbstwertgefühl, nachlassendes Selbstvertrauen, negatives Selbstbild?
1) nie oder fast nie
2) manchmal
3) oft
4) die meiste Zeit
5) immer oder fast immer

12. Wie stark sind diese negativen Gefühle sich selbst gegenüber?
1) kaum wahrnehmbar
2) mäßig
3) sehr stark
4) stärker als alles, was ich je empfunden habe

13. Wie oft sind Sie hoffnungslos, deprimiert oder verzweifelt über (__________) und/oder Ihre Beziehung?
1) nie oder fast nie
2) manchmal
3) oft
4) die meiste Zeit
5) immer oder fast immer

14. Wie stark empfinden Sie diese Hoffnungslosigkeit, Deprimiertheit oder Verzweiflung?
1) kaum wahrnehmbar

2) mäßig
3) sehr stark
4) stärker als alles, was ich je empfunden habe

Teil 2

Denken Sie an Ihre Beziehung mit (__________). Jede der nachfolgenden Bewertungsskalen führt zwei gegensätzliche Eigenschaften an, verbunden durch eine 7-Punkte-Skala. Kreisen Sie auf jeder Eigenschaftsskala die Zahl zwischen 1 und 7 ein, bei der Sie *Ihre* Beziehung einordnen würden.

warm	1	2	3	4	5	6	7	kalt
kommunikativ	1	2	3	4	5	6	7	schweigsam
interessant	1	2	3	4	5	6	7	langweilig
respektvoll	1	2	3	4	5	6	7	erniedrigend
unterstützend	1	2	3	4	5	6	7	entziehend
beruhigend	1	2	3	4	5	6	7	aufregend
verständlich	1	2	3	4	5	6	7	verwirrend
sicher	1	2	3	4	5	6	7	bedrohlich
aufrichtig	1	2	3	4	5	6	7	unaufrichtig
nah	1	2	3	4	5	6	7	distanziert
entspannt	1	2	3	4	5	6	7	stressig
anerkennend	1	2	3	4	5	6	7	kritisch
flexibel	1	2	3	4	5	6	7	rigide
befriedigend	1	2	3	4	5	6	7	unbefriedigend
verläßlich	1	2	3	4	5	6	7	unzuverlässig
befreiend	1	2	3	4	5	6	7	einengend
positiv	1	2	3	4	5	6	7	negativ
erfüllend	1	2	3	4	5	6	7	auslaugend
vereinbar	1	2	3	4	5	6	7	unvereinbar
glücklich	1	2	3	4	5	6	7	unglücklich

Teil 3

Die nachfolgenden Werteskalen beziehen sich auf die Persönlichkeitsmerkmale und die Verhaltensweisen von (__________). Kreisen Sie jeweils eine Zahl von 1 bis 7 ein, bei der Sie (__________) einordnen würden.

loyal	1	2	3	4	5	6	7	unloyal
freundlich	1	2	3	4	5	6	7	grausam
geduldig	1	2	3	4	5	6	7	ungeduldig
einfühlend	1	2	3	4	5	6	7	gefühllos
liebevoll	1	2	3	4	5	6	7	gleichgültig
anerkennend	1	2	3	4	5	6	7	kritisch
sensibel	1	2	3	4	5	6	7	unsensibel
zuverlässig	1	2	3	4	5	6	7	unzuverlässig
aufmerksam	1	2	3	4	5	6	7	nachlässig
gebend	1	2	3	4	5	6	7	fordernd

Teil 4

Setzen Sie in der nachfolgenden Liste ein, wie oft sich in den vergangenen drei Monaten Ihrer Beziehung zu (__________) das jeweils genannte Symptom oder Problem gezeigt hat. Bei häufigem Auftreten setzen Sie die Zahl 3 ein; trat das Problem nur manchmal auf, verwenden Sie die Zahl 2; bei seltenem Auftreten die 1; und die 0, wenn das Problem überaupt nicht auftrat.

______ Kopfschmerzen
______ Nervosität oder Angespanntheit
______ Ständiges Gehetztsein, Gedrängtwerden
______ Rückenschmerzen; Muskelkrämpfe oder Schmerzen im Nacken oder den Schultern
______ Schmerzen im Gesicht oder Unterkiefer; Knirschen oder Zusammenbeißen der Zähne
______ Müdigkeit oder Erschöpfung

______ Gefühle von Traurigkeit und Depression
______ Selbstvergiftung durch übermäßigen Alkoholkonsum oder andere Drogen
______ Gefühle von Ausgebranntsein, sich ausgehöhlt fühlen
______ Hautunreinheiten oder -erkrankungen
______ Schlafstörungen
______ Appetitlosigkeit oder übermäßige Eßlust
______ Wutausbrüche oder Gereiztheit
______ Gefühle von Überlastung oder Überbeanspruchung
______ Brustschmerzen, Engegefühle, Druck auf der Brust
______ Kurzatmigkeit
______ Nervöser Magen, Darmkrämpfe, Verstopfung
______ Durchfall
______ Erkältungen, Grippe, Infektionen der Atemwege
______ Ständige Sorgen, Unsicherheitsgefühle
______ Augenschmerzen oder -entzündungen
______ Schwindel- oder Übelkeitsgefühle
______ Entzündete, schmerzhafte oder geschwollene Gelenke

Anleitungen zur Berechnung und Interpretation Ihrer Antworten

Berechnung von Teil 1: Setzen Sie die Werte Ihrer Antworten in das nachfolgende Berechnungsschema ein. War Ihre Antwort auf Frage 1 zum Beispiel »die meiste Zeit«, setzen Sie an der vorgesehenen Stelle im Schema eine 4 ein; haben Sie bei Frage 2 mit »mäßig« geantwortet, setzen Sie die Zahl 2 ein. Wenn Sie die entsprechenden Einstufungsziffern jeder Frage eingesetzt haben, berechnen Sie Ihre Antworten wie folgt: Multiplizieren Sie Ihre Einstufungsziffer aus Frage 1 mit Ihrer Einstufungsziffer aus Frage 2, um Ihren »Hilflosigkeitsfaktor« zu errechnen. Verfahren Sie genauso mit den anderen sechs Faktoren.

Hilfslosigkeitsfaktor:	F1 _____	× F2 _____	= _______
Ängstlichkeitsfaktor:	F3 _____	× F4 _____	= _______
Ablehnungsfaktor:	F5 _____	× F6 _____	= _______
Frustrationsfaktor:	F7 _____	× F8 _____	= _______
Zynismusfaktor:	F9 _____	× F10 _____	= _______
Selbstwertfaktor:	F11 _____	× F12 _____	= _______
Hoffnungslosigkeitsfaktor:	F13 _____	× F14 _____	= _______
		Gesamtsumme	= _______

Zählen Sie Ihre multiplizierten Ergebnisse zusammen. Dann teilen Sie die Gesamtsumme durch 7. Dadurch erhalten Sie den *Einstufungswert der sieben kritischen Stadien.*

Gesamtsumme ________ : 7 = ________ = Wert der kritischen Stadien

Nun können Sie in der nachfolgenden Tabelle Ihre Risikoeinstufung ablesen und die Indexzahl der kritischen Stadien bestimmen. Ihr Einstufungswert wird zwischen 1 und 20 liegen. Die Tabelle zeigt Ihnen die relative Risikoeinstufung Ihres Wertes und den dazugehörigen Stadien-Index. Die Risikoeinstufung macht deutlich, inwieweit Ihre emotionalen Reaktionen Ihre physische und psychische Gesundheit beeinträchtigen.

Einstufungswert	Risikoeinstufung	Einstufungsindex
1 bis 3	so gut wie kein Risiko	1
4 bis 7	geringes Risiko	2
8 bis 13	mittleres Risiko	3
14 bis 20	hohes Risiko	4

Berechnung von Teil 2: Zählen Sie die eingekreisten Ziffern aus den Bewertungsskalen zusammen. Teilen Sie dann die Gesamtsumme durch 20, um auf den *Beziehungs-Negativitätsfaktor* zu kommen. (Wenn Sie bei bestimmten Eigenschaftspaaren »n. z.« eingetragen haben, weil diese sich als unzutreffend für die Art der zu wertenden Beziehung erwiesen, ziehen Sie die entsprechende Anzahl von 20 ab und teilen die Gesamtpunktsumme aus den Bewertungsskalen durch diese niedrigere Zahl.)

Gesamtsumme aus den Bewertungsskalen = ____________
Gesamtsumme ________ : 20 (oder korrigierte Zahl) = *Beziehungs-Negativitätsfaktor*

Nun können Sie in der nachfolgenden Tabelle Ihren Beziehungs-Negativitätsindex bestimmen, der Ihnen zeigt, wie hoch der negative Auswirkungsgrad Ihrer Beziehung auf Sie ist. Lesen Sie in der Tabelle den Beziehungs-Negativitätsindex für Ihre Punktzahl ab. Ihr Beziehungs-Negativitätsfaktor wird zwischen 1 und 7 liegen.

Beziehungs-Negativitätsfaktor	Auswirkungsgrad	Beziehungs-Negativitätsindex
1	keiner	1
2 bis 3	gering bis mäßig	2
4 bis 5	mäßig bis hoch	3
6 bis 7	sehr hoch	4

Berechnung von Teil 3: Zählen Sie die eingekreisten Ziffern aus den Bewertungsskalen zusammen. Teilen Sie dann die Gesamtsumme durch 10. (Falls Sie unzutreffende Eigenschaftspaare ausgelassen haben, ziehen Sie diese von 10 ab und teilen dann die Gesamtsumme durch die niedrigere Zahl.) Damit erhalten Sie Ihren *Partner-Negativitätsfaktor*, der zwischen 1 und 7 liegen wird.

Gesamtsumme aus den Bewertungsskalen = ___________
Gesamtsumme : 10 (oder korrigierte Zahl) = *Partner-Negativitätsfaktor*

Um festzustellen, in welchem Maße Ihr Partner sich negativ auf Sie auswirkt und um Ihren Partner-Negativitätsindex festzustellen, benutzen Sie die nachfolgende Tabelle.

Partner-Negativitätsfaktor	Auswirkungsgrad	Partner-Negativitätsindex
1	gering	1
2 bis 3	gering bis mäßig	2
4 bis 5	mäßig bis hoch	3
6 bis 7	sehr hoch	4

Berechnung von Teil 4: Um Ihren *Streßsymptomfaktor* zu errechnen, addieren Sie einfach die eingetragenen Zahlen. Ihr Streßsymptomfaktor wird zwischen 0 und 72 liegen.

Symptomfaktor = Gesamtsumme der Bewertungspunkte = ________

Ihren Streßsymptomindex und die Einstufung möglicher streßbedingter Symptome finden Sie in der nachfolgenden Liste

Streßsymptom-Faktor	Symptomeinstufung	Streßsymptom-Index
0 bis 15	sehr niedrig bis niedrig	1
16 bis 30	niedrig bis mäßig	2
31 bis 49	mäßig bis hoch	3
50 bis 72	hoch bis sehr hoch	4

Wie hoch ist der Vergiftungsgrad Ihrer Beziehung?
Der letzte Schritt ist die Ermittlung des Giftpotentials Ihrer Beziehung. Während sich in den einzelnen Teilen des Fragebogens Schwere oder Risiko an den erreichten Punktzahlen ablesen ließen, soll hier nun die Gesamteinstufung des Vergiftungsgrades Ihrer Beziehung erfolgen.
Um den Vergiftungsgrad Ihrer Beziehung zu berechnen, brauchen Sie nur die vier Indexwerte zu addieren:

Ihr Index kritischer Symptome	________
plus Ihr Beziehungs-Negativitätsindex	________
plus Ihr Partner-Negativitätsindex	________
plus Ihr Streßsymptomindex	________
	= = = = = =
Gesamtsumme	________

Diese Gesamtsumme teilen Sie durch 4.

Gesamtsumme ________ : 4 = Vergiftungsgrad

Der Vergiftungsgrad wird zwischen 4 und 16 liegen. Die Einstufung des Vergiftungsgrades Ihrer Beziehung kann wie folgt interpretiert werden:

Vergiftungsgrad	Einstufung des Vergiftungsgrades
4– 5	relativ sicher
6– 8	niederes bis mäßiges Risiko
9–12	mäßiges bis hohes Risiko
13 und mehr	äußerste Gefahr!

Anmerkungen

Kapitel 2

1 Justice, Blair: *Wer wird krank? Die Einflüsse von Stimmungen, Gedanken und Gefühlen auf unsere Gesundheit.* München 1991.
2 Kobasa, S. C.: Stressful life events, personality and health. An inquiry into hardiness. *Journal of Personality and Social Psychology* 37 (1), 1979, S. 1–11.
3 Justice, Blair: wie oben

Kapitel 3

4 Williams, R. B. u. a.: Type A behavior, hostility, and coronary athereosclerosis. *Psychosomatic Medicine* 42 (6), 1980, S. 539–49.
5 LeShan, L. und R. E. Worthington: Personality as a factor in the pathogenesis of cancer: A review of the literature. *British Journal of Medical Psychology* 29, 1956, S. 49–56.

Kapitel 7

6 Bahnson, C. B.: The patient with cancer. In Sutnick, A. (Hrsg.): *Oncologic Medicine.* University Park: University Park Press, 1976.
7 Solomon, G. F. u. a.: An intensive psychoimmunologic study of long-surviving persons with AIDS. *Annals of the New York Academy of Science* 486, 1987, S. 647–55.
8 Siegel, Bernie S.: *Mit der Seele heilen. Gesundheit durch inneren Dialog.* Düsseldorf 1991.
9 Ebenda.
10 *Psychology today,* September 1989, S. 24.
11 Julius, M. u. a.: Martial pair anger-coping types and all-cause mortality in Tecumseh (1971–1983 Follow Up). Paper presented at the 39th Annual Scientific Meeting of Oncological Society of America, Chicago, 19.–23. November 1986.

Kapitel 10

12 Seligman, Martin E.: *Erlernte Hilflosigkeit.* Übersetzt v. Brigitte Rockstroh, Weinheim 1992.
13 Maier, S. F. und M. Seligman: Learned helplessness: Theory and evi-

dence. *Journal of Experimental Psychology: General* 105, 1976, S. 3–46.
14 Seligman, Martin E.: *Pessimisten küßt man nicht. Optimismus kann man lernen.* Übersetzt v. Christa Boermann, Weinheim 1991.
15 Siegel, Bernie S.: *Mit der Seele heilen.* Düsseldorf 1991.
16 Siegel, Bernie S.: *Liebe, Medizin und Wunder.* Düsseldorf 1991.

Kapitel 11
17 Siegel, Bernie S.: *Mit der Seele heilen.* Düsseldorf 1991.
18 Ebenda.
19 Harlow, H. F.: The nature of love. *American Psychologist* 13, 1958, S. 673–85.

Kapitel 12
20 Selye, Hans: Persönliches Interview. *Psychology today* 11 (10), März 1978, S. 60–70.

Kapitel 13
21 Selye, Hans: wie oben.

Regine Schneider

Powerfrauen

Die neuen Vierzigjährigen

Band 12946

Natürlich ist die Mitte des Lebens mit Veränderungen verbunden. Auch mit unangenehmen. Die Krise, die viele Frauen während dieser Zeit erfaßt, wird heute jedoch zur bewußten Bilanzierung genutzt. Sie wird als Chance begriffen, Weichen anders zu stellen, und als Möglichkeit, etwas Neues anzufangen. Viele Frauen stellen um 40 ihr bisheriges Leben völlig in Frage, beginnen eine Therapie, lassen alte, unbrauchbare Muster hinter sich und finden heraus, was ihnen persönlich am besten entspricht. Sie stellen sich Entscheidungen, packen Probleme an und finden ein neues Selbstbewußtsein. In der Folge lassen sie oft verkrustete Beziehungen hinter sich, leben allein oder gründen erst jetzt eine Familie. Sie verabschieden die Kinder aus dem Haus oder bekommen ihr erstes Baby. Sie geben eine Karriere auf oder legen nach der Familienpause erst richtig los. Jede, wie es ihr entspricht. In Protokollen erzählen Frauen von ihren Veränderungen, ihren Krisen und was sie daraus gemacht haben. Zu den Protokollen gehört jeweils ein Theorieteil, der sich mit der Bedeutung der Lebensmitte, mit Themen, die in dieser Zeit anstehen, befaßt.

Fischer Taschenbuch Verlag

fi 806 / 6

Claudia Bepko/Jo-Ann Krestan

Das Superfrauen-Syndrom

Vom weiblichen Zwang, es allen recht zu machen

Aus dem Amerikanischen von Gabriele Herbst

Band 12268

Die Anstrengung, die Erwartungen von Gesellschaft, Familie, Arbeitswelt, Freunden etc. zu erfüllen – also all das zu tun, was traditionell erwartet wird – führt im Leben vieler Frauen nicht zu Anerkennung und Selbstbewußtsein, sondern eher zum Gegenteil. Dieses Paradoxon und seine Folgen für die einzelne Frau sowie die Möglichkeiten von Veränderungen und Befreiung werden von den Autorinnen anhand zahlreicher Beispiele dargestellt. Das Buch wird ergänzt durch einen Anhang, in dem typische Krisensituationen in Form von Fragen und Antworten veranschaulicht und Lösungsmöglichkeiten angeboten werden.

»Ein wundervoll kluges und außerordentlich nützliches Buch, das hilft, die Arbeit in Angriff zu nehmen, die es bedeutet, Frau zu sein.«

Harriet Goldhor Lerner

Fischer Taschenbuch Verlag

fi 809 / 6

Herbert Freudenberger/Gail North

Burn-out bei Frauen

Über das Gefühl des Ausgebranntseins

Aus dem Amerikanischen von Gabriele Herbst

Band 12272

Allen Frauen, die eine Phase des »Ausgebranntseins« durchmachen, wird hier ein Leitfaden für die Bewältigung eines zentralen und tiefgehenden Problems gegeben. Dieses Buch ist nicht nur für die zahlreichen Frauen geschrieben, die sich wegen Burn-out-Symptomen schon in Behandlung begeben haben, sondern auch für diejenigen, die vielleicht noch nicht wissen, daß das, was sie durchmachen, als Burn-out bezeichnet wird. Das Buch geht nicht nur den Ausgangsbedingungen und den Gründen für Burn-out nach, sondern beschäftigt sich zusätzlich mit den besonderen Problemen von Frauen in Familie und Beruf. Sehr spannend ist ein bisher unberücksichtigter Aspekt: Burn-out in Beziehungen. Mit diesem Buch wird Frauen die Möglichkeit gegeben, die Symptome von Burn-out wie Erschöpfung, extreme innere Anspannung und Depression zu erkennen und zu überwinden. Und gerade das ist wichtig, weil besonders burn-out-gefährdete Frauen dazu neigen, die Botschaften ihres Körpers und ihrer Seele zu verleugnen. Sie glauben, daß sie alles schaffen können, wenn sie sich noch mehr anstrengen, noch härter arbeiten und sich noch mehr disziplinieren.

Fischer Taschenbuch Verlag

fi 811 / 5